心はいつ脳に宿ったのか

小島比呂志
奥野クロエ

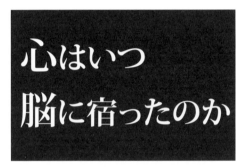
心はいつ
脳に宿ったのか

神経生理学の源流を訪ねて

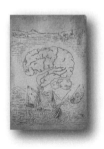

海鳴社

はじめに

　絵画の歴史と科学の歴史には、時間的なずれはあるものの相関関係があると言われている。フィレンツェ、ウフィッツイ美術館のボッティチェリが描いた「ヴィーナスの誕生」や「春：プリマヴェーラ」などの作品の完成と同じ時期に天文学者コペルニクスの天動説や解剖学者ヴェサリウスのファブリカなどの科学上の大きな成果が得られた。芸術家は一般人より感性が豊かで、社会の変化に最も早く敏感に反応し、これが一つの契機となって絵画上の新しい作風が生み出されると言われている。従って、絵画などの芸術分野で革新的な作品が最初に出現した後、科学上の発見などがそのあとを追うようにして発展してきたと考えられる。

　筆者が20歳代後半の神経生理学教室の大学院生であったころ、テーマとして与えられた脊髄の電気生理学的実験に疑問を抱き、当時の指導教授に「心や意識などの問題は、このような仕事を続けていけば、いつかは解決するのでしょうか？」と尋ねたことがあった。その時の彼の答えは、「意識などの問題は、500年以上先の未来で解決されうる問題であって、今現在そのような問題に興味を抱いて取り組んだとしても成果が得られないであろう。それよりも他人より半歩進んだ現在解決可能な問題をテーマとした方がいい」と言われたことがあった。その時は、神経生理学の研究とはそのようなものだと納得して具体的な研究内容に集中したように記憶している。

　その後、現代神経生理学における多くの重要な研究が行われた英国のロンドン大学 (University College London) において研究生活を送る機会に恵まれ、電気生理の実験とデータの解析で毎日充実した日々を送っていた。英国の首都ロンドンには大英博物館 (British Museum) と国立美

術館 (The National Gallery, London) があり、どちらも無料で見学できる。パリのルーブル美術館は有料ではあるが、大英博物館と国立美術館を一緒にしたような存在で、考古学的な遺品から近代にまでいたる絵画作品を一緒に展示している。子供のころから絵画に興味を持っていたので、12年に及ぶ欧米での地味な研究生活の合間をぬって、各地の美術館なども頻繁に訪ねた。フランスでは絵画教室に通い趣味で実際の作品も描くようになった。そこで気が付いた二つの点は、西洋絵画の題材となっているものは、人物がほとんどであることであった。一方、日本を含む東洋の絵画では自然の風景や花、動物などが多く描かれている。さらに欧米の美術館では、美術の歴史的流れを自然と知ることができ、時代の節目となる独創的な絵画が出現する様子を理解できるように展示が行われていた。

　当時は、意識やクオリアなどの問題について時たま思いを巡らすことはあったが、上記の指導教授の教えもあり、余計な(？)ことは考えず、研究生活に満足していた。特に英国で所属していた研究室の学風は一種の職人気質（傲慢さがなく謙虚であるという意味で）の研究者の集まりで、あまり大言壮語することがなく、研究のみがあたかも生き物が成長するかのように淡々と進んでいた。生理学的実験によって得られた結果を定量的に解析し、論理的な推論によって結論を得、さらにそこから仮説をたて次の実験をデザインするという流れで仕事が行われ、まさに近現代の自然科学の規範のお手本を見るようであった。また最初に着任したとき、教室の英国人教授が、「Science does not produce money…」と言ったのが印象的であった。日本での指導教授の考えとほぼ同じであった。

　ロンドン時代から30年近くが経過し、学生時代に指導教授に問いかけた疑問が、再び沸き起こってきて、この問題をもう一度考えてみたいと思うようになった。そこで、絵画の歴史を参照しながら、脳・神経科学（広く科学も視野に入れ）の歴史を振り返ることで、何か新しい視点が見えてくるのではないかと考えるようになった。絵画の転換点となっ

たルネサンスや風景画と人物画の分野でおこったオランダ絵画の隆盛とほぼ時期を同じくして、脳・神経科学にも大きな転換点が訪れたのではないかと感じ始めた。ルネサンスに対応する転換期は、アラビア世界から、ギリシャ・ローマ時代の成果の逆輸入に始まる西ヨーロッパの文化的発展期である。またフェルメール、レンブラントやロイスダールなどを輩出したオランダ絵画の隆盛期は、17世紀の科学革命の時期に対応しているといえる。そこで17世紀の科学革命と脳・神経科学の関連を考えるうちに、心身問題を真剣に考え抜き、1650年の冬に52歳で没したデカルトの存在が浮かび上がってきた。このデカルトがヒントになって意識やクオリアの問題と自然科学との関係に注目するに至った。

本書では、以上のような視点で脳・神経科学の源流をたどり、同時に神経科学の側からこの問題の哲学的側面も考えてみた。従って、神経科学の研究に携わる学生や若い研究者にとって、①脳の科学史の入門書となると同時に、②自然科学（神経科学も含まれる）の基本原理となっている物理学との関連も考えるきっかけになり、③さらに心身問題の哲学的側面の入門書となりうるのではないかと考える。④フランス人の哲学者や科学者について必然的に言及することになった結果、フランス科学思想史の側面の紹介にもなっている。

本書は、電気生理学が専門の小島が全体の構成を考え、仏語原著文献などはフランスで初等教育から高等教育（パリ大学ソルボンヌ校修士課程）までを受け、22年間パリに滞在した奥野が解読し、二人で議論を進めながら執筆が行われた。

16.1.3節に関しては、佐賀大学教授の米山博志博士（素粒子論専攻）にご校閲いただきました。本書の刊行にあたって、パリ大学で長年研究を行ってこられた認知神経科学者の大谷悟博士及び企画から出版に至る全過程においてご尽力いただいた海鳴社の編集長辻信行氏に深く感謝致します。

目　次

はじめに ……………………………………………………… 5

第 1 章　序論：神経科学の源流をたずねて ……… 15
　　1.1　脳機能解明の歴史的経緯　15
　　1.2　心身問題の思想的発展　16
　　1.3　現代脳科学の問題点　16
　　1.4　近代科学方法論の発展と物理学史　17
　　1.5　近代科学としての脳科学　18
　　1.6　デテルミニスム（決定論）と因果律の懐疑
　　　　　　　：ベルナールとヒューム　19
　　1.7　デテルミニスムと量子力学での非決定論因果律　20
　　1.8　自由意志と因果律の関係　21
　　1.9　量子力学と意識　22
　　1.10　最近の神経科学のあゆみ　23

第 2 章　古代の脳に関する記述 ……………………… 26
　　2.1　古代エジプトの脳に関する記録　29
　　2.2　古代メソポタミアの医術　36
　　2.3　新石器時代とインカ帝国の脳外科手術　39

第 3 章　古代ギリシャ・ローマにおける
　　　　　　脳に関する知見 ……………………………… 42
　　3.1　イオニアの自然哲学者とアルクマイオン　43
　　3.2　古代ギリシャの医学者ヒポクラテス　46
　　3.3　プラトンとアリストテレス　53

3.3.1 プラトン　53
         3.3.2 アリストテレス　54
     3.4 ヒポクラテスからアレクサンドリアへ　58
         3.4.1 アレクサンドリアのヘロフィロス　60
         3.4.2. エラシストラトス　63
     3.5 古代ローマの医師ガレノス　66

第4章　ヨーロッパ中世における脳の認識……………76
     4.1 中世ヨーロッパの脳の記述　78
         4.1.1 Ventricle Cell Doctrine（脳室説）の形成　79
         4.1.2 Ventricle Cell Doctrine の発展　81
     4.2 アラビア文明の西ヨーロッパへの流入　91
         4.2.1 12世紀ルネサンス　91
         4.2.2 イスラム文化圏の医学　96
         4.2.3 中世ヨーロッパにおける大学の成立　99

第5章　外科医アンブロワーズ・パレ
　　　　　：幻肢の報告とその現代的解釈……………103

第6章　ベルギーの解剖学者
　　　　　：アンドレアス・ヴェサリウス　…………110
     6.1 ヴェサリウスの『ファブリカ』　110
     6.2 ヴェサリウス以後の脳の解剖学　120

第7章　17世紀の新しい科学革命　……………………123
     7.1 古代ギリシャとアリストテレスの自然哲学　124
     7.2 17世紀科学革命の端緒：ガリレオによる科学革命　133
     7.3 科学アカデミーの成立　138
     7.4 科学革命の発展とその影響
         ：デカルトの自然哲学と生理学　142

7.5　数学的方法の確立　144
　　　　7.5.1　オランダの先進性　145
　　　　7.5.2　新しい絵画運動　148
　　　　7.5.3　宗教弾圧　150
　　7.6　実験による検証：ハーヴィの発見　151
　　　　7.6.1．ハーヴィとアリストテレス　152
　　　　7.6.2．デカルトとベルナール　157
　　7.7　科学的方法の確立と神経科学　159

第8章　デカルトの自然哲学とこころの問題 …………*162*
　　8.1　デカルト哲学とその生涯　163
　　8.2　『方法序説』について　167
　　8.3　生理学の転機：血液循環説　170
　　8.4　脳・神経機能の考え　171
　　8.5　脳・神経機能に対する考え方の発展　177
　　8.6　心身問題の特徴　178
　　8.7　心身問題のデカルト以後の展開　181
　　　　8.7.1．スピノザの心身問題：心身並行論　182
　　　　8.7.2．ライプニッツの心身問題：予定調和説　183

第9章　機械的生理学と動物精気の検証実験 …………*184*
　　9.1　ハーヴィの血液循環説とデカルトの機械的生理学　184
　　9.2　解剖学者トマス・ウィリス　186
　　9.3　ウィリス以後の発展と動物精気の検証実験　189
　　　　9.3.1　フランシス・グリソンの実験　190
　　　　9.3.2　スワンメルダムの実験とウィリス以後の脳科学　191
　　　　9.3.3　ハラーの業績　194
　　　　9.3.4　ロバート・ホイットの業績　198
　　　　9.3.5　ハラーの人物像についてカザノヴァの描写　201

第 10 章　生物電気の発見
　　　　　：近代神経生理学の夜明け ………… *207*
　　10.1　ガルバーニによる生物電気の発見　208
　　10.2　ガルバーニ以後の研究の進展　210
　　　　10.2.1　カルロ・マトッチの実験　210
　　　　10.2.2　ヨハネス・ミュラーとデュ・ボア＝レイモンの実験
　　　　　　　：高感度検流計とインダクトリウムの考案　212
　　　　10.2.3　ヘルムホルツの業績
　　　　　　　：活動電位測定装置の考案　214
　　　　10.2.4　ベルンシュタインの実験
　　　　　　　：微分式分断器の考案　216

第 11 章　実験医学とデテルミニスム（決定論） ……… *219*
　　11.1　ベルナールのデテルミニスムと因果関係　222
　　11.2　ベルナールとデカルトにおける実験的方法　232
　　11.3　デテルミニスムと量子力学を考慮した決定論　236

第 12 章　ベルナール以後の神経生理学 ……………… *240*
　　12.1　18 世紀から 19 世紀にかけての神経生理学　241
　　12.2　脳全体の機能を考えた場合の 19 世紀の神経科学　242
　　　　12.2.1　ガルの提唱した大脳皮質機能局在論　242
　　　　12.2.2　大脳皮質の機能局在の研究例
　　　　　　　：ブローカとウェルニッケの失語症　243
　　　　12.2.3　運動野の発見
　　　　　　　：ヒッツィヒとフリッシュの実験　245
　　　　12.2.4　大脳皮質の脳地図の作製：フェリヤーの研究　246
　　　　12.2.5　精神医学と神経学
　　　　　　　：サルペトリエールのシャルコー　248

第13章　心身問題の近現代への流れ：ラ・メトリーからメルロー=ポンティへ………… 252
　13.1　ラ・メトリの人間機械論　252
　13.2　ベルクソンとメルロー=ポンティの身体と意識の問題　256

第14章　ニューロンとシナプスの生理学と脳機能 … 264
　14.1　顕微鏡導入による神経細胞の微小スケールでの観察　264
　　14.1.1　初期の顕微鏡による神経細胞の観察　264
　　14.1.2　解剖学者プルキンエの業績　265
　　14.1.3　神経細胞が単一細胞か否かの論争　266
　　14.1.4　ダイテルスの業績　267
　14.2　神経細胞をめぐる論争　269
　14.3　神経細胞とシナプス伝達をめぐるさらなる論争　270
　14.4　近代的神経生理学の始まり　275
　14.5　バーナード・カッツの人と業績　276

第15章　自由意志とリベットの研究 ………………… 282
　15.1　リベットの実験とその影響　283
　15.2　準備電位と意識を伴う自発的行動の関係　284
　15.3　主観的経験の時間的な繰り上げ　288
　15.4　自由意志と因果律の問題　289
　15.5　ヒュームによる因果律の懐疑と脳における因果関係
　　　　──サールの反論　291

第16章　量子力学と脳科学 ………………………… 294
　16.1　物理学と脳科学　295
　　16.1.1　ペンローズによる問題提起　296
　　　■ルーカス・ペンローズ論争　296
　　　■ペンローズ予想　297

　　　　　■ニューロン内の意識の場　299
　　　16.1.2　脳科学における量子力学の必要性　299
　　　16.1.3　量子力学の基本的概念と
　　　　　　　　その日常感覚からずれた奇妙な性質　301
　　　　　■量子論の始まりと前期量子力学　301
　　　　　■量子力学の形成から原子核物理学へ　303
　　　　　■量子力学の解釈をめぐる論争　305
　　　　　■シュレーディンガーの問題提起とその後　307
16.2　古典的物理学による意識の理解　309
16.3　複雑系とカオス理論による脳機能　310
16.4　量子力学が脳の研究に有用である他の理由　311
16.5　ニューロンのマイクロマシン　312
　　　16.5.1　量子力学の対象となりうる脳内過程　312
16.6　その他の可能性　316
　　　16.6.1　アイリングの絶対反応速度論とチャネル　316
　　　16.6.2　麻酔薬とポーリングの水性相理論　316
　　　16.6.3　筋収縮のメカニズムと量子力学　317
　　　16.6.4　エクルズ・ポパーの新二元論　318

第17章　まとめ　………………………………………　320

年　　表　………………………………………………　326
参考文献　………………………………………………　328
索　　引　………………………………………………　341

第 1 章　序論：神経科学の源流をたずねて

1.1　脳機能解明の歴史的経緯

　神経科学の歴史は、18 世紀イタリアのガルバーニがカエルを使った実験によって、生物電気を発見した時点から始めるのが一般的である[1]。しかし、脳組織自体は、古代エジプトのパピルス中にもすでに記述されており、当時からその存在が知られていた[2]。心との関連でも、ギリシャのヒポクラテスの医学書の中に記述されるなどその重要性もある程度認識されていた。このように脳を含む神経系の存在が解剖学的には知られていたにもかかわらず、その機能に関する基本的概念は、ローマ時代の医師ガレノス以来ほとんど進歩していなかった。すなわち、「プネウマ」や「動物精気」とよばれる一種の流体のようなものが、精神の座とされる脳室（脳内の空間）に充満し、神経管や血管を流れることで種々の機能が営まれていると考えられていた。この脳室から神経管内へと流体が流れているとのアイデアは、17 世のデカルトに至っても基本的に引き継がれていた。一方、アリストテレスのようにヒトの精神は心臓にあると考えていた自然哲学者もおり、ヒトの精神機能については、混沌とした理解しか得られていなかった。

　正確な意味での神経科学（狭義の脳科学）は、ガルバーニの神経線維を電気信号が流れているという発見をまってはじまるといっても過言ではない。これは、ガルバーニとほぼ同時代の英国の実験物理学者ファラデーによって電磁気の実験が体系的に行われ、電気や磁気の存在が科学として明確に認識され、定量化できるようになった点とも関連している[3][4]。

　古代の科学・技術や知識の限界に制限され、脳の機能と心の関係に関して正確な知識は持つことはできなかったが、古くから人類は脳の働き

とヒトの精神機能との間におぼろげながら関連を見出し、それを心の働きや意識の問題と関連づけて様々な考えを巡らせてきた[5]。脳内の空間である脳室に魂の場を与えた中世西ヨーロッパやアラビアの学説を経て、ヒトの脳の正確な解剖によって革命を起こしたヴェサリウスと、脳室から皮質へと精神機能の場を転換させたウィリスまでが、一応の区切りとみなすことが可能である。先のガルバーニの動物電気の発見もこれに続いている。

1.2　心身問題の思想的発展

　これらのヒトの精神や脳との関連を考える上で、思想上大きな契機となったのは、デカルトによる二つの考察である。一つ目において、彼は、アリストテレスが構築し、その後中世のスコラ哲学などの理論的背景となった「認識論」や「存在論」を解体し、新しい自然学を提唱した。この自然学はその後の人類の科学技術の発展の契機となった。現代の脳の解明もこの近現代の自然科学の規範に従って研究が行われている。

　二つ目において、彼は精神と身体の関係を深く考察し、一般に知られている「心身二元論」や「心身合一」を唱えた。特に心身二元論は、その後大きな影響を哲学、生物学や医学などを含む自然科学に及ぼし、続くスピノザやライプニッツといった哲学者もデカルトの考えを批判的であれ、また肯定的にしろ、これを受け止めてさらに発展・展開させた。このデカルトの提出した問題は、現代までも継続する問題として認識され議論されている。ここでは哲学のみならず神経科学を含んだ自然科学全体に関わる問題が扱われている。特にデカルトがフランス人であったことから、母国フランスにおいては、大きな影響を与え臨床神経学の発展を促し今日に至っている。

1.3　現代脳科学の問題点

　一方、科学革命後のガルバーニの発見以後、神経生理学は自然科学としての正当な地位を得て順調に発展した。ガルバーニは、デカルトより140年ほど後に生まれている。このガルバーニの発見を受けて、デュ・

ボア=レイモンやベルンシュタインらによる膜の生理学やヘルムホルツによる活動電位の伝搬速度の測定なども行われた。さらに膜電位や活動電位発生とシナプス伝達の物理学的なメカニズムの理解へと発展してきた。現代の神経生理学や神経科学研究のほぼすべてが、脳の機能を物理学と化学を基本とする還元主義的戦略で行われている。

しかしながら、この近現代の自然科学の方法で脳の機能とされる意識や心を解明しようとすると非決定論的因果律、自由意志などの困難な問題が立ち現れる。

1.4　近代科学方法論の発展と物理学史

このように神経生理学の歴史を概観する（さかのぼっていく）と、それは必然的に近現代の科学が成立していく歴史的な経緯と重なってくる。しかしながら、通常の科学史や科学方法論の歴史的展開を扱っている書籍では、その自然科学の対象として「物理学」を中心に議論が展開されるのが一般的である。もちろん、まれに化学史を扱っているものもあるが、物理学史と多くの点で重なっている部分が多い。すなわち、ギリシャ時代の自然哲学のうち、アルキメデスやピタゴラスなどの数学の発見から説き起こし、中世の暗黒時代（暗黒時代という考え方自体に疑問が残るが）を経て、コペルニクスの地動説、ケプラーの惑星の楕円軌道の発見、落下の法則を発見したガリレオから、万有引力の発見と『プリンキピア』でのニュートンによる古典力学の形成が示される。当然これらの背景にあるデカルトの哲学もかかわっている。さらにこの近現代の科学的方法を縦横に駆使して、古典力学と電磁気学及び熱力学の三本柱が完成された。

20世紀に入るとプランクの黒体輻射などの研究を契機として、量子物理学が発展し、同時にアインシュタインによる相対性理論の導入が、それ以前の古典物理学の矛盾を解決しうるべく形成された。その後の21世紀に至る発展は、宇宙論や素粒子物理学、重力波の測定などに至っている。これら物理学の歴史的発展を示しながら同時に科学論を平行して議論していくのが一般的な科学思想史になっている。

この物理学を中心とする自然学の歴史においても、重要なターニングポイントとして、デカルトによる『方法序説』や『省察』などがあげられ、彼がアリストテレス以来の認識論、存在論、学問論を乗り越えて、科学革命を成し遂げたことが示されている。

1.5　近代科学としての脳科学

このデカルトの新しい方法は、物理学のみならず、一方では神経科学の歴史においても重要な役割を果たしている。特にデカルトの影響は、同国人であった生理学者クロード・ベルナールや微生物学者ルイ・パストゥールなどの生命科学の分野の研究者に対しても大きな影響を及ぼした。

しかしながら、この近現代の自然科学の成立過程において、アリストテレスが対象とした意識の本質である知覚や個人的経験・感覚(現代的意味でのクオリア：色、におい、味、音色など)などがその対象から排除されてきた。従って、クオリアは現代の科学では解決できない可能性が高い。すなわちクオリアを解明できる科学パラダイムと解明できない科学パラダイムが存在する。デカルトも科学革命を推進するにあたって、アリストテレスの哲学を解体することから始めた。しかし、現在の神経科学の行き詰まりを見てみると、このアリストテレスの哲学に逆に問題解決の糸口が隠されている可能性もある。

アリストテレスの自然学を排し、デカルトのプログラムに従って近現代の自然科学(の規範)が確立されたが、この自然科学は、上記の理由でヒトの意識をその研究対象とすることができない。これを克服するために、基本的に三つ可能な戦略が考えられる。

(1)　一度切り捨てたアリストテレスの自然学を含むように近現代の自然科学を構築しなおす。近現代の自然科学の規範が出来上がるのに、17世紀から数世紀を要したことを考えれば、これはかなり時間のかかる作業である。

(2)　意識の定義を従来のクオリア(主観的感情)や個人の意識などの常識的観点による定義から、近現代の自然科学の対象となるよう

に定義しなおす。一例は、理論物理学者のミチオ・カクによって提出されている[6]。
(3) 現代の自然科学（パラダイム）をさらに拡張し完全なものへとし、意識の問題を扱えるように完成させる。この場合、意識の定義は、従来の伝統的な意識の定義のままで変更を加える必要はない。一例は、数理物理学者であるロジャー・ペンローズが提唱している量子力学と重力を統一して新しい理論を完成させる試みなどである。その具体例として、超弦理論に新しい可能性があるかもしれない[7][8]。

本書では、この点をも考慮して、神経科学の源流をたどりながら現在の神経科学が超えるべき問題と可能な解決法を模索していくことを一つの目標としている。

1.6. デテルミニスム（決定論）と因果律の懐疑
：ベルナールとヒューム

19世紀のフランスの生理学者クロード・ベルナール (1813-1878) は、デテルミニスム（決定論）を彼の科学研究（特に生理学分野）の指針とした。このデテルミニスムはフランスの数理物理学者であるラプラス (1749-1827) の「決定論」に由来し、現代の物理学者にも影響を与えうる重要な考えである。本書ではラプラスより38年前に生まれた英国の哲学者デイビット・ヒューム (1711-1776) の「因果律に対する懐疑」の観点から決定論を問い直し、現代科学の状況を問い直してみる。

さらに、このベルナールが、デテルミニスム以外に、著書の『実験医学序説』のなかで説いているのが実験の重要性である。実験の重要性はデカルトの影響がみられる。デカルトが哲学的科学方法論において17～18世紀の科学に大きな影響を与えたように、デカルトに示唆を受けたベルナールの科学方法論は19～20世紀の生命科学の発展に重要な影響を及ぼした。従って、必然的に現代の脳科学はこのベルナールの影響を受けて形成されてきた。

さらに 20 世紀に入って新しい量子力学が、従来の決定論的因果律と非決定論的因果律との比較において新たな問題提起も行った。この論点も、ヒュームの「因果律の懐疑」やベルナールの「デテルミニスム」との関連で考えてみたいと思う。

1.7 デテルミニスムと量子力学での非決定論因果律

ベルナールは、生体の生命現象に対して生気論を持ち込むことなく物理・化学的な原理で記述できるという姿勢をとっていた。彼のデテルミニスムは、生体の構成要素である各器官の働きを物理学と化学の法則に従っているとし、生体の機能を解明するための基本的態度である。ここでは、同一結果は同一原因に結びついているとされている。しかし、彼の時代はまだ量子力学は知られていなかったので、当時の物理・化学的原理とは、古典的な物理学の基本原理であり、「決定論的因果律」である。従って、デテルミニスムはこの意味での「決定論」と同一の意味で用いられている。この原理は 19 世紀の科学の公理であって、無生物だけでなく、生命の科学においても侵すことのできないものとされていた。

一方、1920 年代ごろから発展してきた量子力学が、われわれの感覚で直観的に知覚できる物理世界とは異なる奇妙な世界を提示している。その代表的なものが、コペンハーゲン解釈による非決定論的因果律である。ここでは、従来の決定論的因果律と非決定論的因果律との間の根本的な問いかけをも行われている。従って、現代の科学では、一般的に非決定論的であっても因果律は成立する。これは、ベルナールの時代には知られていなかった物理世界の理論的基盤であり、彼の意味でのデテルミニスムは適用できない。

現代的視点からみるとベルナールの考えは古くなっている点も確かにあるが、現代においても参考にしなければならないことを示唆している。以下にそのうちの 2 点をあげておく。

(1) 彼はデテルミニスムを唯一の規範とし、哲学者デカルトから科学の方法などを学んだにもかかわらず、体系的哲学が科学へ影響を与

えることを危惧している。彼は、「形而上学者やスコラ哲学者は、論理的に推論するのみで実験せず、論理的ではあるがなんら科学的真理性をもたない体系を組立てている。従って、浅薄な人たちは、しばしば、このような論理の外観によって眩惑される」としている。しかし、デカルトは、このような論理的推論のみで科学的真理に到達しようとさえ試みている。

(2) さらにベルナールは生命（生気論という意味とほぼ同等）という言葉に対して次のような批判を加えている。「あらゆる生理的現象の説明から生命（生気論）などというものを完全に取り除くようにつねに注意しなければならない。生命（生気論）という言葉は無知を表白することと同等である。ある現象を生命現象（生気論的現象）であるというとき、これは我々がその現象の近接原因、あるいは条件を知らないというに等しい」「したがって、実験或いは推理の出発点としては、つねに正確な事実、または周到な観察を採用すべきであって生命などという曖昧な言葉を出発点とすべきではない」。

1.8　自由意志と因果律の関係

これまで論じた脳の機能に関して、意識やクオリアを現代の神経生理学的基盤を前提にして考えてきた。さらにヒトは「自由な意志」を持っていると一般には信じられている。すなわち、単純にヒトは自分の考えで自由に物事を選択し決定して、さらには行動できるという思いである。しかし、一方で人間も生物学的生き物であるから、身体と同様に脳機能も自然科学の法則に従っていると現代の多くの神経科学者には受け入れられている。しかし、もし人間の脳も含めてすべての生理学的機能が自然科学の法則に従っているとすれば、「自由意志」も自然科学の枠内で考えられることになる。するとこの自然科学がどのような性質を持つかが重要になってくる。すなわち、因果律に従う自然科学であれば、自由意志は本来存在しないことになってしまい、人の心はすべて宇宙の開闢以来すでに決定されてしまっていることになる。従って、「このような因果関係的な自然科学の法則は、自由意志の存在を認めるのか？」とい

う問いが発生してくる。さらに推し進めて考えると自由意志を説明できる自然科学の法則は、非因果律な性質を具えているべきだということになる。ここにきて、現代神経科学が基盤としている自然科学の法則自体をもう一度この論点から見直す必要がある。

　すなわち、自由意志を許容する自然科学は、因果関係に従うか、そうではなく、非因果的であるか、という問いが次に問題となる。しかし、前節でみたように現代の自然科学は、少なくとも「自律的因果関係」に従っている。量子力学の適応範囲に限定しても系を記述する波動関数は決定論的（因果律的）であるが、その状態を実際に観測すると一義的には決まらないとする非決定論的因果関係が成立している。しかし、自由意志の問題はこの因果律自体へのさらなる問いかけになっている。

　現代アメリカの医師で生理学者のベンジャミン・リベット (Benjamin Libet, 1916-2007) は、1983年ごろから自由意志と脳の関係に大きな見直しをせまる重要な生理学的実験を行った[9][10]。この実験によって、ヒトが行為を行おうとする決定を自覚的に意識するよりも先に脳の活動が始まっているという結果が示された。これは自由意志と因果律の関係に見直しを迫る衝撃的な実験結果であった。このリベットの実験とその後、さらに進んだ測定方法であるfMRIなどを使った同様の実験結果についても言及する。

1.9　量子力学と意識

　現代物理学さらには現代科学の中心である量子力学では工学的に多くの成功が達成されている。一方、シュレーディンガーのネコのパラドックスをめぐる解釈では、複数の考え方が著名な物理学者によって提唱されており、現代物理学の根幹に切り込む問題提起を行っている。この量子力学が示す奇妙な感覚は日常感覚とは大きく離れており、特にその非決定論的結果は、古典物理学が示す決定論的な法則性に従わないことが知られている。従って、物質的基盤によって構成されている生体の脳機能は、量子力学（あるいは、量子力学の完成版）によって記述される可能性が示唆されている。このような見地から、著名な物理学者などによ

って脳機能の中心である「意識」などの問題をこの現代物理学を適応することによって解明していこうとする試みが行われている。その代表が英国オックスフォード大学の数理物理学者でアインシュタインが提唱した相対性理論の専門家であるロジャー・ペンローズである。

さらに最近では生物学の種々の微視的問題に量子力学を応用することで、そのメカニズムを説明しうる研究が報告されている。具体的には植物の光のエネルギーを利用した代謝において、量子力学的プロセスが使われているなどの研究結果が報告されている。このように、生物学的現象の説明に量子力学が適応されうることは、今後脳内の生理学的過程においても量子力学的考察が行われるという可能性が高いことを示唆している。第16章において、これら量子力学的アプローチによって解明される可能性のある神経系やその他の生理学的問題について可能性を検討する。

1.10　最近の神経科学のあゆみ

ここまで本書の構成を概観した。電子機器やコンピュータなどのテクノロジーの分野では、情報の担い手として電子による電気信号が中心的役割を占めている。一方、脳を含む生体では、電気信号に加えて種々の化学物質が情報伝達の媒体となっている。さらに、この電気信号は、細胞の膜内外の溶液内に含まれる正または負に帯電しているイオンによって発生している。このメカニズムの詳細は、1950年代前後に解明された。

これらが明らかになったことで脳科学が近現代の自然科学の範疇に必然的に含まれることになり、脳科学は新しい時代に入った。電子機器による測定技術やコンピュータによる解析方法などの飛躍的な発展と相まってますます研究成果が増えている。

脳機能解明を目的とする最近の研究では、微視的な生理学的現象を量子力学で説明できるとの報告がある（1.9節）。これは上記の新しい測定技術や実験方法の開発に負っている。さらに物理学の根幹にかかわっている量子力学や素粒子論は現代の宇宙論などとも密接に結びついてい

る。素粒子のような微視的な世界から、宇宙の構造や生成までも含む現代物理学の対象中に、物質で構成されている脳も含まれている。従って、この宇宙の中に物理的実体として存在する脳は、これらを支配している物理法則で解明される可能性が高い。現代科学（物理学がその中心）がもつ特徴を知っておくことが、脳の機能を明らかにするための必然的なキーポイントになってくる。

　脳機能解明を物理学の対象とする視点が今後必要と考える。賛否両論はあるが、ペンローズの提唱などはその例であろう。これは、実験による定量的・還元主義的方法論で進歩してきた従来の神経生理学を大きく進める一つの方向性を示唆している。素粒子論や宇宙物理学を専門とする理論物理学者によって書かれた脳科学関連の著書や発言が最近増えている点もこのことを示唆している。さらに、自由意志と因果律との関係についての興味深い実験結果も報告されている。

　以上の節目となった1950年代以後の現代神経科学の流れを右の表に示した[11][12][13]。

第1章　序論：神経科学の源流をたずねて

神経科学の現代の進歩

	脳機能	分子細胞レベル	疾患	システム
1950年代	自己刺激 睡眠 言語野	活動電位の 　　イオン説 シナプス伝達 量子的放出 ノイズ解析	抗生剤 トランキライザー	ニューロンの 　　集合構造 ヘッブの仮説
1960年代	視覚野 カラム構造 小脳回路網 動物習性学	神経伝達物質 ニューロン回路 電子顕微鏡 ペプチド	スローウイルス	単純パーセプトロン 小脳テンソルモデル
1970年代	記憶学習 大脳基底核 半球の優位 2-deoxyglucose	オピオイド 　　受容体 シナプス可塑性 組織培養、スライス パッチクランプ法	L-DOPA 細胞の脳内移植	計算機 　シミュレーション 適応制御系
1980年代	神経線維トレース 免疫組織化学 電子線結晶解析 X線結晶解析	イオンチャネル 受容体 分子生物学 シグナル伝達系	ハンチントン病の 　　遺伝子座	ニューロ 　コンピュータ
1990年代	非侵襲計測 光計測 動物行動 テトロード	Gタンパク質と 　　リン酸化 遺伝子改変マウス 2光子レーザ顕微鏡 ミラーニューロン	パーキンソン病 アルツハイマー病 プリオン病 てんかん	脳シリコンチップ ロボット技術
2000年代	認知神経科学 言語機能	高速多点刺激 遺伝子制御 発生分化 iPS細胞 可視化技術	精神分裂病 躁鬱病 正常老化	量子脳理論 構造生物学 サイボーグ技術
2010年代	In vivo実験と 　　光刺激	単一細胞の光刺激 単一分子 　イメージング 超解像度顕微鏡	環境汚染物質と 　　脳機能 肥満の遺伝的要因	量子生物学と 　微細構造 情報統合理論 ディープ・ 　ラーニング

第2章　古代の脳に関する記述

　脳の科学的記述と機能解明の歴史的変遷（医学の歴史に含まれうる）に焦点をあてて注目すると、おのずと近現代の自然科学の成立過程と密接な関連を持っていることが理解される。従って、脳の科学的理解の歴史的経過をたどりながら、近現代の自然科学が成立していく歴史的なプロセスを追っていく。

　この医学の歴史のなかで文明社会形成以前（学術的記述以前）の段階では、神学者、宗教的祭事の従事者などによる神秘的な治療法や超自然的な治療行為が行われてきた。とくに初期の医術は、魔術や宗教的儀式と混同されており、これらが次第に本来の治療技術と切り離されていった。この古代文明について概観しておく。

　古代文明は、定期的氾濫によって土地が肥えていたため農業に適した大河の流域に始まり、特にナイル川、チグリス・ユーフラテス川、インダス川、黄河の4つの流域が主な文明発祥の地であった。特にエジプト (Egypt) とメソポタミア (Mesopotamia：ギリシャ語で複数の川の間の土地という意味）は、他の二つの地域と比較して、その後発展したギリシャ・ローマやヨーロッパ社会に近いことから、古くから地中海を介して交流があり、互いに影響を及ぼしあい、継続的に高度な文明を維持した（図2.1）。これに比較して、インダス文明や黄河文明はお互いの交流も少なく、比較的独立した文化を発達させた[1]。

　エジプトやメソポタミア文明圏はオリエント (Orient) として中近東に所属し、肥沃な土地を農耕に利用し治水や灌漑設備を整える必要があった。この目的のためには、多くの人を組織して有効に働かせなければな

第 2 章　古代の脳に関する記述

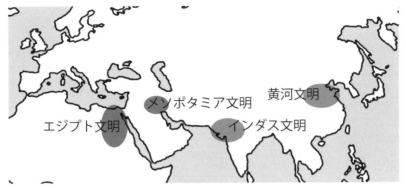

図 2.1　古代文明の発祥地域

らず、専制的な中央集権をもつ国家が形成された。

　メソポタミアでは、紀元前 9000 年ごろシュメール人 (Sumerians) が定住して農業を開始し、シュメール文明を起こした。彼らは粘土板に彫った楔形文字 (Cuneiform Script) をもっていた。紀元前 3100 年ごろからこのシュメール人が各地、各都市の守護神をあがめる多神教の都市国家（ウル、ウルク、ラガッシュなど）を形成した。多くの民族が交互に交代したので、最も尊敬される神もそのたびに変化した。文字としては、シュメール人が発明した楔形文字が、その後の各民族（セム語系やインド＝ヨーロッパ語族系）の間でも使用され、すぐれた神話や叙事詩など一種の宗教文学が栄えた。この文字はアケメネス朝ペルシャに至るまで使用された。

　紀元前 2350 年ごろセム語系のアッカド人 (Akkadians) によって最初の統一国家（Sargon I：サルゴン王によって）が樹立された。さらに紀元前 1900 年ごろ同じセム語系のアムル人 (Amurrites) がバビロン (Babylon) を首都として、古代バビロニア王国を建設した。約 200 年後の第 6 代ハムラビ王 (Hammurabi) の時代に王国は発展し、ハムラビ法典なども整備された。しかし、この王国は周辺の未開であった民族を逆に文明化しその結果、紀元前 1595 年ごろ鉄の武器をもつトルコ方面から興ったヒッタイト人（Hittitians：インド＝ヨーロッパ語族）によりバ

ビロニア帝国は滅ぼされた。

　しかし、紀元前1200年ごろこのヒッタイト人の国は亡び、メソポタミアの北方に興ったセム語系のアッシリア人 (Assyrians) の国家がメソポタミアの地で勢力を拡大し、古代エジプトをも含む一大帝国を築いた。その後紀元前671年にアッシリ (Assyria) 帝国がイラン高原のメディア (Media) と新バビロニアに滅ぼされるまでこの地域を支配した。このアッシリアの文化は、インド=ヨーロッパ語族のイラン人によるペルシャ帝国に引き継がれた。この滅亡後の様子は、古代ギリシャの歴史家ヘロドトス (Herodotos, BC484-425) によって記述されている。メソポタミアは、周辺に複数の民族がおり、これらの交差地点にあたるため、古くから民族や国家の興亡がおこった[2]。

　エジプトには、紀元前3万年頃エチオピアやスーダン方面からヒトが移住してきた。彼らがエジプト人の祖先であるとみなされている。紀元前5000年ごろからナイル川下流域も定住が行われ、ノモス (nomos) とよばれる集落が発達していた。紀元前4200年ごろから王朝が始まり、多数のノモスは、ナイル川下流デルタ地帯の下エジプトとそれより上流域の上エジプトの2つの王国にしだいにまとまった。紀元前3500年ごろに、上エジプトの王メネス (Menes) によって統一国家が形成された。国王は、ファラオ (Pharaoh) とよばれ安定した王国として継続した。有名なギザのピラミッドが建設されたのが、紀元前2550年ごろで、その後1500年ほど栄えるが、次第に周辺部族との抗争で衰えた。紀元前525年にイラン高原から興ったアケメネス朝のペルシャによって征服された。その後、一時ペルシャから独立するが、ギリシャを統一し、東方へ遠征したマケドニアのアレクサンダー3世（Alexandros III：アレクサンダー大王）に紀元前332年に征服されギリシャ人の国家となる。この時までに、エジプトでは、古王国、中王国、新王国の三期にわたって約30の王朝が栄えた。

　このエジプトでは、ナイル川の氾濫により、沃土が流域の農耕に適した土地を広げた。この氾濫を定期的に予測するために天文学や太陽暦が

第 2 章　古代の脳に関する記述

発達し、また農業用水路などの整備のために測量技術や土木技術が発達した。多方面の高度な技術を要するピラミッドやスフィンクスの建設などを行った。さらにナイル川を利用した水路の交通がよく発達した。彼らの宗教は、多神教であるが、ラー (Ra) を太陽神の主神として崇拝した。霊魂不滅を信じ、オリシス (Orisis) が支配する死後の世界を信じ遺体をそのためにミイラにした。一般に、エジプトとメソポタミアを合わせてオリエント地域とよぶ[3][4]。

一方、ヨーロッパの地域は、ギリシャやローマ、さらにはゲルマン系やノルマン系の民族とキリスト教によってその文化が形成されてきた。ヨーロッパ文化圏とオリエント文化圏は地中海をはさんで互いに交流をしながらも、時には友好関係を、またあるときは敵対関係をつづけながら、独自の文化と宗教に基づく社会を形成してきた。

2.1　古代エジプトの脳に関する記録

本章前半と続く第 3 章、第 4 章、第 5 章、第 6 章で古代エジプト（2.1. 節と 2.2. 節）から 17 世紀ごろに至るまでの脳に関する知見や研究の歴史を概観する。しかし、これら研究成果といっても、多くは現代的な意味での科学研究の視点からすると、ある意味で不完全である。ここでは、対象の観察とその正確な記述 (descriptive science) や自然に起こった興味を引く事象を調べる事例研究 (case study) を中心として行われた。近現代的意味での自然科学は、ガリレオ、ハーヴィやデカルトらの知的活動を契機として、さらにニュートン力学の完成によってほぼ達成された 17 世紀の科学革命を経て、次第に現在の自然科学の形式へと形成されてきた。しかし、その源流にはギリシャの自然哲学があり、その後の中世のスコラ哲学なども一部継承されている。しかし、これら科学革命の成立過程と、その結果成し遂げられた近現代の科学的方法による脳の研究については、残りの章（第 7 章以降）で論じる。

歴史上文献としてはじめて「脳」に関する記述が現れるのは、

BC3500 年ごろ（イムホテップによって？）オリジナルが書かれ、その後の BC1700 年ごろに手書きによる写本がなされたエジプト古王国時代のパピルス上に記述された医学書であるとされている。パピルスとは、ナイル川流域に見られる葦の一種であるパピルス草 (Papyrus) からつくられた紙である。そのうち特に重要なものは、図 2.2 のエドウィン・スミス・パピルス (Edwin Smith Papyrus) やエーベルス・パピルス (Ebers Papyrus) であると考えられている。ここでは、脳という言葉がもちいられており、その表面の皺に関する記述なども見える[5]。

特に前者のエドウィン・スミス・パピルスは、米国の古文書収集家であったエドウィン・スミス (Edwin Smith, 1822-1906) が、1862 年にエジプトのルクソールにある骨董屋で購入した一枚のパピルスである。彼は、ロンドンとパリで考古学を学び、ルクソールで数年間過ごした。1822 年というエドウィン・スミスが生まれた年は、ロゼッタストーンのエジプト文字をシャンポリオンが解読に成功した年でもあった。スミスはこのパピルスの文字を解読することが出来なかったが、彼の娘が彼の死後、このパピルスをニューヨーク考古学協会 (New York Archeological Society) に寄付した。それから 50 年ほどの間、だれもこれを正確に読みこなすことができなかったが、ようやく 1930 年に米国のシカゴ大学オリエント研究所 (Oriental Institute of the University of Chicago) のジェームス・ブレステッド (James Henry Brested, 1865-1935) によって、これの解読が行われた。現在この英訳のファクシミリ版がネット上で公開されおり、だれでも閲覧することができる[6]。

このパピルスは、最初と最後の部分が欠落しているので、著者はイムホテップではないかという推測はあるが、不明である。この著書は、基本的に外科の書である。おそらく、軍隊に所属していた外科医のためのマニュアルであろうと考えられている。ここには頭部外傷や頸部外傷の 48 症例が記述されている。頭部に外傷を受けた 27 の症例が記述されており、そのうち 14 例では脳にダメージを受けた形跡はないとし、残りの 13 例で、頭蓋骨の骨折や粉砕、さらには精神的な異常が見られた

第2章 古代の脳に関する記述

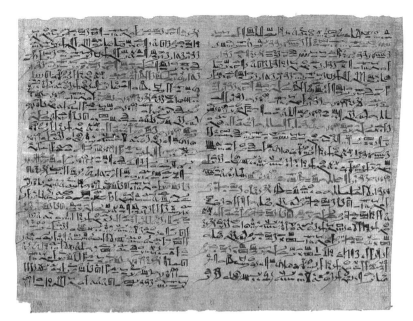

図2.2　エドウィン・スミス・パピルス、ニューヨーク医学会所蔵

としている。その中には頭部に外傷を受けた患者の症状が、頭部とは離れた体の部位の四肢に現れるということが記述されている。また、脳に損傷をうけた一例として、眼と手の協調運動に障害が出ることも記されている。さらに別の損傷では、話すことが出来なくなると言う例も記述されている[7][8][9][10]。

　このようにエジプトの外科医は客観的に患者の外傷に対する症状を記述しており、大脳皮質の運動制御に果たす役割を示した最初の文献であると考えられる。ここには大脳に相当する解剖学的部位の名前が登場している。もちろんこれらは、特殊な目的のためにデザインされた実験によって得られた結論ではなく、あくまでも戦争やピラミッド建設などの土木工事によって負傷した患者を注意深く観察することによって得られた結論である。しかしながら、古代エジプトでは、外科の仕事は基本的に職人の芸であったので、さらに詳細な洞察や記述などは残されていない。

もう一つの重要な文献であるエーベルス・パピルスも前者のエドウィン・スミス・パピルスと同様に、紀元前1500年ごろに、それよりさらに古い医学書（紀元前3400年ごろ）のコピーとして書かれたものであることが判明している[11]。これは、1862年から1869年の間、上記のエドウィン・スミスによって所有されていた。その後、その名前の由来となっているゲオルグ・エーベルス (Georg Ebers, 1837-98) にその所有者が移動した。その英語版の翻訳は、ギリシャに祖先をもつエジプト生まれの古代エジプト医学の研究者であるポール・ガリウンギ (Paul Ghaliounguí, 1908-1987) によって20世紀になってようやく行われた。現在そのオリジナル版は、ドイツのライプチヒ大学付属図書館に収蔵されている。こちらは、古代エジプトの医学知識を伝えている文献としては最もページ数の多い文献であり、基礎医学の知識から種々の疾患やその処方の記述までも含んでいる。

　しなしながら、古代エジプトでは、ヒトにおいて知性を含む臓器は、「心臓」であると考えていたという点から見ても、これら古代エジプト人は、脳が持っている深い生理学的な意味を上記に述べた以上に理解していたとは考えにくい。

　図2.3はパピルスの中に記述されている「脳」を意味する象形文字である。この4文字のそれぞれの意味するところは、左から順に、最初の文字は、「鷹やコンドル」、次の文字は、「植物の葦」、3番目の文字は、「折りたたまれた衣服」、最後は、添え字で「小さい」をそれぞれ示している。このような意味を各文字は持っているにもかかわらず、しかしながら、この「脳」を意味する4文字は、全体として表音文字である。そして、その発音は、「ah-i-s」と発音する。

　古代エジプトの歴史において前述のように、脳の損傷と異常な眼球運動や話すことができなくなるという障害などの関連を記述しているが、

第 2 章　古代の脳に関する記述

この「脳」を意味する語は、わずか 8 回しか現れてこない。しかもそのうち、6 回はエドゥイン・スミス・パピルスに現れてきている。しかしながら、心臓を意味する語は何度となく使われており、やはりエジプトにおいては、脳より心臓の方が重要な臓器とみなされていたと考えることができる。

　古代エジプトにおいてはヒトが亡くなると宗教的意味でその死体からミイラをつくっていた。遺体から内臓を取り出したのち、その死体を寄生虫などの感染から守り脱水する目的で、70 日間天然炭酸水素ナトリウム（ナトロンとよばれた）に浸し、その溶液から取り出した。このナトロンの働きで、死体から水分を取って乾燥させたと考えられる。心臓を除いた胸部及び腹部の内臓や組織は下腹部の切開によってすべて取り出された。一方、脳の灰白質の組織は鼻孔から挿入した鉤状の器具によってかき出され、破棄された。あるいは、棒状の器具で破壊し、液状にして鼻から流れ出させた。その後頭蓋骨内部を何らかの薬品で洗浄してバクテリアの感染を防いでいた。
　このように処理をした後、包帯のような布で幾重にも巻いて完成させ

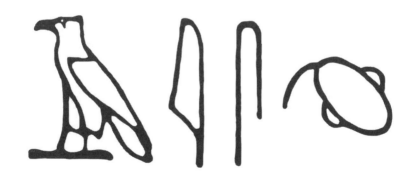

図 2.3　パピルスにおいて脳を著す象形文字

る方法でミイラが作成された。理性の場であると信じられて取り出された他の臓器は「カノプス壺」と呼ばれる壺に入れられて保管された。エジプトの古王国時代は遺体を石膏で覆って彫像のようにする処置法があり、第1中間期にはミイラマスク、中王国時代の第12王朝には人形棺が用いられるようになった。

　古代ギリシャの歴史家であるヘロドトスはその著書中でミイラの制作過程について述べている。このヘロドトスは、BC484-425頃に生きたドーリア系の古代ギリシャ人歴史学者であり、著名な歴史書『歴史』の著者である[12]。彼の記述によると、ミイラつくりには生前の故人の身分によって3種類の作り方が存在したと記述している。このヘロドトスの『歴史』は、現代でも多くの人に読まれており、日本でも岩波文庫（松平千秋訳）として出版されていて、平易な日本語で読むことができる。米国ハリウッドの映画賞であるアカデミー賞を複数受賞した「イングリッシュ・ペイシェント：English Patient」のなかで、俳優のレイ・ファインズ扮する主人公のハンガリー系アルマシー伯爵が愛読書として、このヘロドトスの著書を常に傍らにおいており、ストーリィの重要なアイテムとなっていた。

　エジプトでは、上記のようなミイラ作りをする過程で解剖学的知識が増えたのではないかと考えられるが、エジプトのミイラ作りは、知識人ではなく比較的知的レベルの低い職人によって行われていたので、解剖学的な知見としてはほとんど進展していなかった。
　古代エジプトでは、治療のため薬草なども利用されたが、魔術のためと宗教のための薬草を使い分けていた。従って、医学で使われる薬草なども魔術の際に使用されたものが、経験的に効果があると認識された場合もある[8]。
　またエジプトの医学では、神と治療が密接な関係を持っていた。特に医師の神は、鳥のような外観のトート (Thoth) とよばれ、エーベルス・パピルスにおいてもそれに関する記述がみられる。このトートが公開さ

れることのない秘密の文書に治療法を書き、イムホテプ (Imhotep) のような真実を行う神官のみが内容を閲覧することが出来た。さらにイシス (Isis) という神は、魔法を使った医術の神であり、イムホテプは、治療の神であった。このイムホテプは、実在の人物で、紀元前2650年ごろの第3王朝を創始したファラオである ゼセル (Zoser) に使える宰相であったとされ、医術ばかりではなく、建築技師や僧侶など多くの役目を同時に務めていた。先のエドウィン・パピルスは、年代的にこのゼセル王の時代に記述されたらしい。従って、著者がイムホテプである可能性も示唆されている。死後メンフィスに埋葬され、彼は神としてあがめられ、その墓所の寺院は、医師のための学校として開校された。古代ギリシャでは、医学の神はアスクレーピオスといわれた。このイムホテプは、ギリシャでもアスクレーピオスと同等とみなされて、エジプトを訪れたギリシャ人から同様に崇められていた[13][14]。

　上記パピルスにも記載されているように、外科的な手術も行われていた。プトレマイオス王朝6世フィロメトール (Ptolemy VI Philometor, BC181-146) によって建築がはじまったコム・オンボ神殿 (Temple of Kom Ombo) の外壁に外科で用いられた手術器具のレリーフが残っている（図2.4）。これらの器具はアレキサンドリア時代のものである。またエジプトの外科手術は職人による技であったため、親から子へと伝えられ、文献としてその技術を伝えたものは残っていない。ヨーロッパの近代以前においても、外科は一般に職人の手仕事と考えられており、床屋・外科の副業として行われ、いわゆる内科を中心とする医学より一段と低く見られていた。
　上記の歴史家ヘロドトスは、「エジプトはナイルのたまもの」といったが、彼の言葉のようにエジプトではナイル川の流域に農業が栄え、また周囲を海や砂漠で囲まれているため、外敵の侵入を受けにくく、安定した長期にわたる文明が栄えた。

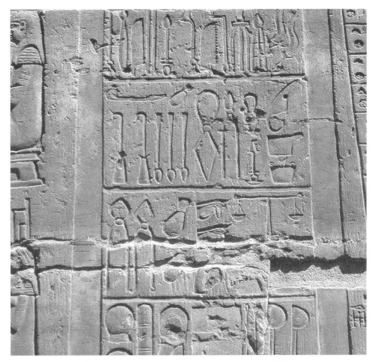

図 2.4　エジプト、コム・オンボ寺院の壁画にある手術器具のレリーフ

2.2　古代メソポタミアの医術

　メソポタミアに文明が起こったのは、最初の住民として、BC 9000年ごろ定住したシュメール人である。紆余曲折を経て、シリア方面の砂漠よりセム語系のアムル人 (Amurrites) が侵入し、紀元前19世紀に古バビロニア王国を樹立した。全盛期は、ハムラビ法典で有名な紀元前18世紀の6代目の国王ハムラビ (Hammurabi, BC1792-1750) の時であった。ここでは、実用的な面での文化が栄え、原理的・理論的な方面の発達は未熟であった[1]。

　このハムラビ王は、自分の法を一般に広く知らしめるために、都市シパー (Sippar) に巨大な石の柱を立て、そこにこの法典を刻み付けた。そこには、旧約聖書の中にも引き継がれた、かの有名な「目には目を、歯には歯を」の言葉がある。さらに、以下のような法文も刻まれてい

る。それは、「売られた奴隷が、売買の後一か月以内に発作（develop bennu）を起こした場合、売り手に戻され、お金も買い手に払い戻された。」これの他の解釈では、神がヒトの上に降りてきて、発作を起こしたとされる解釈もある。いずれにしろ、現代的医学的見地からみたこの発作は、サナダムシの幼虫の感染により引き起こされた発作に似ているとされている。もしそうであるとするならば、これは、記録に残されたもっとも古い癲癇による脳の発作ということになる。

　メソポタミアでは、エジプトの文書パピルスと異なり、粘土板に楔形文字で記録が行われた。この粘土板は、建造物をつくる際のレンガとして利用されていた粘土質の土と同じもので、大量に簡単に手に入るところから、記録用としても用いられた。ただし、重いので持ち運びには不便であった。これらは、多くが BC 7 世紀のアッシュールバニパル王 (Ashurbanipal) の粘土板が保存されており、医学書もこの中に含まれている。メソポタミアでもエジプトと同様に古くから病気の治療が行われたが、これは主に魔術や宗教的儀式と一体となったものであった。また治療を施す医師に対してもかのハムラビ法典の「目には目を、歯には歯を」のルールが容赦なく適用された。

　さらに、肝臓が血液を多く含んでいることから特別な臓器とみなされており、重要な決断を行う場合などに肝臓を利用して占いが行われた。また個人の病気に関しても肝臓を利用して観察するということが行われていた。このように肝臓を使った宗教的儀式や呪術などでこの臓器を利用していたので、粘土などで製作された肝臓の模型が存在した（図 2.5 参照）[15]。

　このメソポタミアでは、多くの古代社会と同様に、僧侶が内科の医師を一般に兼任していたので、外科と比較して尊いとみなされており、この傾向がヨーロッパ中世以降の医学の伝統ともなった。前述したように、ヨーロッパでは、長く外科医は床屋・外科が兼任しており、優秀な解剖学者である 16 世紀のヴェサリウス出現のころから、ようやく大学の外

科の教授の地位も高くなってきた。フランスのアンブロワーズ・パレのような近代の外科学の基礎を築いた人物でさえ、最初は、床屋・外科として、そのキャリアをスタートさせている。

現在でも、英国でテレビのニュース番組などを見ていて、事件などに関連して外科の医師がインタビューなどに出てくると、テロップのところに、"Mr. Surgeon だれだれ" というふうに書かれている。"Dr. だれそれ" と書かれていない。ところが、一方、内科医などは、"Dr. だれそれ" と書かれている。これらなどは、その伝統であろうと思われる。

これらエジプトやメソポタミアが栄えた後、人類の精神生活に大きな影響を及ぼした人物が各地で偶然であるかもしれないが、出現した。BC~552年ごろに孔子が中国に、BC463年にインドにブッダが、さらにBC470年にギリシャにソクラテスらが出現し、その後の宗教や思想

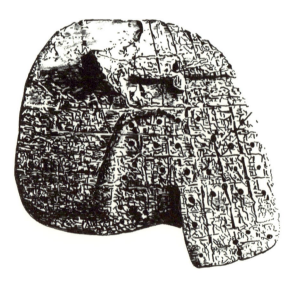

図 2.5　占いに利用された羊の肝臓模型の粘土板：バビロニア、BC2000 頃
(*The Short History of Medicine*)[15]

の背景となるような考えを示した。特に、医学や脳科学との関連でみると、このソクラテスとほぼ同時代のギリシャの医学者にヒポクラテスがいる。例えば、ソクラテスが処刑された BC399 年にヒポクラテスは約 60 歳ほどであった。

2.3 新石器時代とインカ帝国の脳外科手術

　古代ギリシャやメソポタミアでの医術と脳に関して概観したが、中南米では、独自の文明が発達していた。紀元前 2000 年ごろ、オルメカ文化 (Olmeca) が成立した。この文明は、宗教色の強い文明であった。しかしながら、1500 年ほどでこの文明は滅んだが、メキシコ一帯にはこの文明の影響を受けた都市であるテオティワカン (Teotihuacan) が、紀元前後ごろ建設された。この文明は 5 世紀ころまで栄えていたが、原因不明の理由で 8 世紀の中頃衰退した。

　一方、古代のアンデス文明に所属する古代ペルー付近では独自の文化であるチャビン文化 (Chavín culture, BC 900-BC 200) などが紀元前から存在していた。この古代文明の遺物が発見されていて、ユニークな地位を保っている。

　この地域で明らかにヒトの手で開けられた穴を持つ頭がい骨が発見された。これらは石造りの道具でていねいに頭蓋骨に穴があけられており、この古代の外科医は、手術のためにスクレーパーや鋭利な刃物を利用していたと推測される。具体的な例として、1830 年代に、インカ帝国の首都ペルーで、穿 (trepanation) が施された頭蓋骨が最初に発見された。この頭蓋骨を当時のアメリカ大使のエフレイム・ジョージ・スクワイアー (Ephraim George Squier, 1821-1888) が、ニューヨークの医学アカデミーへ 1865 年に提示した。さらにこの頭がい骨は、1867 年にパリへ送られ、失語症患者の脳を解剖しブローカ野を発見したことで有名な臨床外科医のピエール・ポール・ブローカ (Pierre Paul Broca, 1824-1880) によって詳細に調べられた。彼は、1859 年に世界で最初にパリ

人類学協会（Société d'Anthropologie de Paris）を設立し、人類学へも大きな関心を寄せていた医師である[16]。彼によって、この頭蓋骨に開けられたホールは、インカ帝国が栄えていた1400年から1530年ごろに高度な技術をもつ外科手術によって行われたことが明らかになった。さらに、ブローカの同僚であった通称プルニエール (Dr. Prunières) によって、数年後には、新石器時代（Neolithic）の墓の遺跡から、同じように穴があけられた頭蓋骨が、フランスでも発見された。

　この発見を契機に、慎重に頭蓋骨に穴をあけた古代人の骨が、世界各地で多数発見されている。また、ペルーのクスコの近郊で発見された多数の保存状態の良い約3000年前のミイラを人類学者が調べたところ、約40パーセントのミイラの頭蓋骨に穴があけられていた。特に穴の周囲に新しい骨が育っているものもある事実から、手術によって頭蓋骨に穴をあけられた後も50~90パーセントの人々が、手術後も生き続けたことが明らかである。
　この頭蓋骨に対する穿孔が、単なる呪術、祈祷や儀式のためだったのか？　あるいは、現代で言う医療行為だったのか？　それは現代から推測するには、あまりに年代を経ており、彼らは文字文化を持っていなかったので記録など残っておらず、詳しいことはわかっていない。現代の私達の常識からすれば、野蛮な行為と思われるが、その頃の技術は、現代の医学より進んでいた可能性も否定できない。ただし、麻酔などの処置が施されていたかどうかなどは判明していないし、手術に伴う感染症に対する対策も取られていたかどうかも定かでない。
　しかしながら、これらの事実を詳しく分析した結果、言える事は、人間の脳と行動を結びつける考えが当時の人々にもあったようである。このペルーのアステカ人も心臓が感覚や感情を司る特別な器官だと信じていたが、脳は、記憶や知識に重要な役割もはたしていると信じていたという説もある。

　14世紀から15世紀にかけてこの地域にはインカ帝国が繁栄してい

た。ここでは、マチュ＝ピチュ (Machu Picchu) などの優れた石造りの建造物がつくられ、これを舞台とする太陽信仰の儀式が行われていた。ここでは文字の使用はないが、縄の結び目を利用した十進法による計数システムが存在した。鉄器は知られていず、青銅器の祭祀用の道具がつくられた。このインカ帝国は、14-15 世紀には 600 万〜 800 万の人口を擁し、クスコを中心に栄えていた。しかし、スペイン人のピサロが新大陸にやって来て破壊・征服され、1533 年に滅びてしまった。

第3章　古代ギリシャ・ローマにおける
　　　　　脳に関する知見

　古代ギリシャの地（図3.1参照）に対応するエーゲ海の島々とバルカン半島に、最初、ヘラディック文明、その後、キクラデス文明（BC3000-2000）が栄えていた。しかし、BC3000年ごろから現在のトルコに所属する小アジアのアナトリア方面から青銅器文化をもつ人々が、地中海東部のクレタ島などに移住した。彼らは、BC2500年ごろから各地に小王国を建設した。さらにBC2000年ごろクレタ島全土を統一した。このクレタ島を統一した文明（線文字Aを考案した）をミノア文明（クレタ文明ともよぶ）というが、この文明は、クレタ島に、巨大で生き生

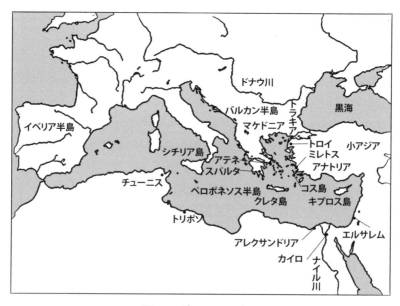

図3.1 ギリシャの地図

きとした海洋生物や人間を描いた宮殿を作り、ここを中心にして栄えていた。この文明は宮殿に防御用の城壁などをつくっておらず、平和な生活を送っていたとされる。

　その後、このミノア文明は、バルカン半島や小アジアに侵入してきたインド＝ヨーロッパ語族系の民族の一部であるアカイア人 (Achaeana) によるミケーネ文明によって、BC1450 ごろ滅ぼされた。この線文字 B をもつミケーネ文明は、ミノア文明の一部をなしていたアナトリア地方のトロイアも占領した。多くの映画会社によって、何度も映画化されたトロイ戦争は、この時のトロイとギリシャの戦いを描いたものである。米国で製作された映画においても、アキレスの役でブラット・ピット主演の『トロイ』のなかで、この時の戦いの様子がリアルに表現されている。最後には、アキレスが「アキレス腱」に矢を受けて殺されるところが印象的である。紀元前 2000 年から紀元前 1200 年ごろのこの時期の文明を統一的にエーゲ文明とよぶこともある。さらに、原因については諸説あるが、紀元前 1200 年に突如としておこった「BC1200 のカタストローフ」によって、この東地中海沿岸とエジプト、アナトリア地方の文明は消滅した。このミケーネ文明を滅ぼしたのは、遅れてギリシャに南下してきたドーリア人 (Dorians) であるとも考えられている。

　この衰退の後、しばらくの間（約 400 年間）暗黒時代が続き、やがて都市国家ポリスを中心とする古代ギリシャ文明が、ドーリア人によって圧迫されたアイオリス人 (Aeolians) やイオニア人 (Ionians) によって起こってきた。この古代ギリシャ文明が、いわゆるギリシャ哲学や自然科学などの現代のヨーロッパ文明へと継承されることとなる新しい革命的な文明を開化させた [1][2][3]。

3.1　イオニアの自然哲学者とアルクマイオン

　この時代の学問的背景として、最初にあげられるのは、イオニア地方の都市ミレトスに現れたタレス (Thales, BC652-548) である。彼は多くの数学上の法則を発見し、これらを書き残した。また、星座の位置を航

海に利用し、ホメロスのいうプシケーを宇宙の星や惑星を運動させている根源的な力であるとした。さらにアナクシマンドロス (Anaximander, BC610-546) は、最初の世界地図を作り、生命にとって大気（pneuma：プネウマ）が本質的であるとした。このイオニアの自然哲学は、続く200年間でギリシャの他の地域まで拡大した。

　ピタゴラス (Pythagoras, BC570-500) は、このプシケーを理性や思考と結びつけた。シチリア島の都市アクラガス出身の医師であり哲学者であったエンペドクレス (Empedocles, BC500-430) は、4元素として、土、大気、火、水をあげた。このエンペドクレスの4元素仮説は、プラトンやアリストテレスにも受け継がれた。デモクリトス (Democritus, BC460-370) は、唯物論者であり世界はアトムとよばれる小さな単位粒子で構成されているという考えを提唱した。これらのイオニアの哲学者たちは、体の中の思考をつかさどる重要な器官として心臓を考えていた。例えば、エンペドクレスは、血管によってプネウマ（pneuma）が全身に運ばれているという仮説を最初に立て、血液が循環している心臓をヒトの魂の存在する場であり、理性や思考を行う器官であると信じていた。さらに、知性は、血液の成分に依存しているとしていた。

　しかしながら、これらの中で、大胆な飛躍を試みて、脳に精神的な作用があるとした人物アルクマイオン (Alcmaeon, BC510-440) が出現した。彼に関しては、あまりよく知られていないが、現在の南イタリアのカラブリア (Calabria) に相当するクロトナ (Crotona) で生まれた。かれは、数編の重要な著作を書いたが、現在はどれも残っていない。従って、彼に関しては、テオファラスタス (Theophrastus, BC371-287) やアエティウス (Aetius, BC ~100, or BC ~200) などによって間接的にしか知ることができないが、動物の解剖を最初に行った。これによって、眼球から脳へ、今日では視神経として知られている大きなチャンネル（通路）が通じており、これらから類推して、耳、鼻、舌からも poroi（porous tubes）とよばれている脳へと向かう通路が同様にあると仮定し、すべての感覚は脳に結合しているとした。これは当時としては、非常に大胆

第3章　古代ギリシャ・ローマにおける脳に関する知見

な学説である。また脳に損傷や脳震盪が与えられると意識不明の状態になると述べた。さらに考えを一歩進めて、知性を支配している器官は、脳であると言明した。これらの大胆な学説を提唱したことから、現代の科学史家のうちには、このアルクマイオンのことをダーウィンやコペルニクスに匹敵する科学上の革命的発見を行った人物とする研究者もいる。

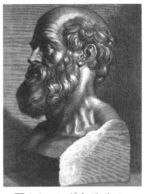

図 3.2　ヒポクラテス

この古代ギリシャにおいて、さらに脳の重要性を指摘し、また記録として残したヒポクラテスの説などを以下に概観する。

前章で簡単に概観したように、古代エジプトやメソポタミアで行われていた初期の医学的治療は、魔術や宗教的行事と密接に関連しており、これらと表裏一体で行われていたと思われる。その後次第に、これらの分離がおこり、医学はゆっくりと宗教的儀式や魔術と離れていったと考えられる。しかしながら、脳の機能などについても、依然、観察とケース・スタディを中心として推測されていたようであり、脳外科に相当する手術などもある種の治療目的で行われていたとされている。この分離を行った歴史上に知られている最初の医学者が、古代ギリシャのヒポクラテス (Hippocrates, BC460-370) である（図 3.2）[4]。彼は、医学から超自然的な要素を取り除き、これを観察やケース・スタディを主体とする一種の経験科学として成立させた。脳の働きの視点で、人体の解剖とその観察結果の記述に限定して歴史を振り返ると興味深い点が見えてくる。

宗教や呪術との分離とともに解剖学や医学の歴史において重要な人物として最初に注目されるのは、上記のこのヒポクラテスであるが、彼を生み出した古代ギリシャの医学には、それ以前の隣接する地域を含む三つの文明の影響を見ることが出来る。それらは、(1) 新しいギリシャ

人に征服されたミノア文明を担っていたクレタ人の没落した文明の影響で、特にエジプトの医神アスクレーピオス (Asculapius) との関連で出てくるヘビの崇拝、(2) エーゲ海の東方に位置する古代メソポタミア文明の影響では、占いに用いられていた羊の臓器模型に見られる解剖学的観察結果などの知識の利用、(3) 地中海を隔てて南方に位置する古代エジプト文明の影響で、薬草や医の倫理の基礎、外科器具の形状などがある。またミイラの製作などの過程で行われたと推測される人体内部の観察なども影響していたかもしれない。

3.2 古代ギリシャの医学者ヒポクラテス

哲学は思索を巡らせて抽象的な包括的で統一された思想を構築するという性質をもっている。一方、医学は入念な観察と経験的な判断を重視しながら疾患を治療することをその性質として持つ一種の技術的な学問としての側面がある。従って、初期のギリシャの自然学は医学もその中に包含していたが、技術ともいえる医学の本来持っているこのような性格のために、その活動が活発になるに従って、次第にその本質が異なる自然哲学から分かれてきた。その結果、医学は独自の分野として形成されてくるようになったと考えられる。当初は、自然哲学の中に含まれていた医学が、このような実際の疾患の詳しい観察やそれらの疾患の過去の経験などに基づいて作り上げられた経験科学としての性質を持っている以上、ヒポクラテスのころから自然哲学からの医学の独立に至るこのような事態は当然の結果と考えられる[5]。

古代ギリシャにおいては、生体や動物について記述した著述として代表的なものは、上記ヒポクラテスの『ヒポクラテス全集』、プラトンの『ティマイオス』、アリストテレスの『動物に関する著作』の三点が重要であるが、これらはいずれも人体を解剖したものではなく、従って脳の構造に関しても具体性が乏しいものになっている。しかし紀元前 3 世紀ごろのアレクサンドリアにおいては、人体解剖が行われていたと考えられている[6]。

第3章　古代ギリシャ・ローマにおける脳に関する知見

　ヒポクラテスの生涯については不明の点が多く詳しいことはあまりよくわかっていない。ただ代々医者の家系でコス島生まれであったので、当時ギリシャに複数存在していた医学派の一つであるコス派の医学を学んだようである。彼に関しては上記プラトンの著作の中でも記述されている。今日参照することができる『ヒポクラテス全集』は、まとめられたのが紀元前3世紀ごろと考えられており、ヒポクラテス一人の著作と考えることには無理がある。彼はコス派の医師団を組織してギリシャの各地を巡回して医療活動を行った。このような複数の医師による医療活動の結果として集大成されたものが、『ヒポクラテス全集』であるとされている。紀元前に活躍していたヒポクラテスであるが、このころ彼について書かれたものは少なく、後述するローマ時代の医師ガレノスらによって医聖と崇められ尊敬されるようになった。例えば、彼の最も古い伝記はローマ時代の医師ソラノスによって書かれたものと考えられている。彼（ヒポクラテス）は伝統的な呪術やまじないなどを行わず、正確な疾病の病歴を記録し、自然治癒力に期待していた。これはまさしく、医学を迷信や魔術などの宗教的意味合いをもつものから切り離し、正確な観察と過去の経験による治癒を実践した初期の自然科学の特徴をそなえている。この彼の考え方は、その著書の中で繰り返し述べられている。
　ヒポクラテスはその著述の中で頭蓋骨の形状に関して詳しい記述を残している。これは18世紀から19世紀のガルの骨相学を思い起こさせる。さらに、その著書の中で脳の機能に関して現代的視点から見ても十分納得できる記述を行っている。少々長いが彼の著書から引用する[7]。

　「喜び、楽しみ、笑い、気晴らし、悔い、悲嘆、落胆、哀悼は、いずれもすべて脳から生まれていることを知っておかねばならない。我々は脳によって… 知恵と知識を獲得し、見たり聞いたりし、何が卑怯で何が公正か、何が悪で、何が善か、何が気持ち良くて、何が不快かを知る… 私達が狂気に陥って激しく興奮するのも、恐怖におののくのも……すべてこの臓器のなせるわざだ……。」

さらに神経学と関連して、ヒポクラテス全集では、「神聖病」として今でいう「てんかん」について以下のように記述している。

「この病気にかかっている人は、発作の起こりそうなときには予感がある。自宅が近いときは自分の家に逃げ帰る。また自宅に近くない場合は、人気のない場所へと移動する。彼がこのようにするのは、神を恐れているからではなく、自分の症状を恥じているからである。」

このようにヒポクラテスは心の所在として脳をあげているが、この根拠はどこから来ているのであろうか。さらに「脳髄が刺激されると、知性は混乱し、大脳は発作にとらわれ身体全体を痙攣させる。患者は言葉を発しなくなり、息を詰まらせてしまう。この疾患はアポプレキシアと名付けられる。……またあるときは、知能が障害を受けて、患者は右往左往し、現実とは異なることを考えたり信じたりするし、また皮肉な笑いや奇妙なものの見方に病的な性格が備わってくる」などと記述している。

このように現代の視点から見ても通用するような脳の機能についての記述がみられ、彼の学問は合理的で理知的であった。上記のように魂のありかを脳とした点は、アルクマイオンやプラトンの考えを取り込んでいた。しかしながら、観察を注意深く行い、その結果を正確に記述する記述科学 (descriptive science) の領域を出ていないことが理解できる。

ギリシャでは、哲学者たちによって万物を構成する4元素説が唱えられており、ヒポクラテスもこの4元素説を踏まえて、病気の原因を4種類の体液のアンバランスによっておこるものと考えていた。この4種類の体液とは、「血液」、「粘液」、「黄胆汁」、「黒胆汁」である。さらに、この学説は、ローマ時代の代表的な医学者ガレノスへと受け継がれた。

さらに、彼は医学の父とよばれており、米国などにおいては現在でも医師になる際に今風に改変された「ヒポクラテスの誓い」を学ぶことに

なっている（ヒポクラテスの誓い：図3.3と注を参照）。このヒポクラテスの誓いは、医師が職務を遂行する上で堅持すべき倫理観と道徳観を示している。歴史的にも、その時代に合わせて修正を加えられて複数の宣誓が今までにも示されてきた。例えば、フランスの最も古い医学校としての伝統を持つモンペリエ大学 (Université de Montpellier) では、医学博士論文を提出する際に、以下の宣誓を行うことが1843年に定められていた。

モンペリエ校の宣誓
1. 私は神の名において、医学の実践の場での審議と誠実の掟を堅く守ることを約束し、宣誓する。
2. 貧窮者には無償で手当てをし、職務に相当する以上の報酬を決して要求しない。
3. 治療のために訪れた家の中の出来事に一切関知せず、打ち明けられた秘密を外部に漏らさない。
4. 風紀を乱したり犯罪の助長のために自分の立場を利用しない。
5. 先生方に対して敬意と感謝の念を抱き、先生方の息子達には私が彼らの父親から受けた教育を伝授する。
6. 私がこれらの約束を果たすことで人々から称賛されますように、反対にこれにそむいた場合、同業者からの軽蔑と非難が私にむけられますように[8]。

この誓いは、現代風に書き換えられて、1948年の世界医師会総会で医の倫理に対する規定として定められた「ジュネーブ宣言」などとして医学教育に利用されている。

ギリシャという国は現代から見るとヨーロッパ社会に含まれていてヨーロッパの一部であると考えることに何ら抵抗はない。しかし、当時は、東方のイラン人によるペルシャやインドさらには中国などの文化的に比較的発展していた大国が東に存在しており、ギリシャはどちらかといえ

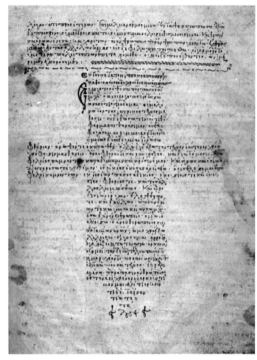

図3.3 ヒポクラテスの誓い原本

ば、その東方社会の西の辺境と見なした方が自然である。当時、西ヨーロッパはまだ文化的に低いレベルであり、ローマ帝国なども興っておらず、知的活動は活発ではない辺境といえる。従って、ギリシャの東方に広がる文化的に進んだ上に宗教を重要視していた国家からその影響を受けることが比較的小さかったと考えるのが自然である。伝統的な文明の影響の薄いこのギリシャの土地から「自然」に対する好奇心の爆発が起こったのも必然的な結果と考えられる[9]。

歴史においてはこのように政治・宗教などの中心から比較的地理的にも離れ、従ってその分その中央の既成の文化や政治・宗教の影響が少ない土地に新しい文化や運動が起こってくる例が少なくない。例えば、幕末の日本において明治維新が起こったのは、外国との交流が古くからありその影響を受けていたという側面もあるが、中央の政権のある江戸や京都から遠く離れた薩摩（鹿児島）や長州（山口）、あるいは土佐（高知）などであった。

注）ヒポクラテスの誓いの原文
1　私は、医師アポロン、イジーとパナッセ、すべての神々、す

べての女神を証人に、私の全能と良心にかけて、私の宣誓と以下の約束を遵守することを誓う。

2　私は医術において両親と同じように先生を尊敬し、私の財産を分かち合い、必要なものをすべて捧げ、その息子たちは自分の本当の兄弟と思う。

3　私は無報酬、無条件で医術を伝授し、すべての知識と専門分野の教育を、まず私達の息子達に、次に先生の息子達に、そして医術法に従って書面または先生により私の専門分野を選択した人々だけに伝授する。

4　患者の回復のために私の意見に基づく最良の療法を命じ、あらゆる悪事や不正には一切関わらない。

5　私は誓ってだれにも毒物を服用させたり、同様の助言を与えたりしない。

6　私は女性の妊娠もしくは子供の成長を妨げるような器具を膣に装着しない。

7　私は人生と医術を神聖なものと考えている。

8　私は切断に関わる手術はしない。

9　私は患者の家に治療のためだけに入り、あらゆる不正行為に関与せず、自由な女性あるいは男性、解放奴隷もしくは奴隷たちを問わず、好色による接触で自分の名を汚すような行為をしない。

10　治療中あるいは治療以外の生活で私が見聞きすることを秘密として私の胸にしまい、口外しない。

11　私が以上の先生に完全に従うことで自分の職務を遂行することで満ち足りた人生と幸福な将来が約束され、常に称賛の対象になるように願い、反対にもしこの宣誓にそむいたり偽ったりした場合は、まったく反対の結果になることを望む！[(8)]

　このヒポクラテスの医学の本質に関しては、クロード・ベルナールが彼の著書『実験医学の原理』の中で、まとめているのでその部分を引用する。

「ヒポクラテスの医学の本質とは：

①　ヒポクラテスの医学は解剖学と生理学がないままに存在している。動物学の存在も同様である。というのは、観察科学は、物体の外に現れた特徴だけに基礎をおくので、動物の内部の構造や機能を知らなくても、説明が可能なのである。病気についても同様で、たとえ病理学的解剖学や病原のメカニズムに関する知識がなくても病気の説明は可能なのである。

②　ヒポクラテスは博物学者の方法で病気を説明している。ヒポクラテスは、伝染病についての医学的構成を説明している。彼はそれを動物相と植物相を説明する博物学者のように行っている。彼はそこでの病気の様相や性質に関する詳細を示している。彼は年齢を人生の季節のように捉えている。

③　ヒポクラテスは、水、食物、運動といった健康に影響する外的環境の中に病因、すなわち病気の原因を見出している。私（クロード・ベルナール）は、「古代医学は外的環境の上に成り立っている。一方、実験医学は内部環境に基礎をおいている」とのべた。この見解はヒポクラテス文書により解釈される。ヒポクラテスは、病気の内的原因について複数の仮説を立てているが、実験によりそれらの仮説を確認することはなかった。Littré は彼が実験的方法を行っていたと主張するが、やはり彼は実験者ではない。確かに、もし今日であったらヒポクラテスは実験者の一人であったかもしれないが、当時、彼には他にすべきことがあった上に、実験に必要な知識も手段もなかったのである。彼は実験に基づく分析科学を知らなかったし、全体しか見ていなかった。

④　ヒポクラテスの医学は全体的に、病気のあらゆる経過を理解し、病気の過去、現在、未来の状況を予測する予後にとどまっている。

⑤ヒポクラテスの治療学は取るに足らないものである。それは急性の病気に関する指針に限られている。彼は急変に備えることを目指し、その他は静観に留まっている。

このようにクロード・ベルナールは、近現代的な意味での実験医学の

立場から、ヒポクラテスの自然科学的方法論の限界を指摘しており、さらに生理学的及び解剖学的な観点からも不十分であると述べている。医学は具体的なものを対象としているので、理論や法則へのフィードバックを得やすいにもかかわらず、ギリシャなどの医学の法則には荒唐無稽なものが多い。それだけ生体は複雑で難しいということか。

3.3 プラトンとアリストテレス

ヒポクラテスは、それまで、魔法や呪術などによって病を治そうとしていた時代の治療者らとは異なり、実際の病気や病人の状態などを詳細に観察して治療を施した。ヒポクラテスより時代が下りてくると同じギリシャ人で、プラトンやアリストテレスが学問の世界で重要な役割を果たしている[10][11]。

3.3.1. プラトン

ヒポクラテス以後、プラトン (Platon, BC 427-348) は、ソクラテスから影響を受けながら、独自の立場で、いわゆる「自然哲学」を学問として大成させた。さらに、40歳のころアテネ郊外にアカデメイア学園を開設して多くの弟子を育てた。後述するアリストテレスもこの学園で学んだ。

プラトンは、その晩年の著書『ティマイオス』(*Timaeus*) の中で、イデア論を明確に展開した。この著書の中で、魂を「理性的魂：logistikon」、「激情的魂：thymos」、「欲望的魂：epithymetikon」の三つの部分からなるとし、それぞれに身体の頭部、胸部（横隔膜より上部で心臓を含む）、腹部（横隔膜より下部で肝臓や消化器に相当する）を割り当てた。欲望的魂は、ヒトが生きていく上で必要となる生理学的な植物機能をつかさどっており、激情的魂は、怒り、恐れ、自尊心、勇気などを引き起こすとした。この二つの魂は、動物にも存在していると考えた。さらに頭部以外の身体は、頭部のために存在してこれに奉仕しているという考えを示した。理性的魂が担当する知性の部分を他の二つの部分から区別し、ヒトに特有なもので理性や思考を行う部位とした。また、

この理性的魂は、不死で、死後も再生するとした。彼の考えは、その後の西洋の思想や宗教に大きな影響を与え、特に、初期のキリスト教の司祭で、キリスト教神学を創始した聖アウグスチヌスは、彼のキリスト教の教義の中にプラトンの思想を織り込んだ。

　プラトンは、生物学者、あるいは、神経科学者とはみなされていないが、弟子との間で交された対話の中で、頭部や脳の知性的な力を繰り返し述べている。例えば。その著書『パイドン』(Phaedo) の中で、「脳は、聴覚、視覚、嗅覚などの知覚や記憶や考えが生起する部位である」と記述している。また、先の『ティマイオス』の中では、「頭部は、最も神聖な場所で、我々の体の他の部位を支配している」と記述している。しかし、プラトンの最も有名な脳の目的のたとえは、著書『パイドン』のなかに表現されている古代ギリシャ時代の戦車 (chariot allegory) の例である。ここで、彼は魂の特徴を 2 頭の馬にたとえ、黒くて醜い馬は、魂のもつより基本的な欲望を象徴し、高貴な白い馬は、崇高の性質を象徴しているとしている。この 2 頭の馬が、それぞれ異なる反対の方向へと勝手に駆けていかないように、知性と理性を象徴している戦車の御者によって、これらの馬はコントロールされている。従って、プラトンによれば、基本的な欲望を制御することが脳の働きと考えていた。

　プラトンが創設した学園アカデメイアは、彼の死後も約 900 年間存続し続け、一時中断した時期はあったものの、古代世界の知の中心としての地位を保ち続けた。現代に至るまで、900 年間続いた高等教育機関は知られていない。

　ただし、このプラトンの思想には、現代の視点で見ると女子や子供についての考えなど少々異常な思想も含まれていた [12]。

3.3.2　アリストテレス

　アリストテレス (Aristotelēs, BC 384-322) は、プラトンが創設したアカデメイア学園に 17 歳で入門し、ここでプラトンが BC 347 年に没するまで 20 年間学び、49 歳でリュケイオン学園を開設した。このリュ

ケイオン時代にアリストレスは彼の主な仕事を完成させた。彼が家庭教師として指導していたマケドニア王国のアレクサンダー大王が、アジアへの遠征の途中で死亡すると、アテネにおけるマケドニア人への圧迫が始まった。この反マケドニアの空気に押されて、彼はアテネを去り、その一年後に 62 歳の生涯をカルキスで閉じた（7.1 節参照）。

アリストテレスの魂に関する考え方は、師であるプラトンとも共通点があるが、重要な点で異なっている。彼は、先の時代のヒポクラテスやプラトンとは違って、脳に魂の座があるとせず、心臓にこそ魂の座があるとした。

アリストテレスは、古代の最も偉大な生物学者であると考えられている。勿論、彼以前にも生物学的な研究を行った人物はいたが、あらゆる生物に対して学問的な追及と研究を行った人物は彼が最初である。彼は、動物を「赤色の血液のグループ」と「そうでない血液のグループ」とに分類した。これは、大ざっぱにいって、われわれが、今日、哺乳類と無脊椎動物とに分類していることに相当している。さらに、彼は、種（eidos）とグループ（genus）の分類を行っている。また 500 種類以上の動物の形態学的特徴と生態を記述し、動物学の創始者としての正しい評価を得ている。これらの仕事のなかでも、比較動物学が彼の業績の一番重要なものである。生体が機能しているメカニズム（いわゆる生理学的機能）を知るために、単純なイカやタコなどの頭足類から、軟体動物、魚類、鳥類、ゾウまでも含んだ哺乳類など多様な動物の解剖を行った。さらに内臓である胆嚢、雌牛の胃内部、心臓の大動脈などの重要な記述を行って、生物学に大きく貢献した。また、雌の子宮などの正確な説明も行っている。しかしながら、多くの間違いも犯しており、その間違いのうちでも自然発生説がその代表的なものである。それは、ハエが死体から自然発生的に生じるとした。また静脈と動脈の違いも区別していない。

アリストテレスは、「動物の歴史：History of Animals」や「動物の部分：Parts of Animals」などの中で、脳の解剖についても記述している。脊椎動物の脳に関して、血管で覆われた二枚の膜で包まれており、頭蓋

骨に近い硬い膜 (dura matter) とそれより薄い膜 (pia matter) があるとしている。脳は二つの大脳半球をもつとし、この大脳の後方に位置する小脳の存在も指摘している。また、脳を切断し、脳室とその中に満たされている脳脊髄液などに関する記述も残している。さらに、脳は触ると冷たいので、血液がなく、血管も通っていないとした[13]。

　しかしながら、これらに加え、脳の機能に関して、彼の犯した最も大きな間違いは、脳が冷たく、一様な構造をしているところから、心臓の方を感覚、運動、思考などを行う器官として重要視した。かれは、暖かさこそを生命にとって本質的に重要であると考え、心臓を体の炉ととらえた。従って、この心臓にこそ「プシケー：psyche」が存在するとした。卵の中の胚状態とその後のヒヨコの発達を調べ、四日目には、最初の器官として脈打っている心臓が、はじめに観察されることからも心臓の重要性を確信している。また、体の最も冷たい場所として脳を、最も暖かい場所として心臓をあげ、脳は、単なる冷却器官であるとした。また脳の周りに血管が覆っていることから、心臓の熱をこの脳で冷却しており、知能が高い動物ほど、脳が大きいのは、大きい動物は温度が高いので、より冷却装置としての脳が大きい必要があると考えた。

　アリストテレスは脳の重要性を否定して、すべての感覚は心臓に集まり、そこで共感覚が作られるとした。また、生きている動物の脳に触れても感覚を生じず、感覚というものが脳自体には存在しないとした。一方、単純な動物は脳がないけれども明らかに感受性を持っていると考えた。ヒポクラテスなどは、眼球から脳へと至る空洞のダクト（視神経に相当している）について記述していたが、アリストテレスは、このダクトは脳にある血管への通路であり、心臓からの血液が流れているとして、ヒポクラテスらのこの視神経に関する観察結果を無視した。

　このようにアリストテレスには神経系というものに対する概念がなく、さらにこれを知るための方法も持ち合わせてはいなかった。従って、彼の心臓を中心とする学説は、当時の視点から見てもいくぶん奇妙に感じられる。このように感じるのは、現代の知識を持っているわれわれだ

第3章　古代ギリシャ・ローマにおける脳に関する知見

けではなく、ローマ時代のガレノスもアリストテレスの脳に関する学説を引用するのは、正直恥ずかしいことだと告白している。アリストテレスの死後、数年を経過して、アレクサンダー大王によって建設されたナイル川河口に位置する学術都市アレクサンドリアでヒトの解剖が行われるようになった。このヒトの解剖の知識の進展によって神経系の存在が明らかにされ、さらに心臓の正しい生理的な意味がある程度理解されるようになった。

　このように自然科学の結果において種々の間違いはあるが、彼は、人類の歴史においてもっとも偉大な知の人物の一人であり、その業績については語りつくせないほどの大きな仕事を残した。従って、ここでまとめて彼の思想や自然哲学について語ることは不可能であるので、本書の中で必要になる度に説明を随時加えていくことにする。特に後の章で、デカルトとの関連などでさらにより詳しい内容が概観される。

　英語の「nerve」という語は、元をたどるとインドのサンスクリット語の「nadi」に語源を持ち、意味は「河の流れ」という意味である。アリストテレスは昆虫やエビ、カニなどの無脊椎動物を解剖してこれらには脊椎動物の脳に対応するものが存在しないとしている。ここですでに脳を他の臓器と区別して認識している点が注目に値する。彼はこのように生物（特に水棲動物）の解剖や観察を通して多くの生物学的仕事を成し遂げた結果、彼の哲学はこの生物学と深いかかわりをもっている。

　また彼の研究に対する態度は、経験を重んじる点であって、実際に生きている生物をよく観察し記述するところから始まると言える。彼は多様な生物の解剖を通じて、その臓器などを観察結果に基づいて機能までもある程度推測した。しかし、かれの機能に対する考察は、クロード・ベルナールが強調した近現代的意味での実験を伴っていなかったので、おのずと限界があった[13]。

　しかし、ヒポクラテスに代表される当時の医学が疾患の治療という技術的な側面をもっていたので、アリストテレスの自然科学の分野で成し遂げられた種々の業績は、今日の近現代的な自然科学的方法にまで通じ

るまさしくアカデミックな側面を示している。特に、キリスト教神学において、神の創造した宇宙と被創造物を合理的に説明するために、宗教的な教義のみでは不十分であるので、アリストテレスの自然哲学が利用された。その結果、中世の西ヨーロッパにおいて、キリスト教教会の権威と結びついて大きな存在としてそびえたつことになった。

　生物は自動機械なので、自ら運動し外界の刺激に対して反応をしめし、行動するが、これらの背後にあるメカニズムを知りたいという知的好奇心が、彼をして、生物の解剖に向かわせたと推測できる。その意味でも非常に知的好奇心が人一倍強かったと想像できるが、解剖などは一種の不快な感情を伴う。これを臆せずできるという点から見ても、アリストテレスは、平凡でないと感じられる。彼が、現代のサイボーグ技術や人工知能の成果を理解することができたとすると、どのような感想を述べるか興味深い。

3.4　ヒポクラテスからアレクサンドリアへ

　BC1200年代からの暗黒時代を経てBC800年ごろからギリシャ本土に、アテネやスパルタなどの都市国家（ポリス）が生まれ、小アジア（のイオニア地方）に存在するそれらの植民都市ミレトスなどと共に繁栄した。しかし、BC600年ごろから東方に位置するアケメネス朝ペルシャの勢力が次第に西方に及び、イオニアの植民都市を圧迫するようになった。ペルシャのギリシャへの侵入をきっかけとし、BC500~449にかけて、ギリシャ連合軍とペルシャ軍との間にいわゆるペルシャ戦争が起こった。その後、さらにギリシャの都市国家間の覇権争いから生じた戦争（ペロポネソス戦争）を始めとして紛争が長く続き、ギリシャの都市国家は次第に疲弊し衰退していった。

　ギリシャの北の辺境の地であったマケドニアがギリシャ全体を支配下におさめ、2代目のアレクサンダー大王のときに東方のペルシャの征服をはじめとして、インドにまで至る大帝国を樹立した。この遠征の途中でナイル川の河口にギリシャ風の都市アレクサンドリアを紀元前330

第3章 古代ギリシャ・ローマにおける脳に関する知見

年に建設した。このアレクサンダーの東征の際に、ギリシャ人とペルシャ人女性の婚姻などを通じて、ギリシャ文化と伝統的なオリエント文化が融合してヘレニズム文化圏が次第に形成されていき、西アジアに拡大した。

一方、古代エジプトで、宗教的理由から職人の手にのみによるミイラ作製とともに行われていたヒトの解剖の伝統は、エジプトから地理的にも近いヘレニズム時代のアレクサンドリア（ナイル川河口に位置する）に受け継がれた。プトレマイオス一世の時代には自然科学や哲学の一大中心地として莫大な蔵書をもつ図書館や研究所（ムセイオン：Museion）があった。この図書館には、40万冊とも70万冊ともいわれる数の書籍が集められていた。しかし、BC48年のローマによるエジプトの征服を契機として、シーザーの軍隊によるアレクサンドリアへの入港によって発生した火災で、図書館や博物館は焼け落ちた。このときセネカによると4万冊以上の書物が失われたといわれている。

アレクサンドリアでは、複数の解剖学者によって医学目的でヒトの脳の解剖も行われていたとの記録が残っている。その記録によると、アレクサンドリアは古代社会において、最初にまた唯一ヒトの解剖が公認されていた場所とされている。このころから解剖学という学問分野が次第に形成されてきた。ただし、このヒトの解剖がアレクサンドリアで行われていたとする説自体に疑いをはさんでいる研究者もいる[14]。

特に既述のように、ヒポクラテスが行わなかった人体解剖が、このアレクサンドリアで行われたことには、2章2.1節で示したように以下の理由も考えられる。すなわち、このアレクサンドリアという都市は、ミイラなどの処置をすることで人体に処理を施していたエジプトの一部でもあった。従って、文化的にも地理的にもエジプトに近く、いろいろな意味でエジプトとある程度重なっており、その影響を受けやすい条件にあったと推測される。古代エジプトではこのミイラを製作し、ヒトの解

剖がおこなわれていて脳の存在も知られていた。このヒトの解剖の伝統が、エジプトから地理的にも近いヘレニズム時代のアレクサンドリアに受け継がれたとの見方も可能である。しかし、一方では、エジプトでは人を解剖することは、非常に強固なタブーであったという説もある。ミイラを作るという本来の目的は、宗教的な意味であり、現世と同様の形で死後の世界に入っていくという点であることを念頭に置いておかなければならない。従って、この亡骸に対する畏敬の念は、ギリシャの他の地域でも見られた[15]。

このアレクサンドリアの解剖学者たちは、運動神経と感覚神経を区別し、ヒトは、「知能において他の動物より優れており、これに対応してか、大脳回も他の動物よりはるかに多い」ということを確認している。

3.4.1 アレクサンドリアのヘロフィロス

アレクサンドリアで人体解剖を行った代表的な解剖学者として、ヘロフィロス (Herophilos, BC 335-280) とその弟子であるエラシストラトス (Erasistratus, BC 310-250?) などが知られている。この2人はアレクサンドリアにあった医学校の創設者でもあるとも考えられている。上記のような宗教的な理由もあり、彼らのような解剖学者は、アレクサンドリアにおいても少数派であったが、かれらは、解剖の研究を20年間から30年間にわたって行った。その後は、再びヒトの解剖は不名誉で不謹慎なこととされ、14世紀に北イタリアで行われるまでは、ほとんど行われず衰退してしまった。しかし、この14世紀当時においても16世紀にベルギーのヴェサリウスが出現するまでは、ヨーロッパでは、ヒトの解剖は一般的に行われていたわけではなく、アレクサンドリアの時代から約1800年間の空白の時期があった。

前者のヘロフィロスは、ヒトの肢体の検死によって解剖学を学んだ最初の人物であるが、そのほかにも心臓生理学や産科学など広い範囲の業績を残している。しかし、これらの業績に関してはすべて失われ

ているので、ガレノス (Galenos)、エフェソス (Ephesus) のリュフュス (Rufus)、セルサス (Celsus) などによる文献で断片的で間接的な形でしか知ることができない。それによると、彼は、ボスポラス海峡のアジア側の貧しいカルシドン (Chalcedon) という町で生まれた。ここは、現在ではトルコのイスタンブールの一部となっている。医学をヒポクラテスが医学校を設立したギリシャ・コス島の医師プラクサゴラス (Praxagoras, BC ~340 生まれ) に学んだ。このプラクサゴラスの業績として、静脈と動脈を区別し、前者には血液が流れ、後者はプネウマという気体の通り道であるとした。この間違いは、後にガレノスによって訂正された。ヘロフィロスは、プラクサゴラスの下で医学を学んだ後、彼の下を去って、アレクサンドリアに赴き、この地でプトレマイオス王の侍医となった。

　ヘロフィロスは、水時計クレプシドラ (clepsydra) を発明し、これを利用して脈拍を測定して、この動きが心臓の鼓動によるものであると正しく結論付けた。カルタゴのキリスト教神学者であるテルトゥリアヌス (Tertullianus, AC160-230) によると、ヘロフィロスは解剖学の知識を得るために、600 人の死体の解剖を行ったとして告発されているが、このヘロフィロスの熱意ある研究によって、膨大な解剖学の知識が得られた。例えば、膵臓や肝臓を含む消化器系の正確な知識などが彼の解剖によって得られている。

　彼はさらに脳内部の解剖学的な構造も明らかにした。特に、脳室の存在を示し、その全体の構造を示す完全な図を提供した。大脳の左右の半球に一個ずつある前脳室が脊髄近傍の後脳室と「aqueduct」と彼が命名した通路でつながっていることを示した。また脳室の内部表面が均一ではなく、凸凹していることを示し、今日では脳脊髄液の分泌が行われることが知られている小さな突起を発見した。大脳と小脳を区別した点においては、アリストテレスを越えてはいないが、さらに脳の概観を詳細に調べ、表面に硬膜の溝があることも示した。さらに 4 つの大きな頭蓋の静脈性の溝が合流している部位を見つけ、静脈洞交会 (torcular Herophili) の存在をしめし、ここには彼の名前が残っている。さらに、

脳底部に動脈と静脈からなる大きな網状構造を記述しており、怪網（rete mirabile：great net）と命名している。しかし、この網状構造はヒトでは観察されず、ブタやウシなどを含む動物の脳で見られる構造である。ガレノスもヘロフィロスの記述を無批判に受け入れ、この構造がヒトにおいても存在すると記述している。さらに彼（ガレノス）は、ここにおいて精神的な働きが営まれる座とした。この間違った考えは、訂正されることなく、後期ルネサンスの時代まで引き継がれることになった。

　ヘロフィロスは、脳と脊髄から発する糸のようなpathway（現代の意味での神経軸索線維）で体中が覆われていることを知っており、これは、アリストテレスの血管が心臓から発して全身に張り巡らされているという見解とは異なっている。
　早くも小脳と大脳を区別しており、また運動神経が脳から出て運動を生み出す筋肉へ行き、また脳へと知覚神経が行っていることを知っていて、これらを区別した。脳が神経系の中心であり精神の座であると考え、アリストテレス（前述）の「心臓に心が存在する」という説を棄却した。また脳から直接出る脳神経も7対存在し、そのうちの6対については投射先も同定し、これを記述している。これらは、現代でいう視神経、動眼神経、迷走神経、顔面神経、聴覚神経、舌下神経の6対である。

　さらにこの中枢神経系の機能に関しても彼は考察を加えている。彼は、脳室の中にプネウマとよばれる気体が充満しているとした。これは、アリストテレスが、心臓の中にプネウマが存在するとした点と大きく異なっている。彼の結論のポイントは、大きく分けて2つある。
　(1) 神経は一種のチューブ状で、中が空洞であり、プネウマという空気のような気体で満たされている。このプネウマは、気体力学的な機能を持ち、脳室からポンプのような作用によって送り出される。
　(2) 魂が脳室に局在するとした。これは、脳室が知性を含む我々の高度な精神活動の場であると主張することである。彼は、4つの脳室がそれぞれ異なる働きをするかどうかについては言及していない。しかし、

第 3 章　古代ギリシャ・ローマにおける脳に関する知見

ガレノスは、ヘロフィロスが最も後部の脳室が、脊髄に近いという点から重要な機能を持っていると推測していたとしている。

　このヘロフィロスの学説の二つのポイントは、その後の脳科学の歴史を大きく進めるブレークスルーになった。今や、解剖学者は、脳機能（脳室理論）と神経の活動（プネウマ理論）の二つの新しい学説を手に入れ、これら二つのコンビネーションは非常に強力な学説であることが証明された。実際、初期のキリスト教学者にとって、この脳室理論は、Ventricle Cell Doctrine（脳室がすべての生体の基本的構造であると同時に機能的な単位でもあるとする理論）とよばれる理論の基礎となった。
　さらに彼は当時の王から何千という数の犯罪者を引き渡され彼らをまだ生きているうちに調べたとの説もある。

3.4.2　エラシストラトス

　後者のエラシストラトスは、ヘロフィロスと同様に、ヒトの解剖を行い、多くの著作を著したが、そのすべては失われてしまった。従って、彼の業績のほとんどは、ヘロフィロスの場合と同様に、ガレノスの著作によっている。彼に関する詳しいことはあまり知られていないが、エーゲ海のキオス（Chios）島で BC310 年ごろ生まれ、アテネで医学を学んだ後、アリストテレスが主宰する学校であるリュケイオンに加わった。BC280 年ごろコス島へ旅行をし、ここでヘロフィロスも学んだ医師プロクサゴラスのもとでさらに医学を学んだ。この時、すでに医学の勉強をしていた前述のヘロフィロスがコス島を去って 20 年が経過していた。おそらく、エラシストラトスは、コス島で医学教育を受けた数年後には、アレクサンドリアへ行ったと推定される。
　一方、彼は、シリヤへも出向き、セレウコス王の主治医にもなってしばらくここで過ごしている。ここで、王の息子で後継者（アンティオコス：Antiochus）の病気を治して名声をえた。この息子は、恋の病で死の瀬戸際にあった。これは、精神的なことが原因でおこる病に関して記述した最初の症例であるとみなされ、このことによって、エラシストラトス

は、「心身症医学（psychosomatic medicine）の父」とも認識されている。これらの名声を得た結果、プトレマイオスIIから、ヒトの解剖を行ってもよいとの条件付きで、アレクサンドリアに招聘された。このとき既にアレクサンドリアで名声をえていたヘロフィロスが、ここにいた。彼（エラシストラトス）が、ヘロフィロスと一緒に仕事をしたか、または、個人的に知り合いであったかは、不明である。このアレクサンドリアで、彼は生理学的プロセスを説明するために力学的な原理を使ったとされている。この彼の学説は、身体に隠れた力があるとする考えを否定していた。

　彼は、脳に関する記述でもヘロフィロスの観察をさらに徹底させ、4つの脳室について詳しく説明している。実際、ヘロフィロスは3つの脳室についてのみ説明をし、中脳にある3番目の脳室の存在を知らなかった。またエラシストラトスは、脳表面にある小腸のコイルのように巻き込んだ包施状の構造に注目し、動物よりもヒトの脳において、この構造が顕著であることから、この包施状の構造は、知性と関連があると信じていた。この知性と関連付ける考えは、愚かな動物とされるロバの脳にも存在することから、ガレノスは批判的であった。ヘロフィロスと同様に、エラシストラトスも感覚神経と運動神経を区別していた。しかし、ガレノスによれば、彼（エラシストラトス）の初期の仕事では、これらの神経は脳自体から発しているのではなく、脳の外側の膜から発していると述べている。これはおそらく、リュケイオン時代にアリストテレスから得た知識であろうと推測される。さらに、彼は、脳と脊髄の髄鞘が連続的につながっていることを最初に示した。

　彼は解剖学的な観察結果によって、体のあらゆる部位は、動脈、静脈、神経の3者が織りなす脈管を受けているとした。さらにこの事実から、身体のあらゆる器官は、静脈から血液を、動脈から空気のような気体状の物質（生命プネウマ：vital pneuma）を、さらに神経から（精神プネウマ：psychic pneuma）を供給されているとした。これらの3つの物

質は、それぞれ異なる機能を持っているとした。「血液」は、胃の栄養物を吸収した肝臓で作られ、静脈へ配分されるために、心臓の右心室へと運ばれる。これによって、全身に栄養素が供給される。これと並行して、空気は肺によって吸収され心臓へと送られる。そしてここで、生命プネウマへと変換される。この「生命プネウマ」は、消化や栄養補給のような機能をサポートするために動脈内へとポンピング作用によって送り込まれ、体に熱を供給している。この血液と生命プネウマのアイデアは、特にエラシストラトスのオリジナルではないが、生命プネウマが、3番目の「精神プネウマ」として脳へ流入するとした説は彼の新しい考え方であった。この精神プネウマは、脳室の中に貯蔵され、感覚神経からの動きを受けて、感覚や覚醒を生じさせると考えた。さらに、この脳室内に貯蔵されている精神プネウマは、脳室から中が空洞になっているチューブ状の神経内を流れ出て運動を引き起こすとし、このとき筋肉は風船のように膨らんでから収縮する。この筋肉収縮過程に関するアイデアは、17世紀のデカルトまで引き継がれた。

　以上エラシストラトスの考えたことを箇条書きでまとめると、以下のようになり、その後の生理学者や自然哲学者に大きな影響を及ぼした。
 (1) 血液が肝臓で作られ、静脈で全身に運ばれること。
 (2) 肺を通して吸い込まれた生命の精気（プネウマ）が動脈を通して全身に運ばれること。
 (3) 脳に運ばれた生命精気（生命プネウマ）から精神精気（精神プネウマ）がつくられた後、神経を通して体全体に運ばれていること。
 (4) これらの考え方は、ガレノスの生理学に取り入れられた。さらにデカルトにも一部引き継がれた。
 (5) アレクサンドリアの解剖学者でガレノスに最も大きな影響を与えた人物としてマリノス（Marinus, AD120ごろ）が知られている。

　これらの解剖学者や生理学者が活躍していたアレクサンドリアは、医

学のみならず、その他の自然哲学も大いに栄えた。代表的な学者として、数学者のアルキメデス (Archimedes, BC287-212)、天文学者のアリスタルコス (Aristarchus, BC310-230)、地球物理学者のエラトステネス (Eratosthenes, BC275-194)、哲学者のエピクロス (Epikuros, BC341-270) などを輩出した。このヘレニズムの自然学は、シリア語やアラビア語へと翻訳され、この後イスラム社会へ影響を及ぼし、さらに東方のインドや中国からの影響を受けつつ、ここで自然科学の高度な独自の発達を促した[9][16]。

アレクサンダーの樹立した帝国は、彼の死後その部下たちによって後継者（diadokoi：ディアドコイとよぶ）抗争がおこった。アンティゴノス朝 (Antigonos) マケドニア、セレウコス朝 (Seleuchos) シリア、プトレマイオス朝 (Ptolemaios) エジプトの三つの王朝に紀元前3世紀ごろまでには分裂した。アレクサンドリアは、プトレマイオス朝エジプトの首都として政治や文化の中心地として重要性を増していった。

3.5　古代ローマの医師ガレノス

イタリア半島には紀元前2000年ごろから青銅器文化を持った人々が東から移住してきていた。先のドーリア人がバルカン半島へ南下した時代とほぼ同時代（BC 2000年ごろ）に、イタリア半島を南へとイタリア人（西方系の言語を使うインド＝ヨーロッパ語系の民族）が南下してきた。このうちの一派であるラテン人 (Latins) が、ローマ近郊に定住した。

トロイアの貴族アエネアスの子孫ロムルスが紀元前8世紀にローマを建設したと伝説では伝えられている。これは、ティベル川の流域のラテン人の集落として最初始まったとされる。BC509年にエトルリア人の王を滅ぼして貴族共和制の国家となり、以後拡大して紀元前3世紀ごろイタリア半島の全域を支配下においた。

その後、紆余曲折を経ながらローマは帝国となり、さらに領土を拡大していった（図 3.4）。紀元後96年に帝位についたトラヤヌス(Trajanus, 在位96-98) を最初として、彼を含めて続く5人の皇帝の時に最も栄え

た(五賢帝時代)。ガレノスが仕えたマルクス帝は、この五賢帝の最後の皇帝である。トラヤヌス帝の時にローマは最大になり、人口も5000万から6000万ほどであったと推定されている。帝国の東側では、ギリシャ語がつかわれていたが、ローマでは公式言語としてラテン語を使っていた。

しかし、マルクス帝の死後、帝国は次第に衰退し、まさに「3世紀の危機」を迎えた。コンスタンチヌス帝（Constantinus, 在位306-337）の時にキリスト教を国教として公認し、首都をビザンティオン (Byzantion) へと330年に遷移した（同時にコンスタンチノポリス Constantinopolis と名称を変更）。その後、東からは、ササン朝ペルシャの侵入を受け、西と北では、民族大移動が生じ、ゲルマン人の侵入が盛んになった。このゲルマン人の大移動の原因は、土地不足やアジア系遊牧民フン人 (Huns) の黒海北沿岸への侵入である。このとき、フン族は黒海北沿岸に定住していた東ゴート人を375年に支配した。これを

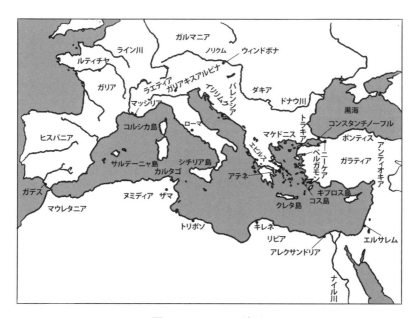

図3.4　ローマの地図

契機として西ゴート人がドナウ川を越えてローマ帝国内に侵入し、ローマの領内に定住した。彼らはさらに条件のいい土地を求めて、第2、第3の移動を行った。これ以後、約200年間にわたってゲルマン民族の移動が続いた。この様子は、現代のヨーロッパへ多数のイスラム系住民がシリア紛争やイスラム国を逃れて難民として移動している状況とある程度似ている。北アフリカやスペインでも反乱がおこるなどして帝国は衰弱してきた。ついにテオドシウス帝(Theodosius, 379-395)の時に帝国は東西に分裂し、さらに西ローマ帝国は476年に滅んだ。一方、東ローマ帝国は、ビザンツ帝国と名前を変え、1000年以上存続した。

　以上の歴史的背景のもとで、古代ギリシャの代表的な医師ヒポクラテスからおよそ600年後のローマ時代になると、現在のトルコに所属するペルガモン生まれのクラウディウス・ガレノス(Claudius Galenos, 129-216)が、ヒポクラテス以後の古代の医学者として最大の業績を残した（図3.5参照）。上記のように、彼の生きたローマ帝国の五賢帝時代は、政情や社会が不安定になっていく途中にある時期であった[17][18]。
　彼は富裕な家庭に育ち、教育をギリシャ人で建築家であった父から受け、特に数学、哲学、論理学などを学んだ。その後、医学の学修へと進んだ。彼は、臨床医として多くの患者を診た経験と自然科学者としての視点から解剖学をよりどころとして大きな業績を上げた。従って、彼は、医学者、哲学者、解剖学者兼外科医として活躍した。ただし、彼の解剖学は、動物を解剖することによって、その結果をヒトへと推測によって外挿したものである。1543年にヴェサリウスによって書かれた解剖学のマイルストーンとなる『ファブリカ』が出版されるまで最も権威ある解剖学書として後世へと伝えられた。また、生理学的な機能に関する学説として、ヒポクラテスによって提唱された4体液説（血液、粘液、黄胆汁、黒胆汁）を継承して自身の学説を提唱した。解剖学に新たな歴史を拓いたヴェサリウスでさえも、生理学においては、ガレノスの説を大部分取り入れて、その紹介に努めているともいえる。また、ガレノスの著書はギリシャ語で書かれており、ヴェサリウスはこれをラテン語に

第3章 古代ギリシャ・ローマにおける脳に関する知見

翻訳している。

　彼の業績は、その後1500年近くの間ヨーロッパとイスラム世界における医学のスタンダードとなった。古代の書籍が多く失われている中、彼の著書は比較的例外的によく伝えられている。彼の原著はギリシャ語で書かれているが、16世紀にはラテン語訳の全集が繰り返し刊行された。彼は、ギリシャ時代からアレクサンドリア時代に至るまでの解剖学と生理学の業績を集大成した。

　彼は、気の短い母から逃れることも理由の一つであるが、20歳の時に故郷のペルガモンを去って、複数の場所（ペルガモン、スミルナ、コリント、アレクサンドリア）で医学を学んだが、特に当時ローマ帝国内の領土で学問の中心地のひとつであったアレクサンドリアで学んだことが特徴である。父親が亡くなった後、生活費を稼ぐために28歳過ぎにペルガモンで剣闘士つきの主任医師としての職業を得た。この職を得るために彼がとった方法は、一緒に連れてきていたバーバリー・マカク (Barbary Macaque) というサルの内臓を露出させ、さらにそれを手術によって元に戻してみせるという刺激的なパフォーマンスを行った[19]。このパフォーマンスによって負傷した剣闘士の内臓を元に戻して傷口を縫合するという治療を、自分ができるということを示したかったに違いない。当時のローマでは人体解剖が禁じられていたが、この剣闘士の治療の最中にガレノスは人体内部を観察（身体の中を覗く窓）する機会に恵まれ、解剖学や外科学上の科学的な発見をすることができた可能性が高い。

　ここで4年間仕事をしたのち、162年ごろからローマへ行き、医師としての活動を本格的に始めた。マラリアにかかって重症になっていた哲学者エウデモス (Eudemus) の治療をして、大きな名声を得た。その結果、皇帝の侍医に任命され、最初は軍医としてローマ帝国の北東地方で活動を行った。しかし、感染症が広がったので、169年にローマにもどり、本格的な活動を始めた。一度故郷のペルガモンへ戻ったが、当時哲学者としても有名であった皇帝マルクス・アウレリウス（在位

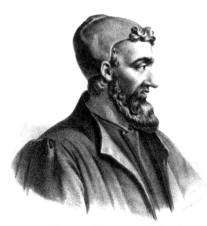
図 3.5　ガレノスの肖像画

161-180）から招聘されその主治医となった。アウレリウス帝の死後、息子のコモドゥスが皇帝になったが、その後ローマ社会が混乱した。このいきさつは、ハリウッドの俳優ラッセル・クロウ主演で 2000 年に公開された映画「グラディエータ」のなかで描かれている。しかし、これは史実と一致していないとされている。

　彼をローマへ再度招へいした皇帝マルクス・アウレリウスはエピクロス派の哲学者であり『自省録』という自身の考えや思想を記した一種のエッセーを残している。その彼をしてガレノスについて、「医師として最高であり、哲学者としてユニークである」と言わしめるほどの能力のある人物であった。このアウレリウスの著書は、精神科医で著述家の神谷美恵子氏によってラテン語から日本語への翻訳が行われ、岩波書店から岩波文庫の一冊として出版されている[20]。

　ガレノスの時代の世界で主流であった哲学はストア派の哲学であった。これは、すべては神によって既に決定されているとする考えであり（決定論であるが、後世の決定論とは少し異なっている）、自然は無駄なものは創造しないという原則である。従って、ガレノスの医学書にある人体の構造もこの神によってつくられているとしているため、アリストテレスの哲学にのっとって、人体のあらゆる器官がその機能との関連で論じられ、正当化されている。
　また、ガレノスは一生独身で禁欲生活を送ったと言われており、これが仕事に打ち込むことを可能にし、膨大な仕事を後世に残すことができた一因である可能性が高い。

第 3 章 古代ギリシャ・ローマにおける脳に関する知見

　彼は、既知の医学的知識に対して自分自身で発見した知識や理論を付け加えて完全なものにしようとしている点が、大きな特徴であり、これは、古代の医学者としては、例外的に注目すべき特徴である。このために、生きた動物の解剖を含む実験などを行い、「実験生理学」の創設者であるとされている。これによって、身体機能について、できるだけ事実に基づく知識を得ることを追求した。その結果、重要な発見を行った。例えば、以下の点などがその例である。
  (1) 動脈が空気で満たされているのではなく、血液で満たされている。
  (2) 尿管を結紮することで、尿が膀胱ではなく、腎臓でつくられることを示した。
  (3) 眼球の瞼の開閉を解析することで、筋肉は収縮力のみを持っている点を発見した。

これらのガレノスの権威とその実験による発見の質の高さは、彼の死後1500年間にわたって大きな影響を及ぼした。

　彼は、非常に多くの著書を残し、その範囲は、医学だけではなく、論理学、哲学、文学批判にまでも及んでいる。さらにこれらの膨大な著作を可能にしたのは、彼のことばを記録するために 20 人の書記がいたとの説もある。これによって、ローマ時代だけでも 300 編に及ぶ著書を著すことが可能になったと推測されている。最大の著書としては、『身体部分の有用性』(*On the Usefulness of the Parts of the Body*) 全 17 巻があり、現代語訳としても 800 ページに及ぶ 2 巻の書籍からなっている。古代の医学書としては、最もよく現代までその内容が残っているものである。実際、今日まで伝わっているギリシャの知識のうちの 10% を占める部分がガレノスによるものである。さらに、『解剖手法』全 15 巻、『自然の機能について』全 3 巻などの総合的な著作があり、さらに各論として、『骨について初心者のために』、『筋の解剖について初心者のために』、『静脈と動脈の解剖について』、『神経の解剖について』などが知られている。

　彼は、ヒポクラテスの体液説、ヘロフィロスとエラシストラトスの解剖学と生理学、さらにプラトンとアリストテレスの哲学を高く評価して

いた。特に、ヒポクラテスは、彼が最も尊敬する医学者であった。

　著書の『解剖手法』のなかで手に関する記述をおこないその重要性について述べているが、これは現在の脳地図においても感覚野や運動野で手が脳の中で占める面積が大きいことなどを連想させる。ただ彼は人体の解剖は行っておらず動物（サルとブタ）の解剖によってその著書を著した。またサルが人間とよく似ていることを解剖学によって指摘している。彼の父が建築家であった影響を連想させる言葉として、「解剖学を知らない医師は、設計図を持たない建築家と同じである」という言葉を残している。さらに神経系に関しては、脳の構造をおおよそ理解していた。7対の脳神経系を区別し、知覚と運動神経の区別も行っていた。またブタを使って脊髄の切断実験を行っていたことが知られている。これによって、脊髄の解剖について詳しく議論している。
　現代的視点から見て、ガレノスの神経系の記述における大きな間違いは二つあり、一つ目の記述は怪網がヒトにおいても存在するとしたことで、二つ目は下垂体が粘液を分泌しており、さらにこれが鼻に流れているとした点である。怪網とは、脳底において動脈と静脈が細かい血管に分かれ網の目のようになっている部位であり、ヒトの脳には存在しない領域である（後述）。

　心の機能に関しては、プラトンの説を発展させ「理性的魂」、「激情的魂」、「欲望的魂」の三つをそれぞれ脳、心臓、肝臓に対応させている。このプラトンの魂の三要素とヒポクラテスの体液説が彼の生理学の根幹を形成している。体液説の詳細は、静脈、動脈、神経の三者に主要な役割を担わせている。また以前から考えられていた「プネウマ」という概念を再度導入し、人間には食物として体内に取り込まれる栄養とこのプネウマなるものが必要と考えた。
　「プネウマ」とは、ガレノスに先立つアレクサンドリアの解剖学者エラシストラトスなどによっても用いられた概念で、エラシストラトスは、「生命プネウマ」と「精神プネウマ」の二つを使った。ガレノスによる

第 3 章　古代ギリシャ・ローマにおける脳に関する知見

とこのプネウマには三種類あり、「自然のプネウマ」、「生命プネウマ」、「精神プネウマ」とし、「自然のプネウマ」を追加した。この三つのプネウマは、それぞれ「肝臓」、「心臓」、「脳」で作られると考え、腸管で吸収された食物は門脈を通じて肝臓へ送られ血液となる（以下図 3.6 を参照）。ここで血液は「自然のプネウマ」を与えられ、

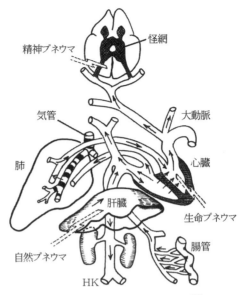

図 3.6　ガレノスの体液の図 [21]

静脈を通じて右心へいく。ここでその一部は動脈性静脈を通って肺へいきここで混じり物を発散させる。右心へ入った血液の一部は心室中隔に存在するとされる小さな孔を通って左室へいく。ここで気管と静脈性動脈を通って送られてきた原料プネウマを付加されて「生命プネウマ」となる。この生命プネウマを付与された血液は動脈血となって全身へ運ばれる。このうち脳へ達した血液は「精神プネウマ」を与えられて中空の管と考えられていた神経を通じて全身へ送られるとしている。

　エラシストラトスからガレノスへの進歩（?）は、自然プネウマを新たに導入し、肝臓内でこのプネウマが与えられるとした点である。これは、食物から血液が肝臓でつくられる際になにかが必要と考え、このプネウマを導入したと考えられる。ガレノスが肝臓の働きの重要性を注目した観察眼がここに見られる。

　以上のうち神経系についてまとめると動脈血は静脈血の一部と空気から心臓で作られ動脈を通して全身に送られるとする。ガレノスは血液循環の概念がなかったので、肝臓でつくられた血液は各組織に達した後、

組織で燃焼して消滅すると考えられていた。この血液は、脳では動脈を通して送られてきた生命精気（生命プネウマ）から霊魂的な精気（精神プネウマ）が作られ神経系を通して全身に送られるとしている。これが、心や脳の働きについて考察した初期の彼の考えといえる。さらに解剖学的所見に基づき脳底の微細な血管が網のように集まっている部位である「怪網 (rete mirabile)」や脳室に注目していた。「怪網」とは、ヘロフィロス（BC335頃-280頃）の結果を記した後世の著述から知られ、ヒトには見られない組織でヒツジなど（蹄を持つ動物）の解剖所見から得られたものと推定される。この怪網はヒトにおいても存在すると信じられていた。しかし、この怪網はガレノスの生理学にとっては重要な、なくてはならない器官であった。

　ガレノスは、神経器官の単なる描写だけでは満足することができず、いわゆる実験も行った。この点がギリシャ時代の哲学者で生物学的な業績を多く残したにもかかわらず、それがほぼ正確な観察と推測に限定されていたアリストテレスと一番異なっている点である。また脳内の空洞（脳室：ventricle）に注目し、アレクサンドリアのヘロフィロスやエラシストラトスの観察を踏襲して、3つの脳内空洞を区別している。それらは、「前部」、「中部」、「後部」である。先の精神プネウマはこの脳室でつくられるとしている。

　このようにガレノスの学説は、心の働きは大脳にあることを明らかにし、心臓が重要な役割を果たしているというアリストテレスの説を窮地に追いやった。これらのガレノスの重要な結果にもかかわらず、アリストテレスの見解は、ガリレオやデカルトによる科学革命と18世紀の生理学者や解剖学者の登場まで継続する結果となった。例えば、シェイクスピアの有名な『ヴェニスの商人』の中でも、「浮気の心はどこにある。胸の奥か、頭の中か」というセリフがみられる。これは、アリストテレスの自然哲学がキリスト教の教義と結びつき、スコラ哲学の強力な背景となったことと無関係ではない。

　ローマ人は、ギリシャ語の文字からローマ字を作り、ラテン語を普

及させた。このローマ字が現代の欧米のアルファベットの起源となり、ラテン語は、現代のラテン系の国家の言語であるスペイン語、フランス語、イタリア語、ポルトガル語、ルーマニア語などの元となった。ローマ時代の著名人としてキケロ (Cicero, BC 106-43) は、ラテン語で多くの散文を執筆した。ウエルギリウス (Vergilius, BC 70-19) は叙事詩『アエネイス』を書き、ラテン文学の最高峰となった。ストア哲学者としてエピクテトス (Epictetos, 55-135) とマルクス＝アウレリウス＝アントニウス（前述）がいる[22][23]。

しかし、一般的にギリシャ文化と比較すると、ローマ時代の文化は、実用的な能力や政治・法律に優れた才能をしめした。従って、医学者のガレノスをはじめとして、ローマ文化の担い手には、多くのギリシャ人がいた。しかし、科学は実用的な対象へ適応されることで、その法則を緻密化し、進歩することができるので、ギリシャの自然哲学者よりは、さらに近代の科学に近づいた。

第4章　ヨーロッパ中世における脳の認識

　古代ローマ時代に地中海に栄えた文化の正当な継承者であったローマ帝国は、395年に東西に分裂し、476年の西ローマ帝国の滅亡で滅んだ。このローマでは、これら文化の担い手であったギリシャ系、マケドニア系及びラテン系民族が活躍していたが、一方、アルプスより北の地域では、ケルト民族が活動していた。これらケルト人はローマ帝国の影響でその活動領域と独自性を弱めていった。その後、ゲルマン民族の大移動によって西ヨーロッパに広がったゲルマン民族がこのアルプス以北の地域に進出してきた。ケルト人はアイルランドや英国ウェールズ地方へとその領域を狭められた[1]。

　このような経過を辿って、中世前期には、現在のヨーロッパの民族構成にほぼ一致する分布が出来上がった。西ヨーロッパのゲルマン人、東ヨーロッパのスラブ人、地中海沿岸のラテン人である。これらはいずれもインド＝ヨーロッパ語族であるが、それら以外のウラル・アルタイ語系民族もアジア方面から移動してきた（図4.1）。

　カール大帝によって771年にフランク王国が統一されゲルマン人の移動（第1次民族移動）に終止符が打たれると、西ヨーロッパ社会にはビザンツ帝国と異なる社会が形成された。しかし、その後、マジャール人やヴァイキング（ノルマン人）を中心とする9世紀から11世紀にかけての第2次民族移動と建国を経て、現在のフランス、ドイツ、イタリア、イギリスなどを基本とする西ヨーロッパの原型が11世紀ごろに出来上がった。12世紀に入ると十字軍などが起こり、イスラム社会との接触を契機として、イスラーム圏の学者の研究が逆輸入されて、ヨーロッパ社会は、「12世紀ルネサンス」とよばれる革新の時代へと入っていった。

第4章 ヨーロッパ中世における脳の認識

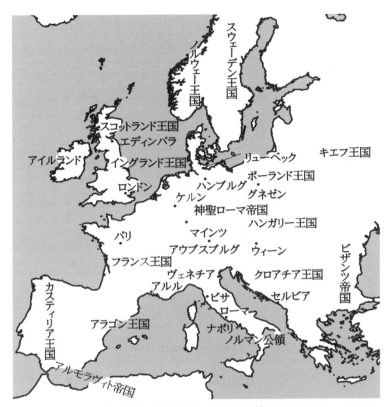

図4.1 当時のヨーロッパの地図

　この12世紀以降はキリスト教とアリストテレスの哲学体系を統合した総合的なスコラ哲学 (Scholasticus) が形成され、17世紀の科学革命が起こるまで、西ヨーロッパ社会に大きな影響を及ぼしていた。このスコラ哲学を完成させたのが、トマス・アクィナス (Thomas Aquinas, 1225-1274) である。彼はアラビアから逆輸入されたアリストテレスの哲学と神の存在を前提としている宗教（キリスト教）の間の統一を図った。すなわち、理性（哲学で代表する）と信仰（神学で代表する）は対立するものではなく、神の完全な理性の一部を人間は持っており、この理性を活用することは、他ならず、神の御心にかなっているとした[2]。ここでは、ヒトの魂に関して、アリストテレスの師であるプラトンの影響が残った。すなわち、魂は不滅ではなく、これを肉体に吹き込むこと

によって人間が成立しているとした。スコラ哲学でもこの考えを継承し、魂と肉体は異なるものであるとする原始的な心身二原論が、当時のスコラ哲学の支配する西ヨーロッパでは主流であった。この心身二元論は、デカルトが到達した方法とは別の論理的展開の帰結であった。

4.1 中世ヨーロッパの脳の記述

ローマ帝国が崩壊すると、医学に従事する学者もガレノス以上の仕事を後世に残すものはほとんどいなくなった。しかしながら、絵画の題材としてしばしば描かれる伝説上の医学の守護神になった教会の神父が医療活動を行ったとの言い伝えは残っている。有名な神父として、コスマス (Cosmas)、ダミアン (Damian)、聖セバスティアヌス (St. Sebastianus) などの名前が知られている。

キリスト教が次第に人々の精神的な生活を支え、生きる目的をあたえた。一方、医学を含む科学が衰退の道を歩むと同時に、医学における生理学や解剖学などの基礎的な知識の発展は止まり、病を治すための臨床を目的とするようになった。またこれらはほとんどが教会の修道僧によって担われ、4世紀から12世紀ごろまでキリスト教の教会の修道士によって医療活動が行われていた。

しかし、ノルマン人統治下のイタリアのサレルノの町では、9世紀に医学校のようなものがつくられ、学問の芽が出始めた。これが後にサレルノ大学の医学部として発展した。

ガレノス以後は、同じペルガモン出身の医師オリバシウス (Oribasius, 320-403) が医学書を残している。ビザンチンで医師として活動したトラレスのアレクサンダー (Alexander of Tralles, 525-605) やアレクサンドリアで開業医を行っていたエギナのパウル (Paul of Aegina, 7世紀) なども医学書を残している。

ローマ時代のガレノスの考えた脳室で生産され貯蔵されている「精神の生気：精神プネウマ」は、中世の古典時代には「動物精気」となり、

さらに17世紀になると、それは「神経流体」となっていった。さらにこのアイデアは、デカルトによっても採用されていた。この神経系の中を流れているものが流体であるとする考え方は、イタリアのルイジ・ガルバーニがカエルの座骨神経において、伝搬しているものが電気信号であるということを発見するまで、実に1500年近く基本的に継承され続けた。いかにガルバーニの動物電気の発見が革新的であったかを示している。

英国の物理学者であるマイケル・ファラデー（実験物理の研究）やマックスウェル（理論物理の研究）によって電磁気学が整備されて電気の正体が理解されるようになるのが19世紀であるので、その意味では、それ以前の科学者が神経系においてその情報伝達を担っているのが、電気信号であることを同定するのは必然的に不可能であった。しかし、ガレノスは、こころをさらに分析し、「理性的な心」、「運動」、「感覚」に区分し、理性をさらに「想像」、「推論」、「記憶」の3要素からなる複合体であるとしている。しかし、ガレノスはこれらの機能が、脳のどの部位に対応しているかの考えは示していなかった。

4.1.1 Ventricle Cell Doctrine（脳室論）の形成

ガレノスの死後200年ほどが経過した時点で、脳室に精神的な機能を持たせようとする学説が形成されてきた。この学説は、脳室が細胞のように丸い形状をしていることから、一般にVentricle Cell Doctrine（適当な日本語の訳語がないので、英語のまま使用。ventricle：室）とよばれている。初期のビザンチン帝国の学者によって、これらは提唱されたが、標準的な説は存在せず、およそ25もの様々に異なる説が存在した。

4-5世紀の初期キリスト教の司祭たちは、想像の働きを前脳室、推論の機能を中脳室、記憶機能を後脳室にそれぞれ対応付けした。シリア北東部にあったアパメア(Apamea)出身のキリスト教学博士ポセイドニオス（Posidonius, 370年ごろ）は、脳室と精神機能の関連を最も早い時期に指摘した。このポセイドニオスに関して、多くのことは知られていないが、コンスタンチノープルの宮廷の医者であったアエチウス

(Aetius) が、彼に関しての記述を残している。彼によると、ポセイドニオスは、前脳室に想像の機能を、中脳室に思考と理性の機能を、そして後脳室に記憶の機能をそれぞれ持たせている。しかし、このポセイドニオスに関する事実に疑いを持っている現代の歴史家もいる。いずれにせよ、彼によって脳の機能に関してガレノス以来の進歩がもたらされた。

さらに、シリヤ国内の現在のホムスに対応するエメサ（Emesa）のキリスト教学の哲学者であったネメシウス（Nemesius, 390年ごろ）が、この三つの脳室の機能に関して、その著書 *De natura hominis* (*On the Nature of Man*) の中で述べている。彼は、脳室と精神機能の関係をより明確にし、プラトンの哲学をキリスト教の教義内に統合しようと試みた。この際、彼はガレノスの生理学をそのまま採用した。彼の説では、前脳室に感覚を、中脳室に知性を、後脳室に記憶の機能をそれぞれ持たせた。これによって、ポセイドニオスと同等の立場に立つことができた。さらにメネシウスは、この自説を脳がダメージを受けた場合におこる機能損失を詳細に観察することで、一層補強した。

この Ventricle Cell Doctrine は、さらに初期キリスト教の発展において最も影響力を持ち、初期におけるキリスト教神学の形成者でもあった聖アウグスチヌス (Saint Augustine, 354-430) によってさらに強化された。彼は、北アフリカのアルジェリアのヒッポ (Hippo) に生まれ、若いときにカルタゴ、ローマ、ミラノで学び、プラトンの哲学の影響を受けた。彼は、401年に書かれたその著作 *The Literal Meaning of Genesis* の中で、精神機能の局在について以下のように明確に記述している [3]。

　　医学の執筆家は、脳の中に三つの脳室の存在を指摘している。一つ目は、顔面の近くの前頭部にあり、すべての知覚がここから発している。もう一つは後頭部の首の近傍にあり、すべての運動がここから起こる。医学の執筆家によると三番目の脳室は、前者二つの中間に存在し、記憶の座であるとしている。運動は知覚に従うので、この記憶の

座を持っていない人は、自分がしたことを忘れてしまうと、自分がすべきことが分からなくなってしまう。

彼の上記の内容からわかるように、一番目の脳室には、感覚を、二番目の脳室には、記憶を、そして、最も後ろの脳室には、運動を割り振っている。彼の内容は、ポセイドニオスやメネシウスの説とは異なっており、さらに中央の脳室に割り振られていた知性の働きを削除し、かわりに、記憶を割り当てている。感覚の働きと運動の機能の間に記憶を置くことで、自説を正当化している。

さらに、彼は脳室に認知機能を持たせているが、エラシストラトスが説いたように魂の場所が脳室であるとする考えは、否定している。そして、知性を与えているのは、脳室ではなく、魂であるとし、この魂は死後に天国へ行くとしている。

4.1.2　Ventricle Cell Doctrine の発展

この Ventricle Cell Doctrine は、キリスト教世界だけではなく、イスラム教やユダヤ教の世界においても受け入れられた。11 世紀から 12 世紀にかけて西ヨーロッパ世界に知られるまで、これらの考え方は、8 世紀や 9 世紀の東ヨーロッパの著述家達によって取り上げられてきた。このような思想が、西ヨーロッパに伝えられるようになったきっかけは、南イタリアのサレルノに医学校が最初に設立されたことと関連していた。さらに、このサレルノの地における医学校の設立事情は、コンスタンチヌス・アフリカヌス (Constantinus Africanus, 1017-1087) が、サレルノの北数百マイルにあるモンテ・カッシーノ (Monte Cassino) の修道院に 1060 年に到着し、アラビア語の医学文献をラテン語に翻訳し始めたという事実が影響している。さらに、これらアラビア語からラテン語に翻訳された医学書籍は、サレルノの医学校を始めとして他の西ヨーロッパの諸大学においても医学教育のためのテキストとして使われた。コンスタンチヌス・アフリカヌスの死後は、これらイスラム医学の文献

翻訳の伝統は、スペインのトレドなどへと引き継がれた。ここでは、クレモナのジェラルド (Gerald of Cremona, 1114-1187) が、翻訳事業を引き継いだ。彼の仕事として、1025年に書かれたアヴィケンナ (Avicenna)（図 4.2）の著書（14 巻に及ぶ Canon of Medicine：医学範典）を翻訳した仕事がその代表的な業績である。このアヴィケンナの著作は、ヒポクラテス、アリストテレス、ガレノスの成果までも含み、数千ページにもなる膨大な書籍である[4]。そして、その後の西ヨーロッパの大学における医学教育のためのテキストとして、約 600 年間使用された。これに関しては、4.2.2 節で再度取り上げる。

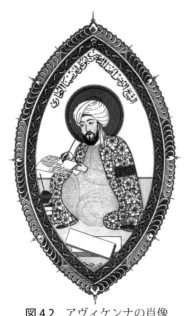

図 4.2　アヴィケンナの肖像

　このような状況下で、11 世紀から起こり、12 世紀に加速してきた知的革命の中で、最も顕著な影響を及ぼしたのは、アリストテレスの世界観であった。アラビア社会へ継承されていたアリストテレスの学説をさらに発展させて、五つの脳室から成る Ventricle Cell Doctrine をアヴィケンナが提唱していた。これらの 5 つの脳室とは、第 1 室：sensus communis（共通感覚：all senses come together）、第 2 室：imaginatio（想像：where sensory impressions were retained）、この第 1 脳室と第 2 脳室によって fantasia（想像力：which inable us to imagine things）が作られる。ここから情報が、次の第 3 脳室と第 4 脳室へと送られる。これらの脳室の機能は、第 3 室：cogitativa（思考：can be equated with intellect, a trait which Avicenna believed was distinctly human）、第 4 室：seu estimativa（本能：instinct or something we share with animals）、第 5 室：memorativa（記憶：storehouse of our thoughts

第 4 章　ヨーロッパ中世における脳の認識

and recollections）とされていた（図 4.3）。

　さらに、アヴィケンナは、前室と中室の間に vermis とよばれるバルブ状構造を導入し、これによって、前室へ達した感覚情報が中室へと流れる量を制御する働きをもたせた。

　Vermis は、ガレノスの著書の中にも見いだされ、彼は小脳の二つの半球の間に位置付けている。さらに、彼は vermis を中間脳室と後部脳室の間に位置してプネウマの流れを調節する働きを持たせるものとしても記述している。

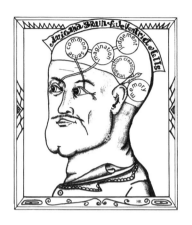

図 4.3　アヴィケンナの脳室の関係

　Vermis は、コンスタンチヌス・アフリカヌスによっても、そのユニークな働きが記述されている。彼は、頭部の位置によって、このバルブを通して、精神の流れがコントロールされていると信じていた。例えば、なにかを思い出そうとして頭を後ろへ傾けると、この vermis であるバルブが開き、前部脳室から記憶の場である後部脳室へと精神が流れるとし、また、逆に頭を前へ傾けると、この vermis が閉じて、集中力が生まれるとした。

　現在の神経解剖学のテキストでは、小脳の両半球の間に位置する構造を verimis（虫部）と名づけている。

　今日存在する最も古いオリジナルの脳の解剖図は、ケンブリッジ大学のキーズ・カレッジ (Caius College in Cambridge) が所有する 11 世紀の図である。この図はゲルマン民族であるアングロ・サクソン人の強い影響が見られ、身体の 4 つの重要な器官（心臓、肝臓、精巣、脳）が同時に描かれている。この図において脳を詳しく見てみると、それは「cerebrum：小脳」として認識されており、3 つの部屋に仕切られてい

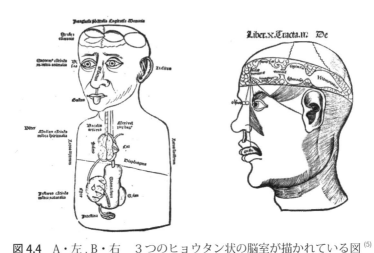

図4.4 A・左, B・右　3つのヒョウタン状の脳室が描かれている図 [5]

る。この3つの部屋とは、それぞれ、fantasia（想像力：imagination）、intellectus（知性：reasoning）、memoria（記憶：memory）である。この図を描いた作者は、脳は冷たくて湿っており、心臓は暖かくて乾燥していると記述しており、アリストテレスの影響を強く受けていたと思われる。

　次に脳の図に大きな変化が起こるのは、13世紀から14世紀にかけてであり、おそらくルネサンスの芸術家の画法の影響が見て取れる。この画法の適用はVentricle Cell Doctrineに対しても行われた。これの典型的な図として、アヴィケンナの影響をみることができる1310年に描かれた図（アヴィケンナの図4.3）などである。これらの図と似たような図は、アルベルトゥス・マグヌス(Albertus Magnus, 1193-1280)、トマス・アクィナス(Thomas Aquinas, 1225-1274)、ロジャー・ベーコン(Roger Bacon, 1214-1292)などの著作の中でも見ることができる。

　さらに15世紀に入るとドイツの金属加工職人であったヨハネス・グーテンベルグ(Johannes Gutenberg, 1398-1468)の活字印刷の発明の影響によって、脳の図を正確に素早く、しかも安いコストで多数コピーすることができるようになった。この時期の代表的な脳を示している図

第 4 章　ヨーロッパ中世における脳の認識

4.4 B は、グレゴリウス・ライシュ (Gregor Reisch) による 1503 年に出版された『哲学の真珠』 Margarita philosophica に掲載されている図である[5]。この書籍は最初の現代的な意味での百科事典とみなされ、多数の美しい木版印刷の挿絵が含まれており、16 世紀に大学のテキストとして採用された。ここでも脳は 3 つの脳室を持つ構造として描かれている。

しかし、この 3 つの脳室にそれぞれの機能を持たせる考えは、何ら生理学的な裏付けがないにもかかわらず、17 世紀に至るまで採用され続けた。前脳室には、Fantasia, Senso communis, Imaginativa, 中脳室には、Cogitativa, Estimativa, 後脳室には、Memoria と中世の図ではラテン語で書かれている（図 4.5 参考）。

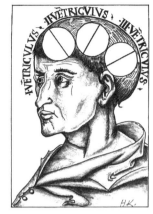

図 4.5　アルベルトゥス・マグヌス （1193-1280）: 1260 年の図「Philosophia naturalis」[6]

図 4.5 の著者であるアルベルトゥス・マグヌスは、ラテン語で書かれたこれら 3 脳室の機能を以下のように説明している。前脳室（共感覚）は 5 感が最初に処理される場所であり、この共感覚で創られたイメージは、中脳室へと送られる。この中脳室は、理性と思考の座である。さらにこのイメージは、その後記憶の座である後脳室へと送られる。この脳室モデルは、17 世紀ごろになってようやくその考えが疑問視され始めていた。このモデル以前は、精神の機能は心臓にありとするアリストテレスの説（心臓 - 理性説）が約 2000 年間信奉されていたとするのが主流であった。従って、彼は脳に精神機能を持たせようとした最初の人々の内の一人であると考えられている。これによって、彼は今日のヒト脳機能マッピング研究の先駆けとなったともみなすことが出来る。

この図 4.5 が載っている文献『自然哲学』 Philosophia naturalis の著者

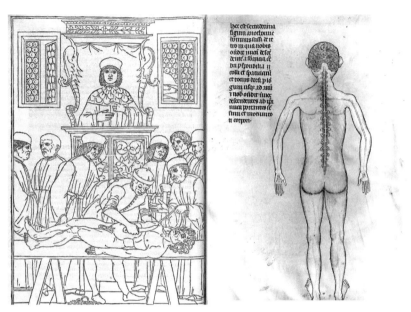

図 4.6 A, B モンディーノの時代の解剖学の講義風景 (A) と解剖図 (B)
A. モンディーノの解剖学テキストの表紙（イタリア語訳）、B. モンディーノの解剖学のイタリア語訳の最初のページからの図。図は脊髄と脊椎形成を通って両側性に体全体へ達する脊髄神経（18 番のみ）を示している。

であるアルベルトゥス・マグヌスはドイツのキリスト教学者であり、スコラ哲学を代表する学者の一人である。パドヴァ大学で医学など自然科学を学び、ボローニャ大学では神学を学んだ。さらに、パリ大学などで教鞭をとった。彼の弟子にはトマス・アクィナスがおり、ロジャー・ベーコンと共にシャルトル学派の合理的な自然研究の伝統を受け継いだ。

一方、ヒトの解剖は、前述のように古代のアレクサンドリアで行われたが、この地でのヒトの解剖は約 100 年間続いた。その後 14 世紀初頭になるまで、記録上 1500 年間ほど行われなかった。ようやく、14 世紀にイタリア・ボローニャ大学の外科の教授であったモンディーノ・デ・ルッツィ (Mondino de Luzzi, 1275-1326) によって 1315 年に行われた。このとき人体解剖に使われた検体は、死刑囚のもので、ヴァチカンの許可のもとで行われた。この同じ年に、公になっている二番目の人

体解剖が行われた。モンディーノによるヒトの解剖のデモンストレーションは、4日間続けて行われ、当時は死体を保存する方法が未熟であったので、直射日光が入らない大学の気温の低い部屋で行われた。このとき、彼は高い位置にある椅子に腰かけ、実際の執刀は彼の指示によって、床屋・外科によって行われ、同時にもう一人の助手が、棒で器官を周りにいる学生に差し示した（図 4.6A）。このヒトの解剖学の講義によって、当時のボローニャ大学は大きな名声を得ることができた。

　このモンディーノの先駆的な解剖の結果、ヒトの解剖は次第に医学教育のカリキュラムに取り入れられた。彼は、1316 年に学生のための解剖のマニュアルを書き、さらに彼の死後 1478 年に出版され、西ヨーロッパにおける最初の解剖学の教科書となった[7]。この Anathomia corporis humani は、44 ページで構成され、出版後約 250 年間にわたって教科書として利用され、40 版をかさねた。さらに多くの外国語に翻訳されて利用された。テキストの内容自体は、ガレノスとアヴィケンナの業績を繰り返しただけで、新しい点はなかったが、解剖学が大学の主要な科目になり、大きな転機となった。モンディーノのオリジナルの図は失われたが、彼の弟子のひとりのグイド・ダ・ヴィジェヴァノ (Guido da Vigevano) によって 1345 年にはカラーの 24 枚の図を含む Anathomia designate per figures が出版された。そこには、最初の近現代的な中枢神経系の解剖図である頭部、脳、脊髄を示す 6 枚の図が含まれている（図 4.6B）[8]。

　上記のように、西ヨーロッパ中世では、脳内の三つの脳室がそれぞれ「感覚」、「思考」、「記憶」に対応する機能を持っているとおおまかに考えられていた。例えば、ルネサンス期のイタリアの画家であり発明家であったレオナルド・ダ・ヴィンチ (Leonardo da Vincci, 1452-1519) の解剖スケッチにもこの三つの脳室が単純な図で描かれている（図 4.7A 参照）[9][10]。

　このダ・ヴィンチによる脳のスケッチのように、現代の正しい視点で見ると明らかに誤ったスケッチを残している場合もある。これは彼が医

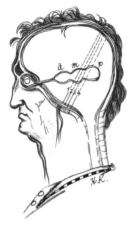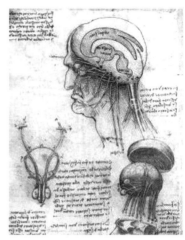

図4.7 A, B　ダ・ヴィンチの脳のスケッチ（1490年：左、1510年：右）

学を正式に学んだことがなく独学で解剖学的スケッチを行ったためである。しかし彼の晩年の筋肉や骨格のスケッチは医学者の助言に従って描いたものがあり、これはかなり正確に描かれている[11]。

　ダ・ヴィンチは、他の多くのルネサンス期の画家と同様に、ヒトのフォルムに興味を持ち、その図を描いている。さらに10歳代のころフィレンツェの著名な画家であるアンドレア・デル・ヴェロッキオ (Andrea del Verrocchio) の工房に弟子入りしたころからヒトの解剖に興味をもっており、フィレンツェにある病院（サンタ・マリア・ノッヴァ病院 Hospital of Santa Maria Nuova）で描いていた。1482年ごろにはミラノに移動し、その後長く続くこととなる人体の完全な構造の描写を始めた。彼の主な興味は体の動きとそのメカニズム（生理学）にあったが、様々な素描の技法を駆使して解剖図を描いた。この解剖学的なスケッチに多くの年月を費やし、120冊に及ぶノート・ブックに779枚の解剖学的な図を描いたとされている。

　彼はこれらの解剖図（図4.7B参照）を1510年から1511年にかけて一緒に仕事をし、共同研究者でもあったパヴィア大学の解剖学の教授マルク・アントニオ・デル・トーレ (Marc Antonio del Torre, 1481-

1511) 博士と共に出版する予定であった。しかし、1511 年にトーレが 30 歳にして伝染病で亡くなったため、彼（ダ・ヴィンチ）の生前には出版されることはなかった。彼が描いた貴重な解剖図は、ダ・ヴィンチの弟子のフランシスコ・メルジ (Francesco Melzi, 1491-1568/70?) によって、出版を目的として保存されていたが、メルジの死によって完成させられることはなかった。メルジが出版のために保存していた間に、ヴァザーリ、チェリーニ、さらには、アルブレヒト・デューラーなどの芸術家によって調べられた。残念なことに、これらのスケッチはその後の数世紀の間に失われてしまった。さらに、およそ 260 年の間、彼の仕事は秘密にされ、19 世紀後半になってようやく再発見された。しかしながら、1519 年の彼の死後もこれらの仕事は解剖学の発展に大きなインパクトを与えた。もしこれらの業績が、最初ダ・ヴィンチが考えていたように出版されていれば、解剖学の発展に大きな影響を与えたであろうと考えられている。例えば、医学史家のチャールズ・シンガー (Charles Singer) によると、もしダ・ヴィンチのこれらの解剖図が出版されていれば、解剖学の図の技術は、数世紀早く進んでいたであろうと言われている[12]。

　例えば、ダ・ヴィンチは、脳室の形状を描くために、それまでだれも試みなかった方法を用いた。彼が用いた方法は、溶かした蝋 (wax) を牛の脳室内に外側から注入し、固まった後で外側の組織を取り除くことで、脳室の形状を正しく再現しようと試みた。この方法によって得られた脳室の形状は、第一脳室と第二脳室の形状はほぼ正確に再現できているが、第三脳室の形状は必ずしも正確には再現されていなかった。しかし、いずれにしろ、彼が用いた方法は、前例のない彼らしい独創的な方法であった。

　その後、キリスト教の人体解剖に対するタブーの見解から、中世の時代には医学は進展せず、ようやく 16 世紀に入って進展が見られた。ベルギー出身でイタリアの大学で活動したアンドレアス・ヴェサリウス (Andreas Vesalius, 1514-1564) による『ファブリカ』、イギリスのトマ

ス・ウィリス (Thomas Willis, 1621-1675) による『脳の解剖学』、フランスのヴァーサン (1635-1715) による『一般生理学』、イギリスのリドリーによる『脳の解剖学』などが表された。18世紀になると、ヴィック・ダジール (1748-1794) による『解剖生理学概論』などが脳の詳細な解剖学書を著した。ウィリスは、それまで精神の実体は脳の脳室にあるとされていた考えを修正し、その周囲に存在する皮質などの実体へと精神の座を移した。このウィリスについては、後の章で詳しく見ていく。

その他の主な業績として、医師であり解剖学者であったヤコポ・ベレンガリオ・ダ・カルピー (Jacopo Berengario da Carpi, ?-1550) が1522年に『人体解剖学綱要』*Isagogae breves* をあらわした。1536年には、ヨハネス・ドリアンデル (Johannes Dryander, 1500-1560) が『ヒトの頭部の解剖学』*Anatomia capitis humani* を刊行し、非常に限られた知識ではあるが、脳を規則正しい方法で解剖した結果の図を載せた。

これまでの中世の歴史を簡単にまとめておくと以下のようになる。

- 8世紀‐11世紀ごろ：西ヨーロッパの中世は次第に文化的にキリスト教とそれを支えるスコラ哲学の影響で、ギリシャ・ローマの文化が衰退していった。しかしながら、これらの文化はイスラム文化圏へと伝えられていった。例えば、アヴィケンナ（980-1037）がアリストテレスやガレノスをギリシャ語からのアラビア語訳で読み、自説なども加えて大著『医学典範』を著した。そして10世紀、『医学典範』などのイスラム文化の成果が、ラテン語に翻訳されてヨーロッパへ逆輸入された。
- 11世紀ごろ：イブン・アル＝ハイサム (965 - 1040) が、ガレノスの影響下で、現存最古の「視神経系」の図を遺した。
- 14世紀ごろ：モンディーノが、アヴィケンナの『医学典範』の内容を解剖で検証した。モンディーノは「脳＝冷却器説」（アリストテレス）を継承。脳室と心の機能の対応関係は、前脳室＝想像力、

中脳室 = 思考力、後脳室 = 記憶であるとした。
- 16世紀に入ると、ヴェサリウスやウィリスなどによって、解剖学にも大きな進展が見られた。特にウィリスは、心の在りかを脳室中心の Ventricle Cell Doctrine から、周りの皮質へと移し、生理学的な意味でも大きな進歩をもたらした。

4.2 アラビア文明の西ヨーロッパへの流入

中世のヨーロッパはキリスト教を基本にして成立し、教会の権威は絶大で、信仰や聖書の思想を通じて人々の生活や思想面を支配した。中世後期に相次いで設立された大学以前、特に修道院は、当時の社会の文化面をリードしていた。シトー修道院（中部フランスのシトーに設立）、フランチェスコ会（13世紀にフランチェスコによってイタリアのアッシジに設立）、ドミニコ会（ドミニコによって開かれる）などがその代表である。

さらに聖書がラテン語で書かれていたため、ラテン語が中世西ヨーロッパの学者や知識人の共通言語となった。これは現代の自然科学の文献や専門書が英語で書かれており、自然科学に携わる学者や研究者の共通の言語が英語になっている状況と似ている。

4.2.1　12世紀ルネサンス

以上のようなキリスト教会中心の社会的・文化的状況ではあったが、12世紀ごろから西ヨーロッパの知識人たちは、進んだアラビアの文化にそのラテン語訳を通じて接するようになった。特に科学の分野において、古代ギリシャの自然哲学がこのアラビア社会に継承されていた。すなわち古代ギリシャやローマの学問的成果であるヘレニズム文化は、ローマ帝国が東西に分裂した後の東ローマ帝国のビザンチン文化に接していたシリア人やアラビア人（アラブ人やイラン人）によって受け継がれた。このアラビアで継承されたギリシャの科学に、さらには、インド、中国の成果を含みつつ、アラビア人の科学者独自の成果も含んだものが、12世紀のヨーロッパ人によって再発見された。エウクレイデス（ユー

クリッド）の幾何学、アルキメデスの数学・物理学、特にアリストテレスの哲学や自然学など多くの文献がアラビア語からラテン語へと翻訳された。これら翻訳を通してこの進んだアラビア科学に接したことを契機として、12世紀前後の西ヨーロッパでは、「12世紀ルネサンス」が起こった[13]。

　一般にヨーロッパの歴史においてルネサンスという名前でよばれるものが、三つある。8世紀後半から9世紀にかけての「カロリング・ルネサンス」、14世紀から15世紀にかけてのいわゆる「イタリア・ルネサンス」、今問題にしている「12世紀ルネサンス」である。前者二つは、それぞれ、宗教的中心の性格と芸術中心の性格を帯びている。これらと異なり、12世紀ルネサンスは、哲学や科学を中心としたルネサンスであったことにその特徴がみられる。この12世紀ルネサンスにおいては、主に三つのルートを通ってイスラム文化がヨーロッパへ流入した。①イベリア半島のスペイン、②パレルモを中心としたシチリア、③北イタリアの三地域である。スペインではトレド(Toledo)がその中心となっていたが、ここでクレモナ出身のゲラルドによってギリシャから継承されアラビア語に訳されていた科学の文献がラテン語に翻訳された。

　当時のトレドは、スペインの古い都であるが、現在のスペインの首都マドリッドから車を使って1時間以内で行ける距離にある。この町は、比較的小さな城塞都市で、天然の川などに囲まれており、教会内部の装飾などにイスラム文化の影響を今でも色濃く残している。ここにはエル・グレコの「オルガス伯の埋葬」などの名画もある。尊者ピエール(Pierre le Vénérable, 1094-1156)がイスラムの百科ともいうべき『トレード集成』をラテン語に翻訳し、これが当時のヨーロッパ人のイスラム理解にとって重要な資料となった。この尊者ピエールは、後にクリュニー修道院の院長になっている。同時期にクレルヴォーのベルナール(Bernard de Clairvaux、1090 or 1091-1153)がいるが、彼には十字軍を派遣するように言ったシトー派の指導者がいた。さらにもう一人重要

第 4 章 ヨーロッパ中世における脳の認識

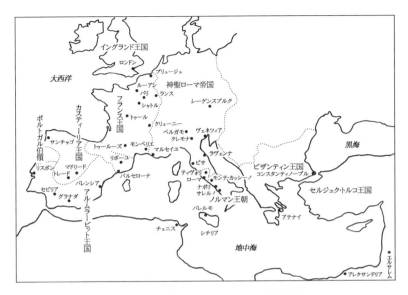

図 4.8 　 12 世紀ルネサンスの関連地図

な人物としてイングランドのバース出身のアデラード (Adelard of Bath) がいる。活躍したのは、1116 年ごろから 1150 年ごろである。彼はやはり中東地域を訪問してそこでイスラム文化を学んで帰国し、多数のアラビア語文献を翻訳すると同時に自身の著書である『自然の諸問題』 Questions Naturales を著した。これは、当時神の摂理ですべてを説明していたヨーロッパの考え方に対して、自然自体を理性で研究していくという態度が示されている。これは後の近代以後デカルトの『方法序説』などの著書で展開された哲学へと相通じるものがある。

　すなわち、中世ヨーロッパは、一般に言われているように哲学や科学においてまったくの暗黒時代であったわけではなく、イスラム文化の成果をラテン語に翻訳し、またそれらを積極的に学ぶことで、15 世紀のイタリア・ルネサンスを経て 17 世紀の科学革命をおこす可能性の下地が既に準備されつつあった時代であるといえる。このバースのアデラードの著書より動物に関して書かれている部分を抜粋する。これによって、理性による自然の合理的研究を実践しようとしていることが理解できる。

動物のことについて私があなたと議論するのは難しい。というのも、私の方はアラビアの師匠たちから理性 (ratio) に導かれて学んだが、他方あなたの方は権威 (auctoritas) という外見にとらえられて鼻綱 (capistrum) に従っているからです。一体、権威を鼻綱以外の何とよぶべきだろうか。ちょうど理性を欠いた動物が鼻綱に導かれて、どこへ、どうして連れてゆかれるのかも知らずに、ただ自分を縛っている綱だけに従ってゆくように、あなたがたの少なからぬ人々も、この動物的な軽信にとらわれ縛られて、書き手たちの権威によって危険へと導かれているのです [13]。

この 12 世紀のルネサンスの担い手として、フランスのシャルトル学派の存在がある。特にシャルトルのベルナール (Bernard de Chartres) に代表される学派であり、これはプラトンの哲学やアラビアの自然科学を統合した。このシャルトルのベルナールの言葉として、以下の言葉があるが、これはニュートンも同様のことを言っており、ニュートンはこのベルナールの言葉をどこかで読んでいたのかもしれない。「われわれは巨人の肩に乗っている小人のようなものである。それゆえに、われわれはその巨人たちよりももっと多くのものを見ることができるし、もっと遠くまで見ることもできる。……」

ニュートンがこれと同じようなことを言っているのは、彼がロバート・フックへ宛てた 1675 年 2 月 5 日付けの手紙の中においてである。正確には、「私が人より遠くまで先を見通せていたとしたら、それは私が巨人の肩の上に乗っていたからだ」。ただし、これはニュートンが嫌っていたフックに対する皮肉だともいう説もある。なぜならば、フックはたいそう背が低かったからである。

このニュートンの例を氷山の一角と考えるならば、17 世紀の科学革命を起こした担い手たちは、そのアイデアを中世ラテン語の文献から得ていたという説もある。従って 17 世紀の科学革命は中世の焼き直しであると極論する研究者もいるが、ある意味で真実の一端をとらえている

第 4 章　ヨーロッパ中世における脳の認識

のかもしれない。

　イスラム圏にギリシャの優れた科学や学問がどのようにして、引き継がれていたかをみると、まずギリシャ文明といっても三つの時期に分かれている。
　①ギリシャ本土ではなく、イオニアやイタリアの植民地におけるタレス、アナクシマンドロス、パルメニデス、ピタゴラスなどを経てデモクリトスに至る「植民地の科学」。
　②これらの植民地の科学がアテナイに移動し、体系的に発展する時期。アナクサゴラス、ソクラテス、ヒポクラテス、プラトンからアリストテレスによって体系化される時期。
　③最後にこれらがエジプトのアレクサンドリアに移り専門的に発展を遂げる時期で、ユークリッド、アルキメデス、アポロニウス、プトレマイオス、ヘロフィロスやエラシストラトスによって担われた「ヘレニズム文化」。アラビア社会に取り入れられたギリシャ文化は、この3番目のヘレニズム文化であった。

　このヘレニズム文化は、東西ローマ帝国が分裂した後は、東ローマ帝国（ビザンチン帝国）に引き継がれた。一方、ラテン語を用いていた西ローマ帝国へはこれらのヘレニズム文化は輸入されなかった。ビザンチン帝国へ輸入されたヘレニズム文化は、5世紀から7世紀にかけてシリア語に翻訳されてシリア文化圏へと移されていった。このシリア文化圏とは、地中海とアラビア半島の砂漠地帯の間の南北に細長い地域をさし、東西南北の文明の十字路に位置している。現在のシリア、レバノン、イスラエル、ヨルダン、トルコの一部の土地を含む広い範囲を示している[14]。

　次の段階では、このシリア文化圏に入ったヘレニズム文化がアラビア語に翻訳されて8世紀から9世紀にかけてバクダードを中心としたアラビア世界に受け継がれた。バクダードには、アッバース朝のカリフ・

マームーン (Al-Ma'mun, 786-833) によって知恵の館（バイト = アルヒクマ：Bayt al-Hikma）が 832 年に建設され、ここでギリシャ語やペルシャ語からアラビア語への翻訳が行われた。ここは、ササン朝ペルシャの宮廷図書館のシステムを模して造られた図書館を中心にして建設されていた。天文台も完備されており、天体の運行や経度・緯度などの高度な測定も行われていた。このバクダッドの知恵の館にはペルシャ西南部にあるジュンディシャープール学院 (Academy of Gundesharpur) から多くの学者が招かれ、ネストリウス派の医学も伝えられた（図 4.9 参照）。ジュンディシャープールは、ササン朝ペルシャのシャープル 2 世 (Sharpur II, 309-397) により首都として定められていた学術都市で、ギリシャのアカデメイアが閉鎖された後に多くの学者が、この都市に移動し学問の中心として栄えていた。医学校、図書館、高等教育機関などを完備していた。またこのネストリウス派とは、東ローマ帝国において異端とされたキリスト教の一派であり、広く伝道活動を行い、ギリシャの医学書をシリア語などに翻訳していた。このシリア語の医学書がさらアラビア語に翻訳された。このアラビア語化されたギリシャ文明はさらにバビロニア、エジプト以来のオリエント文明、ペルシャ文明、インド文明、中国文明の一部をも融合しながら 11 世紀にその頂点に達した。

　このイスラム文化は、ヘレニズム文化や古代オリエント文化が栄えた地域をアラブ人が征服した結果、形成されていった[15]。

4.2.2　イスラム文化圏の医学

　イスラム社会の医学書として、『関連の書』 *Kitab al-hāwi* が最大の百科全書的書物である。これはユダヤ人の翻訳家であるファラジ・ベン・サリム（Faraj ben Salim, 1279 ごろ）によってラテン語に翻訳され、1486 年に初版本が印刷された。

　さらに、この最盛期のイスラム圏の医学者で最も重要な人物の一人は、テヘラン郊外のレイに生まれたアル・ラーズィー（Al Rhazi；ラテン名は Rhazes　ラーゼス　?-923 没）とブラハ生まれのペルシャ人イブン・シーナ（Ibn Sina；ラテン語名は Avicenna　アヴィケンナ、980-1037）

第4章 ヨーロッパ中世における脳の認識

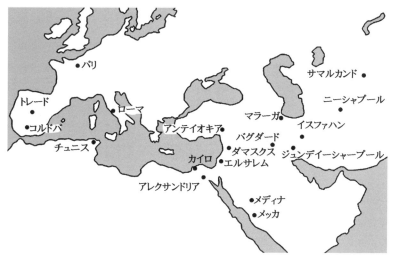

図 4.9 アラビアの科学圏を示す地図

である。ラーゼスは、他のイスラム圏の医学者と同様に複数の分野にわたる 200 冊以上の本を著し、医学書としては、医学百科事典にあたる『包含の書』などでよく知られている。また特定の病気を取り扱った本としては最初の『痘瘡および麻疹について』などを残している。この書の中で、彼は麻疹と天然痘の違いを詳細に区別している。アヴィケンナは 21 歳の時に 20 巻もある医学百科事典を書いたりして、早くからその才能を示した。多くの著書を残し、後世の人々から第二のアリストテレスとさえ言われた。例えば、17 世紀の科学革命をガリレオやデカルトと共に推進し、心臓を中心とする血液循環説を唱えた英国の生理学者であるウィリアム・ハーヴィは、「歴史上 3 人の読むべき人物がいる。それは、アリストテレス、キケロ、アヴィケンナである」と言ったそうである。

彼の重要な医学書として 5 巻からなる『医学典範』*Canon* がある。その内容は、

第 1 巻：医学概論
第 2 巻：薬物論（マテリア・メディカ）
第 3 巻：各論としての病理学、内科と外科

第4巻：体の一部以上をおかす病気の各論、化粧術
第5巻：薬物集・薬物の製法
となっている。

　この『医学典範』は日本語にも翻訳されており、一部日本語でも読むことが可能である。彼の病理についての記述は、今でも読むに値するといわれている。彼の脳とその機能に対する考察は、4.1.2節で既に示したように、基本的には脳室を魂の活動の場と考えていた。

　その他のイスラム圏に属する学者として、北アフリカ、アルジェリアのチュニスのイサーク・ジュダエウス（Isac Judaeurs, 832頃-932）は、中世を通して西ヨーロッパで利用され続けた最もレベルの高い発熱に関する論文を著している。

　コルドヴァで活躍したアブルカシス（Abulcasis, ?-1013没）は外科の書を著しており、この中で、外科の手術器具を図入りでたくさん描いている。

　これらのイスラム圏の医学者たちは、ギリシャ医学を学んだが、ローマのガレノスが理解していた以上に、よくギリシャ医学を理解した。さらにこれら古くから伝えられた医学書の内容に満足することなく、自分自身でもかなり創造性のある医学書を著した。ただし、彼らは高度な生理学や解剖学の知識を欠いていたために、医学的な基礎知識に限界はあったが、非常に優秀な臨床家であった。

　彼らの西ヨーロッパへの影響は、15世紀のドイツのチュービンゲン大学のカリキュラムにも反映されており、15～16世紀のドイツ人医師はアラビア医学のみがその知識の大部分を占めていた。

　イスラム文化はさらにインドからも影響を受けている。数学、天文学、医学などの分野がその代表である。特に数学では、十進法とゼロの概念が導入され、錬金術や工学の分野へ応用された。このイスラムの数学者であり天文学者はアルフワーリズミ (Al-Khwarizmi, 780 or 800-845 or 850) を代表とし、「アルジェブラ」という代数学の語源となった最古の

代数学の書などを著した。さらに、三角法や円錐曲線を用いる三次方程式の解法を既に知っていた[16][17]。

4.2.3 中世ヨーロッパにおける大学の成立

さらに12世紀になるとこのアラビア世界に入っていたヘレニズム文化がラテン語に翻訳されて西ヨーロッパ文明へ移植されていった。

このアラビア世界の知識を西ヨーロッパへと伝えた人物として、前述のカルタゴ生まれのイタリア人コンスタンチヌス・アフリカヌスがいる。彼はほぼ40年間をイスラム圏で過ごした。最初、薬の商売を南イタリアと北アフリカ・アルジェリアのチュニジアで行っていたが、仕事でイタリアのサレルノ（ナポリの南東46 km）を訪れた際、この地の医学がアラビアの医学と比較して遅れていることを知った。そこでアラビアで医学を学んだ後、モンテ・カッシーノ (Monte Cassino) のベネディクト修道院（529年ごろ設立）で多くのアラビア語の医学書やアリストテレスの哲学書をラテン語に翻訳した。ただし、彼のラテン語訳は、不正確で間違いも多く、判読不明な個所もあった。このモンテ・カッシーノはローマの南方130 kmで、ナポリとの中間地点に位置する南イタリアの岩山（標高519 m）で古くから交通の要衝であった。この結果、南イタリアやフランスの大学の医学部の水準が向上した。この大学の例として、モンテカッシーノのベネディクト修道院に近いサレルノ医学校（既に9世紀には医療活動が行われていたとされる）やモンペリエ大学医学部がある[18]。

このサレルノの医学校は9世紀には医学の専門教育機関としてすでに設立されていた。この地は、ノルマン人によって征服されたナポリに近かったが、様々な地域（ユダヤ人、サラセン人、ラテン人、ギリシャ人など）から集まってきた医学に心得がある人々が互いに協力し合って医療行為を始めたといわれている。おそらく、コンスタンチヌス・アフリカヌスもそのような一人ではなかったかと推測される。この地の医師ガリオポンタス（Gariopontus ?-1050年ごろ没）は、ガレノス、トラレスのアレクサンダー、エギナのパウル、などの先人の医学書を参考に

してまとめた『感情』*Passionarius* という書物を執筆した[19]。

　従って、サレルノの医学校は、近世の大学システム (university) が始まる直前に医学校として、その歴史をスタートさせた。

　また、モンペリエ大学は、当時地中海周辺で活動していたユダヤ人、アラブ人とキリスト教徒の医学者を集めて1150年に設立された。現在のフランスにおいても一流の医学校としての評価を受けている。『ガルガンチュア物語』の著者として有名なフランソワ・ラブレー (François Rabelais, 1483-1553) は、この大学で医学を学びヒポクラテスやガレノスのテキストをラテン語に翻訳している。

　11世紀ごろからキリスト教教会の改革が進められ、聖職者の養成機関を組織する必要から司教座聖堂付属学校の数が増えてきた。このような教会の事情を背景として、私立学校が設立され始めた。中世の大学は、現在の意味での university の起源とみなすことができる。この時代以前の中世において、研究と教育は教会や修道院付属の学校で行われていた。しかし、都市や社会の成熟を背景にヨーロッパ各地に大学が設立された。それらの内、最も古いものが、1088年にボローニャ大学が法学校として北イタリアにできた。これは学生の組合として成立した（一般にアルプスより北のフランスや英国の大学は教師の組合として発足し、リベラルアーツが教えられた。これに対してアルプス以南のイタリアなどの大学は学生の組合として発足し、医学や法学であった）。ボローニャ大学は、私立の法律学校として最初つくられ、1155年には皇帝フリードリッヒ・バルバロッサ (Friedrich I Barbarossa, 1122-1190) が特別の庇護を与えた。次に、1150-1170年ごろパリ大学が、こちらはリベラルアーツを教える教師たちの組合を発端として成立した。1215年には、「パリの教師と学生のウニヴェルシタス」に対して教皇特使から規約が与えられ、大学の自治と自律の権利が保障された。次に12世紀に英国のオックスフォード大学がパリ大学を手本として開校された。こちらも教師による組合として最初は結成された。1214年に教皇から特許が出され、国王による認可が次いで与えられて正式な大学となった。これらパリ大

第 4 章　ヨーロッパ中世における脳の認識

学とオックスフォード大学は、どちらも神学の研究で著名であった。

　さらに、大学内においても次第に意見の違いなどで対立がみられるようになり、これらの大学から袂を分かつ形で分校が成立し、次第に独立の大学へと変容していった。例えば、上記のように医学校として成立したサレルノ大学からボローニャ大学とモンペリエ大学、このボローニャ大学からパドゥバ大学（1222 年成立）が成立し、パリ大学からオルレアン大学、オックスフォード大学からケンブリッジ大学（1209 年成立）などが成立していった。特にモンペリエ大学は、1130 年代から医学校としての発展が続き、1220 年に教皇特使からの規約を与えられてこの医学校は大学になった。

　教会の教皇や都市や国家の支配者も大学の意義を認め、これを支持するようになり、これらの支持のもとに、ナポリ大学（1324 年）、ウィーン大学（1365 年）、プラハ大学（1347 年）なども設立された。カリキュラムも次第に整備され、現在のリベラルアーツに相当する自由 7 科（算術、幾何学、天文学、文法、修辞学、論理学、音楽）と応用の学問（神学、法学、医学）が教えられた。このように、医学は重要な応用の学問として、中世の大学においてもその成立期から教育と研究が行われていた。
　当初、学生や教師の組合として成立した中世の大学は、教育と研究のための機関である性格上、在籍する学生に対する教育活動にもかなり比重をおいていた。また、教師の給料は学生の謝礼で支払われていたため、教師に対して種々の制約が課せられていた。さらにルネサンス以前の時代であるため、中世的な権威主義的性格も持っていた[20]。

　一方、14 世紀から 16 世紀にかけてイタリアでおこったルネサンス以後の 1660 年前後から西ヨーロッパ諸国に相次いで設立されたいわゆる科学アカデミーは、教育というよりは学者の研究に関する情報交換や発表の場として成立してきた。

最後に、9世紀ごろに成立したサレルノの医学校は、12、13世紀には、世界の医学の中心地と目されるようになったが、その後出現した新しい大学との競争に敗れ、15世紀ごろには衰退し、1811年にフランスの皇帝ナポレオン1世によって閉鎖された。

第5章　外科医アンブロワーズ・パレ
：幻肢の報告とその現代的解釈

　解剖学の進歩によって新しい知識がもたらされるようになると、この分野と直接関連している臨床医学の分野である外科にも影響を及ぼしてきた。これらの刺激を受けて大きな業績を残したのが、フランスの外科医であったアンブロワーズ・パレ (Ambroise Paré, 1510-1590) である（図 5.1）。彼の著書には幻肢などの神経科学的に興味ある現象の記述もみられる。この幻肢の記述に関して、その後、米国フィラデルフィア在住のサイラス・ワイアー・ミッチェル (Silas Weir Mitchell, 1829-1914) は南北戦争に外科医として従軍し、最も戦闘が激しかったゲチスバーグの戦いの後、銃によって負傷した兵士の手足の切断手術を多く行った。その際、これらの兵士に幻肢が多くみられることを多数報告している。この南北戦争の際の報告以前にも、ナポレオン戦争で英国海軍を指揮した 19 世紀のホレーショ・ネルソン提督 (Neruson, 1758-1805) なども、戦闘が激化して緊張してくると、こぶしを握り締め戦闘で失った右腕の手のひらにないはずの指がくい込む感覚や痛みなどを報告している。ネルソン提督は、これはないはずの手に感覚が生まれているので、「心が存在しているという直接の証拠」であると考えた。さらに、このことから、魂は身体が死滅した後も長らえることが出来ると考え、最終的に、心と身体は別個に存在すると考えた。幻肢のメカニズムが全く分からなかった当時においてはネルソン

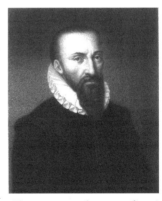

図 5.1　アンブロワーズ・パレ (Wikipedia より)[3]

提督の結論は自然な意見だと思われる。

　現代のアメリカでも、カリフォルニア大学サンディエゴ校 (University of California at San Diego) の臨床をも行っている神経科学者ヴィラヤヌル・スブラマニアン・ラマチャンドラン (Vilayanur Subramanian Ramachandran, 1951-) は、この幻肢について様々な臨床例を研究している[1][5]。彼は、幻肢が生じる脳内のメカニズムの一端を明らかにし、さらにその成果を臨床治療に応用している。彼によれば、幻肢は切断されたことで感覚入力が遮断されている大脳皮質の感覚野へ、隣接する領域から神経軸索側枝を介して入力が入ることで、この隣接領域に対応する体の部分からの刺激を感知することが可能になった結果引き起こされるとしている。例えば、手首が切断された負傷者の場合、大脳皮質感覚野の手のひらに対応する領域への入力信号が全く到達しなくなる。しかし、この領域に隣接している頬や上腕の領域から、頬や上腕に与えられた刺激が、軸索側枝を経由して感覚野の手のひらの領域へ入ってくることで、手のひらの領域の神経細胞が活動し、その結果、ないはずの手のひらの感覚を感じることが出来るようになる。これが幻肢の生理学的メカニズムであるとしている。

　現代のフランスの哲学者のモーリス・メルロー=ポンティ (Maurice Merleau-Ponty) などもこの幻肢について、彼の著書『知覚の現象学』のなかで、身体と心の関係に関する哲学的な考察を行っている。メルロー=ポンティに関しては、後の章で再度取り扱う[2]。

　パレは、1510年にフランス・ロワール地方のブルグ゠ヘルセン・ラヴァル (Bourg-Hersent Laval) に農業とカバン屋を営む父親のもとで4人の子供の末っ子として生まれた。父親も床屋であったという説もある。この説によれば、彼は父親からかみそり片手のこの仕事を教えられたとされている。姉のアン・パレ (Anne Paré) はクロード・ヴィアー (Claude Viart) という外科医と結婚している。1530年にパリで床屋・

第 5 章　外科医アンブロワーズ・パレ：幻肢の報告とその現代的解釈

外科としてその経歴をスタートさせた。当時フランスでは簡単な外科的処置は床屋の副業として行われており彼らを床屋・外科という名称で呼んでいた。その後、1533 年にパリ市内に存在する歴史的に伝統のある病院オテル・デュー（Hôtel-Dieu, 650 年に設立）で、外科の助手として働き始め、最初はペスト担当の仕事を任された。ここで働きながら近くの大学に通って解剖学なども学んだ。

　パレは、1537 年に軍医になりフランス軍のイタリア、ピエモンテ遠征に従ってトリノへ行き、この時、戦闘で負傷した兵士の治療にあたった。この軍医として、以後 9 年間過ごした。当時銃創の治療には毒を消す効果があると考えられていた煮えたぎったニワトコの油を注ぐのが、一般的であった。具体的には火薬が毒作用をもち傷口から内部に侵入すると考えられていたので、楔で傷口を押し広げ火薬を抜いた後煮えたぎった油を注いでいた。その結果、血液の中毒がふさがれて外気との接触が無くなり、悪魔の霊が体内に侵入できなくなると考えられていた。これは麻酔もなく行われたので非常な苦痛を伴い、必ずしも適切な治療法ではなかった。さらに当時は、感染症対策なども施されていなかった（図 5.2 ）。

　パレが従軍したこの戦闘で銃創を負った兵士を治療する際、負傷した兵士の数が多数でたため、ニワトコの油が底をついてしまった。仕方なく彼は、「卵黄」と「バラの油」と「テレビン油 (terebenthine)」を混ぜた混合物（一種の軟膏）を兵士の傷口に処方して成功し、大きな貢献をした。このとき、まだ少し残っていたニワトコの油をそそぐ治療をした兵士と自分の軟膏による処置をした兵士を、それぞれコントロール群とテスト群として一夜経たのちの回復の様子を観察した。明らかに回復の程度はパレの処方した軟膏の方に効き目があり、また兵士の苦痛の度合いも小さかった。さらに、この戦争に従軍した際、当時イタリアで有名な外科医から秘伝の同じような治療薬の成分を聞き出した。これは、アマノ油に子犬を入れて煮詰めたものにミミズの乾燥粉とテレビン油を混合したものであった。

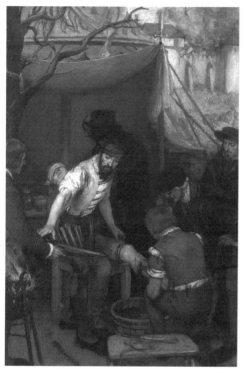

図 5.2 戦場で執刀するアンブロワーズ・パレ (Ambroise Paré utilisant la ligature à Damvillers par Ernest Board, 1877-1934)[3]

彼は、あまり学歴も高くなかったが、先人が見つけた秘伝の治療法を惜しげもなく公開し、例えば、国王であるシャルル9世から特別な治療を施すように要求された時も「すべての病人に国王と同じ治療をしている」と告げるなど患者のことを第一に考えた治療を行った。パレは、最初ほとんど無名で、大学も卒業しておらず、特別なアカデミックな意味での哲学的背景も持っていたわけでなかった。しかし、患者の治療や苦痛の軽減を第一に考え、このように先人が見出した治療法を秘匿することなく公開し、伝統的な医学界の権威と戦った。1540年に床屋・外科のテストに合格した。

1543-1545年、軍医としての勤務を終えてパリにもどってくると、彼の名声はヨーロッパ中に広まり、ヨーロッパにおける一流の外科医と認識されるようになった。この名声は、その後生涯にわたって維持され、彼は次々と4人にわたるフランス王の主任外科医となった。パリ大学のヴェサリウスの師でもあったヤコブス・シルヴィウス (Jacobus Sylvius, 1478-1555) の薦めで本を書いている。そのタイトルが以下である[4][5]。

La Méthode de traicter les playes faictes par les hacquebutes et aultres bastons a feu：「火縄銃とその他の火器による創傷の治療」

第5章　外科医アンブロワーズ・パレ：幻肢の報告とその現代的解釈

　この本は初めてフランス語で書かれた自然科学の本である（当時、自然科学の本はすべてラテン語で書かれていた）。それは、ラテン語の素養がない一般の床屋や軍医がフランス語で彼の著書を読むことによって、彼の治療法をなるべく多くの人に知ってもらい広めることが目的であった。またパレ自身もラテン語の素養が十分でなかったと伝えられている。この本の中で幻肢について記述をしている。このパレの幻肢に関する記述は、先に取り上げた米国のラマチャンドランの有名な著書である『脳の中の幽霊』Phantome in the brain などにおいても言及されている[6]。さらに解剖学の知識の重要性を認識して、この分野における業績を自分の外科に積極的に取り入れている。彼と同時代の解剖学者として、ベルギー出身のヴェサリウスが、人体解剖の結果を『ファブリカ』として出版している。パレは当然このヴェサリウスの歴史的に重要な解剖学書に触れていたに違いない。

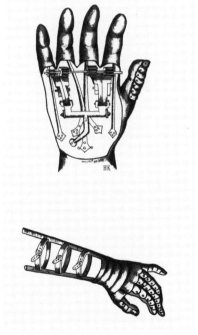

図5.3　パレによってデザインされた義手で、実際に負傷した兵士のために1560年以降に使用された。[8]

　パレは従来正式に知られていた治療法とは別に民間療法で有効と思われたものは積極的に採用したようである。例えば、やけどを負った患者に対し、医学的な処置を顔面の半分に施し、他の半分に農家の老女から聞いた塩とスライスした玉葱を処置した。そして実際に老女の処方の方が効果があることを確かめている。また当時効果があると考えられていたユニコーンの角は効果が無いとし、さらにエジプトのミイラの死体の一部を当時薬として利用していたが、こ

れも無意味であるとして退けた。1954年に試験に合格して外科医となったが、この時ラテン語の素養が無いパレのために試験官が前もってラテン語の試験問題を彼に教え試験にパスした[7]。

彼の著書は、フランス語からラテン語に翻訳され、さらに各国語に翻訳された結果、ヨーロッパ中に広まった。

パレの外科上の主要な業績は複数あるが、その中でもユニークなものが負傷した兵士のために考案した義手である（図5.3）。これは、現代のロボット工学などへとつながる萌芽となった可能性が示唆される。これらのパレの業績は16世紀と17世紀を通じて外科の技術の向上に大きく貢献した。

第6章のヴェサリウスと前後するが、解剖学の知識が臨床医学である外科の基礎知識として重要性が増してくるという歴史的事情のなかで、このパレは外科医として活躍した。

このパレに続いて、次に重要な解剖学者として、イタリアのジロラモ・ファブリチオ (Girolamo Fabrizio, 1533?-1619) がいる。彼は、パドヴァ大学の解剖学と外科の教授として約40年間講義を行い、多くの弟子を指導した。筋肉の運動のメカニズムを調べ、眼球の構造の図を残し、発生学などにも貢献した。

さらにこの時代、ヨーロッパ文化は、いわゆるルネサンス期に当たり、イタリアを先頭に西ヨーロッパ各地で、独創的な芸術や思想、自然科学と技術などで進歩があった時代と重なっている。この"ルネサンス"という概念は、ヴァザーリがその著書の中で用いている。ただし、このルネサンスという見方も、単に中世ヨーロッパからの革新的な脱却の時代ととらえるのではなく、多様な見方と解釈が存在しており、中世から連続的に革命は起こってきたとする見方や近代文明は、ルネサンス終了後に発達したため、ルネサンスを中世に含める見解などもある[9]。

形や色の独創的な組み合わせで人間の内面を表現しようとする絵画などの芸術作品は、当時の社会通念や人間に対するとらえ方（理解）に

第5章　外科医アンブロワーズ・パレ：幻肢の報告とその現代的解釈

深い関連性があると考えられる。従って、時代に先駆けて、社会になにか革新的な変革が始まる場合、それに先行する形で、絵画表現にその兆候が表れる。ルネサンスが、最初にイタリア出身の画家ジョットらの絵画上の変化から顕在化してきたのは、そのことを示唆している。彼は、中世ゴシック絵画の完成者であると同時に、人間性を表現して新しい表現様式を創造した。イタリアの絵画を実際に鑑賞すると、ルネサンス以前の顔の表情や姿勢などが型にはまった同一の形式で描かれた人物像が見受けられるが、これらが、次第に顔の表情に個性が現れ、体に陰影や姿勢の変化がみられるようになる。それは、まさしく人間性を帯びた表現へと変化していく様子を示していて、来るべきその他の分野での文化的変革を暗示しているのが見て取れる[10]。

彼をはじめとしてイタリアとその近郊に新しい表現形式をもった多くの画家が輩出した。これが、解剖学などの図における人体表現を大きく変革させた一因になり、逆に絵画に携わる画家の目を通じて人体をリアルに正確に観察することが、解剖学を変革させたとも理解できる。

第6章 ベルギーの解剖学者
：アンドレアス・ヴェサリウス

6.1 ヴェサリウスの『ファブリカ』

16世紀に入るとルネサンスの芸術家達によってギリシャ・ローマへの芸術への回帰が言及されるようになり、人体の美しさが再度見直されるようになってきた。さらに、この芸術家達による人体美への関心から、医学の方面でも人体解剖への新たな関心が起こってきた。また活版印刷技術の発展により情報伝達の手段が、それ以前と比較して速さの面でもコストの面でも飛躍的に伸びてきた。これらの二つの新しい動向に対応して、必然的に従来の神経研究を超える新たな成果が発表されるようになってきた。その代表者が、ベルギーのブリュッセル生まれのアンドレアス・ヴェサリウス (Andreas Vesalius, 1514-1564) であり（図6.1）、脳を含む中枢神経系の正確な解剖図を1543年刊行の著書『ファブリカ』 *De humani corporis fabrica* やその付録である「エピトーメ」Epitome のなかで残した（図6.2参照）[1]。

前述のように、レオナルド・ダ・ヴィンチも彼自身による独創的な方法で多数の人体解剖図を描き、解剖学の教科書として執筆・出版を計画していた。しかし、完成させることなく亡くなった。このダ・ヴィンチが亡くなった時、ヴェサリウスは、まだ4歳であった。

さらに、この時期、パリのシャルル・エティエンヌ (Charles Estienne, 1503-1564) は、ある出版社で働いていたが、この出版社に加わる以前は解剖にたずさわっていた。その時の成果を解剖学の専門書として刊行する準備をし始めていた。このエティエンヌの著書の初版は、1543年に出版された『ファブリカ』より2年遅れの1545年に出版された。しかしながら、ヴェサリウスの本より内容的に遅れたものであった。

第6章　ベルギーの解剖学者：アンドレアス・ヴェサリウス

ヴェサリウスは、最初パリ大学で医学を学んだが、そこでの内容には失望した。しかし、解剖学の講義の際、彼の熱心さに注目した教授が、彼に解剖を命じたところ、教授の期待に十分に応えたので、その次も教授から解剖を命じられた。しかし、彼はほどなくパリを去り、イタリアのヴェネチアへ向かった。最終的にパドヴァ大学で博士号を取得し、1537年12月5日にそこを卒業した。さらにその翌日には、この大学の解剖学と外科学の教授に任命された。

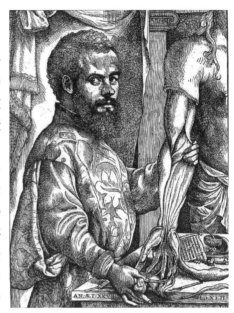

図6.1　ヴェサリウスの肖像画

ヴェサリウス以前の大学では、解剖学の講義は大学の教授が高い位置にある椅子に座ってガレノスのテキストを読み、実際の解剖は床屋・外科が行っていたが、さらに彼はその講義スタイルを変えた。すなわち自らが講義と解剖も同時に学生の前で行った（第4章の図4.6 A参照）。

このパドヴァ大学でヴェサリウスは学生の理解を助ける目的で解剖学と生理学の簡潔なモノグラフ『六枚の解剖図』を出版した。これは『ファブリカ』の出版より先立つこと5年前の1538年であった。しかし、この時点ではまだガレノスやアリストテレスの見解と内容的にほぼ同じであり、まだ彼らの説を疑っているわけではなかった。しかし、次第に自らの人体解剖の経験に照らしてすべて見直してみようという思いに至った。この懐疑が彼の偉大な業績の出発点になった。その後、彼は精力的にいわゆる『ファブリカ』の刊行準備のためにエネルギーを注いだ。この「ファブリカ」という言葉の意味は、「構造」という意味で彼の場合

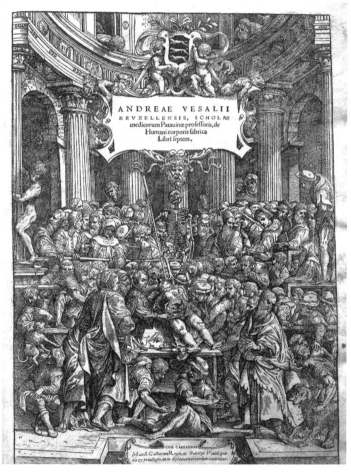

図 6.2 ヴェサリウス著『ファブリカ』の表紙

は生理学的な意味合いも含んでいたようである。

　以上のような経緯を経て、彼によって 1543 年に 2 冊の書籍が出版された。タイトルは『ファブリカ』と『エピトメー』である。7 巻からなる『ファブリカ』は、パドヴァ大学での人体解剖の成果とガレノス医学の研究をまとめた内容であり、『エピトメー』は、この『ファブリカ』の入門書に対応している。この 1543 年という年は、コペルニクスが『天体の回転について』という書籍を刊行した年に当たり、医学と天文

第6章　ベルギーの解剖学者：アンドレアス・ヴェサリウス

学において歴史的に重要なページを開く年になったとみなされている。当時、大学の解剖学の講義は、3人によって行われていた。ガレノスなどの権威ある解剖学書を読む「解剖学者」、実際に遺体をメスで解剖する「執刀者」、解剖された遺体の臓器などを棒で指示する「指示者」の3者である。ヴェサリウスはこの3人の役割分担を一人で全部行っていた。その結果、学生に対してよりリアルに生きた講義を行うことができた。この方法は、将来の医学研究にも重要な方法論となる実験の重要性を重んじる研究スタイルにも影響を与えた。

『ファブリカ』の表紙の図を詳しく見てみると当時の事情などいろいろなことが理解される。中央の解剖台の左側で遺体に手を出している人物がヴェサリウスである。彼は高座の椅子に座っているのではなく、解剖台の横に座っていて、一人の女性を自ら執刀し解剖している。遺体の奥には組み立てられた骨格の標本があるが、これは彼が、骨学にも重きを置いていたことを示唆している。テーブルの上には、種々の手術器具が置いてあるのがわかる。テーブルの下に座り込んで剃刀を手にしている人物はヴェサリウス自身が執刀することになったため失業した執刀者の床屋・外科である。上部に設けられた柵の外側には、見学者がいる。ここに種々の人物が背景として象徴的に描かれている。ヴェサリウスの真上で書物を開いて読書に没頭しているのが、書物の内容のみを信じて事実を見ない愚鈍な人物の象徴である。右上の段の右から3人目の人物は、書物を閉じて解剖されている人体を指差している。これは、過去の書物によるのではなく、目の前の遺体自身をよく観察して学ぶべきであることを示唆している。また右下にイヌ、左下にサルが描かれていて、ヴェサリウスがこれらの動物の解剖も行ったことを示している。右下のイヌの足が一本だけ人の足になっている。これは、イヌの解剖と人の解剖を比較したことを示している。

ルネサンスの画家の伝記を書いたジョルジョ・ヴァザーリ (Giorgio Vasari, 1511-1574) の『画家・彫刻家・建築家列伝』によれば、この『ファ

ブリカ』の解剖図は当時の一流の画家とみなされていたティツィアーノ・ヴェチェッリオ (Tiziano Vecellio, 1488/1490-1576) の工房に所属していた画家のカルカールによって書かれた可能性がある。さらにティツィアーノ自身も一部の図を描いたとされている。一流の解剖学者と画家が、同時期に出現したのは、これらが、互いに影響を与えたためと考えられている。前述のレオナルド・ダ・ヴィンチの場合も同様であり、後述のトマス・ウィリス（解剖学者）とクリストファー・レン（芸術家）にも当てはまる[2][3][4]。

　この書の中で、ガレノスの解剖図がヒトの解剖によるものではなく、動物の解剖によるものであることをヴェサリウスは最初に指摘した。実際ガレノスはサル、ブタ、ヤギ、ヒツジなどを解剖したとされている。ヴェサリウスの解剖学者としての名声が上がるにつれ、囚人の死刑執行を行う際は、死体を解剖できるようにするために、裁判官がヴェサリウスのスケジュールに合わせて死刑執行を計画したとまで言われている[5]。

　このヴェサリウスは前章（第5章）で言及したアンブロワーズ・パレと同時代の人物である。パレが仕えていたフランス王フランソワ1世と神聖ローマ皇帝カール5世は、1921年から1942年にわたって4度戦争を行っている。このときヴェサリウスはカール5世の軍隊に加わっており、この二人はお互いに敵と味方にわかれて戦った軍隊に所属していた[6][7]。

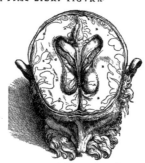

図6.3　ヴェサリウスによる脳の概観図[1]

このようにヴェサリウスは、ガレノスの医学に精通していたばかりではなく、実際に自ら遺体を解剖し、観察に依存する正確な図を描いた点に特徴がある。17世紀の科学革命の洗練をうけたクロー

第6章　ベルギーの解剖学者：アンドレアス・ヴェサリウス

ド・ベルナールなどによって執筆され、『実験医学序説』などで示された自然科学の方法とは異なっている。ベルナール以前ではあるが、ヴェサリウスの方法は、「正確な観察」による現象の記述というやはり重要な自然科学の方法の一つであると考えられる。ヴェサリウスは、解剖においては優れた才能を示しているが、機能を考える生理学的考察は、ほとんど行っていない。また、中世以来引き継がれてきた Ventricle Cell Doctrine についても特に言及しておらず、脳の働きについては、ガレノスの学説を基本的に受け入れている。すなわちこのことは、ヴェサリウスでさえも精神機能や魂の存在する場所は、脳室であることを認めていたと考えられる。

このヴェサリウスの解剖学的記述を含む神経科学研究法の理解を深めるために、神経科学における研究方法について簡単に説明を加えておく。一般に神経科学の研究方法として、以下の4つの方法がある[8]。

(1) ケーススタディを調査する (Examining case study)：これは自然界に実際に起こった出来事を同定して詳しく調べることを意味している。この目的は、この出来事を利用して検証可能な仮説を立て、仮説／検証／実験をおこなうことである。

(2) スクリーニング (Screens)：注目している対象で重要な役割を果たしている可能性のある解剖学的構造、ニューロン、タンパク質や遺伝子などをいかなるバイアスもかけずに調べることをさす。

(3) 記載 (Description)：どのような要因も操作することなく、神経系をありのままで観察できる技術を利用して、観察結果を記録することをさす。これは、原子・分子などの非常にスケールの小さいレベルでの不確定性原理の考え方とその背景が似ている。

(4) 操作 (Manipulation)：従属変数に対する独立変数の効果を決めることで、仮説のテストを行うことと同じ意味である。

この分類から明らかなように、ガレノスやヴェサリウスなどの近代科学が発展する以前の医学研究者は、主に (3) の記載という方法によって

その研究を進めていた。例えば、古代文明では天体観測などの天文学も天体の動きや星の位置を正確に記述していた。これがやはり (3) に相当する。上記の分類によると、デカルトやクロード・ベルナールなどによる仮説を立ててそれを実験的に検証するという方法が、次第に科学研究に導入されていたった過程がおのずと明らかになる。またヴェサリウスは解剖学者であったので、正確な人体の構造には注目していたが、これらの生理学的機能についてはそれほど注目していたとは考えられず、実際に洞察もほとんど試みていない。

しかしながら、このヴェサリウスの脳の解剖学的記述は、当時の解剖学者の説明のどれよりも進んでおり正確であった。『ファブリカ』では、動脈洞、脳室、大脳鎌、小脳天幕、脈絡叢についても正確に記述しており、脳梁や脳弓も説明を加えている。透明中隔、四丘体、松果腺、延髄などについても記述されている。ただし、彼は動脈注入法を行っていないので、脳底にある動脈輪（現代の教科書にも記載されているウィリスの輪）を記述していない。一方、後述する英国のトマス・ウィリスの時代には、動脈注入法が知られていたので、ウィリスの著書にはこの構造が発見され記入されている。またヴェサリウスは橋などの構造についても記述していない。本文には説明の記述はないが、その図中には、視床、尾状核、レンズ核、

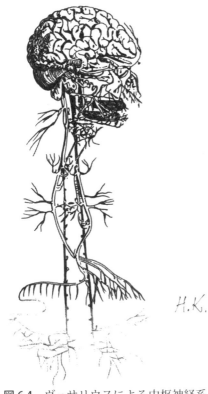

図6.4 ヴェサリウスによる中枢神経系の外観図

第6章 ベルギーの解剖学者：アンドレアス・ヴェサリウス

淡蒼球、被殻、視床枕、大脳脚などに対応する部位も正確に描かれている。しかし、脳神経については不十分な記述しか残していない（図6.3及び図6.4参照）。

ヴェサリウスは神聖ローマ帝国支配下のブリュッセルに生まれた。父親は、当時の皇帝マクシミリアン1世の侍医であったエヴァラルド・ファン・ヴェセル (Everard Van Wesel, 1738-?) の私生児であった。このヴェサリウスの父親は、同じ皇帝マクシミリアン1世の薬剤師として仕事をしていた。彼は、当時、「地獄の路地」(la ruelle de l'Enfer) と呼ばれていたブルッセルのアンフェール路地に薬局を開いていた。この父親は、息子のヴェサリウスをその家風に従わせるために、ブリュッセルのBrethren of the Common Life（Greert Groote によって設立された共同生活兄弟会）に参加させ、ここでギリシャ語とラテン語を学ばせた。この幼少の子供時代、ヴェサリウスは死刑囚の絞首刑台があったガルゲンベルグ（Galgenberg　フランス語ではMont des potences）の丘に登っていった。ここで絞首刑になった遺体をカラスが徐々に食いちぎっていくようすを観察していたといわれている。この逸話に既に将来の偉大な解剖学者への萌芽がみられる。ちなみにこの絞首刑台の跡地には、現在、ブリュッセルの最高裁判所が建設されている。

成人してヴェサリウスはベルギーのルーヴァン大学に入学した（1528年）。この4年後の1532年に薬剤師であった彼の父がカール5世の従者として任命されたので、ヴェサリウスはパリのサンジャック通りにあったソルボンヌ大学（パリ大学の一部に含まれる）の医学部に移った。後の彼の知識の背景であるガレノスの学説はこのソルボンヌ大学時代に学んだものである。特に、パリ大学のジャック・デュボア教授（Professeur Jacques Dubois, ラテン語の通称Jacobus Sylvius：ヤコブス・シルヴィウス、1478-1555）とジャン・フェルネル (Jean Fernel, 1497-1588) からこれらを学んだ。シルヴィウスは、当時の高名な解剖学者で、フランスで初めてヒトの解剖を行った学者である。またそれまで単なる

番号を振って筋肉を個別に同定していたが、彼はこれらの筋肉に固有の異なる名称を最初に与えた人物でもある。同様な命名法を血管などにも行っていた。しかし、シルヴィウスはガレノスの解剖学の知識を盲目的に信じてこれを支持していた。このようなシルヴィウスの学問に対する姿勢が、将来のヴェサリウスとの衝突の一因になった。例えば、下顎骨が一つの部分で構成されているとヴェサリウスは認識していたが、シルヴィウスは二つの部位からなるとしていた。このような観察された事実との不一致をシルヴィウスは認識せず、ガレノスの時代からヒトの形態が変化したと主張してヴェサリウスの観察を無視した。しかし、このようなガレノスに対する信仰にも近い称賛を与えていたのは、シルヴィウスだけではなかった。16世紀の解剖学者の常識では、ガレノスを越えて修正発展することなどは、ありえないことだと認識されていた。

　しかし、彼はこのソルボンヌ大学の医学部でのアリストテレスやガレノス中心の授業に次第に退屈していった。さらに当時のソルボンヌ大学では、死体の保存方法が知られていなかったので、気温が低い冬の時期の3日間だけ人間の解剖が行われ、3日以上は解剖を続けることができなかった。従って、ヴェサリウスは、近くの墓地の墓掘り人と交渉して、死体の一部をもらい受け、密かに隠れてこれらの死体を解剖することで実施に勉強していた。この近所の墓地とは、パリのモン・フォコーンの絞首刑台 (Le gibet de Montfaucon) の墓地のことで、この近所にヴェサリウスが偶然アパートを見つけた縁によっている。このモン・フォコーンの絞首刑台は、1760年に壊されるまで約5世紀の間存続していた。これは、当時のパリ市のグランジュ・オ・ベール通り (Rue de Grange-aux-Belles) にあった。この場所は、現在のパリ市でも10区内の同名の地名で、サンマルタン (St. Martin) 運河沿いの東駅 (Gare de l'Est) 近くである。当時、彼が、セント・イノセント墓地に通って墓地で骨を研究していたとする文献もあるが、このような事実はないとする文献もある。

　このように密かに隠れて解剖を実施し、みずから学んでいたが、このことは、他の学生に知れ渡っていて公然の秘密であった。ある日、大学

第6章　ベルギーの解剖学者：アンドレアス・ヴェサリウス

で行われる予定の解剖の日に、担当の床屋・外科が病気になって休むことになった。当時はまだ大学の講義で床屋・外科が実際の執刀を行っていた。この時の講義を担当していたシルヴィウスがこの解剖を延期しようとした。貴重な解剖の機会をキャンセルすることはできないと考えた学生たちが、階段教室内で「ヴェサリウス」、「ヴェサリウス」と連呼した。この結果、高名な解剖学者シルヴィウスの前で解剖を行ったヴェサリウスの名声は一気に高まった。このように独創的な仕事をする人物は、往々にして既成の大学の授業などに飽き足らず、独学で創造的な仕事をする場合がある。例えば、アインシュタイン、エジソンなどもその例である。ここで出てきたシルヴィウスの助手を、アンブロワーズ・パレも一時期務めたことがあった。

　このようにパリ大学時代にすでにある程度の名前が知られるようになっていたヴェサリウスであるが、彼の生まれ故郷が属していた神聖ローマ帝国とフランスが戦争状態に入ったため、1536年にパリ大学のあるフランスを去って、ルーヴァン大学に戻った。その後紆余曲折を経て、1537年に当時としては比較的自由が許されていたイタリアのパドヴァ大学に移動し、ここで博士号を取得した。その結果、前述のように、外科学と解剖学の教授になった。パリ大学時代にシルヴィウスを通じて学んだヒトの解剖において、ガレノスに間違いがあることに気付いていた。このパドゥヴァ大学でヴェサリウスは腰を落ち着けて研究を進めた。ここにきて、前述したように、彼は3者の役割を一人でこなし、実際の観察の重要性を説いた。この成果が『ファブリカ』や『エピトメー』として結実した。ここで種々の業績をあげた結果、パドヴァの裁判官までもが、彼の解剖学に手を貸すために死刑囚の解剖を許可した。この際、前述したように、死刑を執行する日をヴェサリウスのスケジュールに合わせて行うようになった。これは1539年のことであった。例えば、ガレノスやアリストテレスもまちがえていた左心室と右心室の間の壁には穴が全くないという知見も彼によって正しく観察されていた。

彼の死について従来から言われてきたのは、エルサレムへの巡礼からの帰途の途中にイオニア海で暴風雨にあって、船がザキントス島で座礁し、そこで病死したという説である。この病気とは、まず壊血病にかかって発熱し、その後チフスに感染し死亡したとなっている。

あるスペインの貴族が死に瀕した際、まだ心臓が動いていたにもかかわらず、ヴェサリウスが検死のために急いで解剖した結果、死に至らしめたとされた。この罪に問われ、エルサレムへの巡礼を罰として科された結果病死したと言い伝えられてきた。しかし、これには異論がある。

最近の記述によると、スペインの貴族から要請されて診察に訪れたが、結局何もできないうちにこの貴族は急死した。翌日、この急死した患者（女性）の死因を調べるために、ヴェサリウスと死亡した彼女の家族及び他の複数の医師の眼前で、遺体の解剖を始めた。しかし、このとき身内として同席していた彼女の兄は、まだ心臓が鼓動していたと後に主張した。さらにこの証言の結果開かれた宗教裁判においても、生きた人間の検死・解剖を行ったいう理由によりヴェサリウスに死刑の判決が下されたとなっている。

6.2 ヴェサリウス以後の脳の解剖学

ヴェサリウスの『ファブリカ』刊行以後、16世紀後半に入ると中枢神経系の解剖は、脳神経と感覚器へとその注意が広がっていった。特にパドゥバ大学のヴェサリウスの弟子や後任者による研究が顕著であった[9]。

1514年生まれのヴェサリウスより6歳年下のバルトロメーオ・エウスタキオ (Bartolomeo Eustachi, 1520-1574) はすでに原著は紛失してしまっているが、その著書の中で解剖図を準備していた。ここには脳底や交感神経系についての見事な全体像の図がある。特にヴェサリウスも見落としていた橋を脳の組織と区別していた。しかし、橋の発見は、コンスタンツォ・ヴァロリ (Constanzo Varolio, 1543-1575) とされているが、彼の図はエウスタキオの図より劣っているとされている。

パドゥバ大学でヴェサリウスの弟子となり、ヴェサリウスが職を辞

した際その後任の教授となったのが、マッテオ・リアルド・コロンボ (Matteo Realdo Colombo, 1516?-1559) である。彼は近代的な著書『解剖学』De re anatomica を著した[10]。この中で、従来誤って記述されていた眼球内の水晶体の位置を正しい位置に訂正した。さらに腹膜、胸縦膜、胸膜の説明は正確であった。彼は、パドゥバ大学へ留学していたハーヴィの血液循環説の発見にも影響を与えたと考えられている。

ガブリエル・ファロピオ (Gabriele Fallopio, 1523-1562) はヴェサリウスのもう一人の著名な弟子であり、『ファブリカ』から遅れること18年後の1561年に『解剖学観察』Observationes anatomica を刊行した[11]。ここでは、第4、第5、第8、第9神経について重要な記述をしている。さらに聴覚神経に関しても記載がある。

17世紀にはいると、第8章で概説するトマス・ウィリスによりさらに一段と大きな進歩があった。

第6章のまとめ

この章では、古代文明社会から、ヴェサリウスに至るまでの脳に関する記述を概観した。解剖学的知見はさらに進み、脳の詳しい構造に関するほぼ正確な記述をした文献も刊行された。これには、イスラム社会で得られた成果の影響やルネサンスの画家の描写力も加わった。

本章でのべた16世紀に行われた解剖学上のヴェサリウスによって引き起こされた大きな成果は、次の17世紀に始まる科学革命の下準備となった。この17世紀の科学革命において重要な役割を果たしたのが、哲学者であり同時に自然科学者であったデカルトである。彼は心身問題の哲学的な考察と平行して、近現代の科学革命の規範も確立した。さらにこの心身問題から発展して、身体機械論や松果腺説に基づく脳の機能についても自説を展開した。

このデカルトは、彼の哲学の原点と考えられる有名な「われ思うゆえにわれあり」を出発点として、「わずかでも疑い得る余地があるも

のは、全て偽なるものとして否定する」という立場をとった。さらにこの立場を推し進めることから「懐疑と否定の主体である自己」と「懐疑と否定の対象である事物」とは存在論的に異なる二つの実体として区別した。このことは、すなわち「精神（心）」と「物体（身体）」としての区別があり、精神は「思考」を本質とし、物体は「延長」をその本質とするという結論に至った。このような一連の論理的展開を経て、心と身体は別のものであるという考えに至り、今日まで、大きな影響を持つようになった心身二元論を唱えた。また、生体の働きを物理学や化学といった自然科学の方法で機械論的（メカニズム中心）に明らかにできると考えた。

しかし、デカルトは精神と身体を二つの異なる実体として分離して考えたが、エリザベート王女の質問をきっかけとして、さらにこの問題を深く考察した。すなわち、この機械であり物質でできている身体を物質とは別のものである心が、どのような作用によって動かしているのか、について考察も試みた。その結果、心身合一という新しい「原始的概念」にたどり着いた。彼女の質問から発したおのれの考え方の難点にしなやかさを持たせることで解消しようとした。

このデカルトの心身二元論についての考察は、それまで中世において重要な役割を果たしてきたスコラ哲学の基礎を支えていたアリストテレスの自然哲学を解体することから始まった。従って、ガリレオやデカルトによって起こされた科学革命を理解するためにも、その背景となったアリストテレスの自然哲学について、次章以降に説明を行っていく。

さらに、これらから科学革命の成立によって達成された近現代の自然科学の規範と同時にデカルトの心身問題を、デカルトの脳との関連でみていくことにする。

第7章　17世紀の新しい科学革命

　6章までに脳と心に関する古代からヴェサリウスに至る歴史を概観した。このころまでは、依然として対象の観察による解剖学的記述といった方法が主に行われ、現代的な意味での科学は未熟であった。しかし、17世紀に入ると、イタリアの絵画運動から始まったルネサンスの影響で、それまでの既成の考え方に変更を迫るような思想や科学的な発見などが相次いで出現してきた。さらに、ヴェサリウスの著書とコペルニクスの地動説に関する書籍の出版年（1543年）が同じであるなど象徴的な出来事をはじめ、これに続く、ガリレオ、ハーヴィ、デカルト、ニュートンらの業績によって、近現代の科学的方法が確立された[1]。この時期に、キリスト教的世界観を支えていたプラトンやアリストテレスが提唱した宇宙観を解体し、新しい秩序といえる思想上の革命がおこった。この思想上の革命は、新しい自然科学の方法論を導き、精神機能や意識などの心の問題を明らかにしようとする科学者の基本指針となり、現代の神経科学へと続いている（p.158）。

　17世紀は、絵画の上でも大きな変化が行われたバロックとよばれる時期に相当している。オランダのレンブラント、フェルメール、フランス・ハルス、スペインのベラスケス、フランドルのルーベンス、フランスのプッサンやジョルジュ・ドゥ・ラ・トゥールなどが名画を残している[2]。

　しかし、この科学革命は、その成立過程で、感覚神経を通じて経験される個人の知覚経験やクオリアなどをその対象外とすることで、形成されてきた。従って、これらの個人の主観的感覚や意識の問題をその研究対象とすることができないという問題を必然的に内包している。このような成立事情を背景とする自然科学（神経科学）を利用することで、一

度対象外へ追いやられたヒトの「意識など」を再び研究の対象とし、解明することが可能であるのかという矛盾を抱えている。この点を念頭に置いて、17世紀科学革命の成立背景とその形成過程を以下に概観する。

7.1 古代ギリシャとアリストテレスの自然哲学

精神に対する自然哲学に大きな変革を起こしたデカルトの心身二元論や心身合一について考える前に、デカルトが生きた時代背景をすこしふりかえっておく。彼が生きた17世紀は多くの科学上の新発見が相次いでなされ、それまで中世において、教会のキリスト教学と結びついて支配的であったアリストテレスの自然学が次第にその権威を失っていった時代である。同時期の科学革命を推進した具体例の代表的なものとして、ハーヴィによる血液循環説、ガリレオによる天動説の確認などがあげられる。これらの業績をさらに発展させ完成させたのがニュートンである。ニュートンによって近現代の自然科学の方法論が一応完成させられた。これらは生理学や物理学の分野での結果であるが、以後の知的世界に大きな影響を与えた科学上の業績とみなすことができる。ただし、ガリレオやハーヴィは科学者であって哲学者ではないので、アリストテレスの哲学体系全体を解体することはできなかった。確かにデカルトの科学上の業績のあるものは、現代のわれわれの目からみても正確でなく誤った結果を導いているものもある。しかし、彼はそれまで宗教上の理由などで研究の対象にすることさえできなかったヒトの精神などの問題を、宗教上のこの制約から切り離して独自に取り扱える道を開いた。

デカルトの業績についてここでは、2つの点を取り上げる。
(1) アリストテレスの自然哲学に対して、新しい科学革命をガリレオやハーヴィらと共にすすめた。この科学革命はニュートンによって現代の自然科学へとほぼ完成させられた。
(2) 心の問題に関連して「心身二元論」を提唱し、さらに、矛盾点を解消するために、「心身合一」へと問題を拡張した。この心身合一は、

心身二元論の不完全な点を考慮し、これをしなやかに拡張して得られた考えである。

　デカルトが考えたアポリオリ（難題）なこの心身問題は、彼自身によって脳内の「松果腺」という器官の働きであるという生理学的な説明が与えられた。現代の生理学の知識をもつわれわれからみるとこの松果腺説は正しくない。しかし、この問題に対するデカルトの解答は、現代における脳と精神の関係を考える上でも同様の問題を提出している（この点に関してクルストーフ・コッホの著書『意識をめぐる冒険』のなかでも同様な疑問が提出されている）[3]。また、デカルトの心身二元論は、その後の心の哲学や認知神経科学、神経生理学や脳科学に対して大きな影響を及ぼした。

　この上記の2点を中心にして本章の内容を進めていく。本章の中心であるデカルトの本題に入る前に、彼が出現する以前の西洋（ここでは主に西ヨーロッパ）の宗教を含めた知的社会に大きな影響を及ぼしてきたアリストテレスの学問体系について最初に簡単に説明する。これによって、デカルトの業績の理解がより深まると思われる。アリストテレスについては、3.3.1節で脳との関連で簡単に触れたが、ここで改めて彼の業績のさらに広い部分を概観する。

　人類の歴史を概観したときに感じる大きな驚きは、BC800年ごろからBC600年ごろにかけて突如知的変革が起こったことである。これは地中海の北辺に位置するギリシャで爆発的に突如出現した。ギリシャでの自然哲学の発生とその後の発展は一般的に三つの時期に分かれる（4.2.1　12世紀ルネサンス、参照）。
　(1) 最初は、紀元前6世紀のタレスに始まり、アナクシマンドロス、アナクシメネス、さらに、アナクサゴラス、エンペドクレスを経てデモクリトスに至る多元論の自然哲学である。
　(2) 次に紀元前4世紀ごろからアテネを舞台として、ソクラテスから始まり、プラトンの『ティマイオス』における幾何学的原子論、さらに

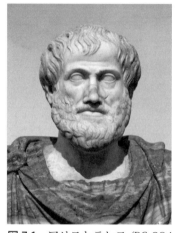

アリストテレスの一連の自然学の著作において壮大な体系へとまとめ上げられた。

(3) 最後に紀元前3世紀から紀元前2世紀にかけてヘレニズム時代のアレクサンドリアにおいて、ユークリッド、アルキメデス、エラトステネス、アリスタルコス、アポロニウスらの数学者や、物理学者、さらには天文学者らによる精密科学の発展した時期である。

図 7.1 アリストテレス (BC 384-BC 322)

前述（3.2 節で記述した）のヒポクラテス学派の医学書の成立は、この区別によると、およそ第一期から第二期の初期にかけての時期に相当している[4]。

アリストテレス (Aristotélēs, BC 384-322) は、彼以前のギリシャの哲学者らの学問を体系化して「自然学」を打ち立てた（図 7.1）。このアリストテレスの体系こそが、古代・中世を通じて、自然学のすべての根本的な概念の枠組みを与えた。ここでの自然学は、数学、物理学、天文学、化学、生物学などほとんどすべての分野をカバーしている。さらにこのアリストテレスの学問体系は、シリア語、アラビア語に翻訳され、アラビアの哲学や自然科学に対しても大きな影響を与えた。

アリストテレスの著作は膨大で、現存するものはオリジナルの著作の約3分の1程度とされている。アリストテレスは、自分の著書を公開することを予定していなかったので、ほとんどが未整理であった。もともとリュケイオンに残っていたものや別の場所に移動されていたものを紀元前1世紀ごろからリュケイオンに再度集められた。紀元前30年頃にこれをロードス島のアンドロニコス (Andronicus of Rhodes, BC30頃) が、整理・編集したものが、現在の『アリストテレス全集』である[5][6]。彼によって現在の形の配置が決められた。それらは、「論理学」、「自然

学」、「形而上学（第一哲学）」、「倫理学」、「政治学」である。以後、ディオゲネス・ラエルティオス (Diogemes Laërtius) による目録の編集、ベルギー出身の文献学者ポール・モロー (Paul Moraux, 1919-1985) による目録の分類、1831 年ドイツの古典文献学者のエマヌエル・ベッカー (August Immanuel Bekker, 1785-1871) の校正によるギリシャ語原文によるアリストテレス全集の編纂などが行われた。これは活版印刷として出されている。1920 年にベッカー版を参照して、オックスフォード古典叢書の中に加えられた。ベッカーは、プラトンの校訂本も出版している。

　アリストテレスの著書や学説は、ローマ帝国が東西に分裂した後は、東のビザンチン帝国で維持されたが、ビザンチン帝国の皇帝ユスティニアヌス 1 世によってリュケイオンが閉鎖された後は、ササン朝ペルシャの学術都市ジュンディ・シャープルに移動したキリスト教の一派であるネストリウス派の信者によって維持されつづけた（4.2.2 節参照）。この都市では、アリストテレスの著作のみならず、その他のギリシャ語の文献がシリヤ語へ翻訳された。さらにこのシリヤ語訳からアラビア語訳へは、アッバース朝のバクダットに設立された"知恵の館"で行われた。このアラビア語訳を通じてイスラム圏へと拡散し、多くのイスラム世界の知識人に影響を与えた。著名な医学者であるアヴィケンナも影響を受けた一人である。

　このようにギリシャ哲学を体系づけた彼の哲学全体は、3 つの重要な要素によって支えられている。それらは、「存在論」、「認識論」、「学問論」である[5]。
　最初の存在論は、我々の日常の知覚的世界のあり方を示しており、知覚的世界の中に存在しない数学のようなものは存在しないと考える立場である。
　次の認識論は、感覚世界にないものは知性の内には存在せず、日常の感覚経験によって獲得できる具体的なものや物体で知識の源泉が与えられるとするものである。このような存在論と認識論に従う学問論（基本

的には分類学）は、われわれが経験し、知覚感覚でとらえられる「形態」の多様性及び類似性によって分類されることを基本とするものである。この形態の多様性や類似性を記した彼の代表的な著書として『動物部分論』などがある。

アリストテレスによれば、われわれが対面している自然は、数学によっては表現されないものである。なぜなら、数学は抽象的な性格を持っているためである。

アリストテレスは、紀元前384年トラキア地方のスタゲイロス（後のスタゲイラ）に生まれた。このスタゲイロスはカルキディケ半島の小さなギリシア人植民都市で、当時マケドニア王国の支配下にあった。父はニコマコスといい、マケドニア王アミュンタス3世の侍医であったという。アリストテレスは幼少にして両親を亡くし、義兄プロクセノスを後見人として少年期を過ごす。このため、マケドニアの首都ペルラから後見人の居住地である小アジアのアタルネウスに移住したとも推測されている。その後、紆余曲折を経てソクラテス (Socrates, BC 469-399) の弟子であるプラトン (Platon, BC 427-347) の主宰する「アカデメイア」に入門した（図7.2）。

このアカデメイアに20年近くとどまり学問にはげんだ。BC347年にプラトンが亡くなると諸事情によりアリストテレスはアカデメイアを去った。その後42歳のころマケドニア王フィリップ2世の招きによりその息子であるアレクサンダーの家庭教師になる。フィリップ2世の死に伴いアレクサンダーが王位を継承し、アリストテレスはアテナイに戻り、ここに「リュケイオン」学園を開設する。BC323年にアレクサンドロス大王が没すると、広大なアレクサンドロス帝国は政情不安に陥り、マケドニアの支配力は後退した。これに伴ってリュケイオン学園のあるアテナイではマケドニア人に対する迫害が起こったため、BC323年、61歳頃、母方の故郷であるエウボイア島のカルキスに身を寄せた。しかし、そこで病に倒れ（あるいは毒人参をあおったとも言い伝えられている）、BC322年、62歳で死去した[6][7]。

第7章　17世紀の新しい科学革命

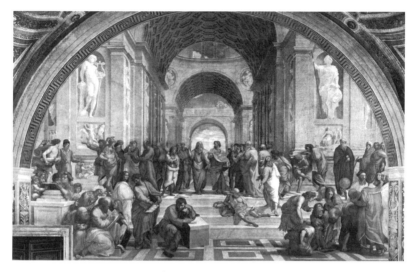

図 7.2　プラトンの学園アカデメイア

　アリストテレスは、その生物学において、人体に対する興味よりも、多数の動物に向けられ、その解剖を行った結果、比較解剖の立場に立っている。しかし、彼は脳に対して重要性を認めることができなかった。脳は思考と関係がなく、ただ単に心臓を冷却するためのものであると考えた。しかし、彼の生物学における業績と後世に対するその影響は計り知れないものがある。

　本章で科学革命に貢献した生理学者として血液循環を発見した英国の医師ウィリアム・ハーヴィ (William Harvey, 1578-1657) を取り上げる。一般にハーヴィは、心臓をポンプあるいはフイゴのようなものと考えた。また血液が心臓からでて全身をめぐり、また心臓に戻ってくるという説を唱えたため、アリストテレスとは異なる立場に立っている機械論者（131頁の注1、注2）であるとみなされている。しかし、彼はアリストテレスの影響をうけていた。ハーヴィがロンドンで出版した『動物の発生について』で示されている生殖の本質などについては、紀元前350年にアリストテレスがアテネで出版した見解とよく一致している[8]。

結果として、この状況は、20世紀の物理学においてプランクが量子革命に対して果たした役割と類似している。プランクのエネルギー量子仮説は、当時のほぼ完成されていた古典物理学の常識では理解されないアイデアであり、これが契機となって、新しい物理学が生み出されていった。しかしながら、プランク自身この仮説を認めたくなかった。

　同様に、ハーヴィの血液循環説は、アリストテレスの自然観を乗り越えながら科学革命を推し進める大きな一因となったが、彼自身は、そのことを自分でも望んでもいなかったし、認識していなかったのではないかと考えられる。

　例えば、心臓の機能に関してアリストテレスの説を一部支持するような記述がある。

　そのアリストテレスが心臓に関して行っている主張を要約すると以下の4点になる。

① 身体の中心部が最も「尊い場所」であり、その尊い場所に位置するのは「心臓」である。従って、心臓こそ霊魂（精神：プシケー）が宿らなければならない。
② 生物の胚が発生するには栄養と成長のための能力が必要である。従って、発生開始時の胚はすでに霊魂が宿っていなければならない。胚発生の過程で最初に分化する器官は心臓である。よって心臓に霊魂が宿らなければならない。
③ 心臓の運動は精神の影響を受けやすい。例えば、興奮したとき鼓動が早くなるなど。
④ 身体に栄養と熱を配分する血液は心臓に起源している。しかも血液は感覚器に送られている。このようにして霊魂の感覚能力が実現する。

　アリストテレスは以上のような根拠のもとに心臓が精神の座であると考えていた。このようなアリストテレスの心臓中心説をハーヴィは強く支持していた。

第7章 17世紀の新しい科学革命

ハーヴィは17世紀以降の科学者や哲学者（デカルトは独自の心臓の機能を提唱しているが、このハーヴィの業績を既に知っており、それに影響を受けたと考えられる）に対しても大きな影響を及ぼした。ハーヴィに関しては後の節でさらに取り上げる。

アリストテレスは、エーゲ海のアッソス島やレスボス島での海洋生物の研究を熱心に行っている。このときの動物を主題とする研究結果を著作として、『動物誌』、『動物部分論』、『動物運動論』、『動物発生論』（上記"動物の発生について"と同じ著書）、『動物進行論』を著している。

注1）生気論：
　生気論では、生命現象には、生物独自の法則などが働いており、物理学や化学に還元することができないとしている。広い意味では、生命現象の特異性を力説する歴史上のさまざまな生命論を一括して生気論とよんでいる。生気論者とされる歴史上の人物として、アリストテレスをはじめとして、フランスの実験生理学者マジャンディ、ドイツの生理学者ヨハネス・ミュラー、ドイツの生物学者ユクスキュル、フランスの哲学者ベルクソンなどである。これと対立する概念が機械論である。これにも歴史的変遷に従い、複数の多様な考え方が存在する（注2参照）。フランスを代表する生理学者クロード・ベルナールは、生気論、機械論ともに批判の対象とした。

注2）機械論：
　アリストテレスは、自然界の諸現象を、霊魂や内的目的などの目的論的な概念を使って説明しようと提唱した。しかし、機械論は、これらの概念を利用せずに、機械とのアナロジーに基づいて自然現象を解釈しようとする決定論的な、かつ還元主義的な思想。歴史的にはその内容も変遷してきた。

「アリストテレスの仕事の内容を現代のわれわれがどのように評価すべきか？」という問いに対して、ノーベル物理学賞受賞者で量子論の専門家であるスティーヴン・ワインバーグ (Steven Weinberg, 1833-) は、

その著書 To Explain the World: The Discovery of Modern Science の中で、以下のように述べている[4]。

「私がアリストテレスを現在の基準で評価しようとする目的は、アリストテレスのような極めて理性的な"自然科学者"にとってさえ、"自然をどのように研究すべきか：自然科学の方法論"を知ることがいかに困難であり、難問であったかを理解するためである。現代科学の実践（実際、どのような方法で行われているか）を見たことがない人にとって、その方法は何一つとして明らかではないのである。」

しかし、ワインバーグのこの見解は、歴史の流れの中で見た場合、やはりアリストテレスを過小評価していると思われる。

アリストテレスの哲学は、ギリシャ世界の衰退にともない、アラビア社会に継承され、ここでインドや中国の文化の影響を受けながら独自の発達をとげた。12世紀ごろから王権強化や農業生産性などの向上にともなう西ヨーロッパ社会の安定と十字軍遠征が始まり、中東地域との接触が行われた。これらによって、この成熟したアラビアの文化が、アラビア語からのラテン語への翻訳を通じて、ヨーロッパ社会へ逆輸入されてきた。それまで、西ヨーロッパ社会において、アリストテレスの論理学の著作など一部の著作は読まれていたが、このとき、アリストテレスの哲学も本格的に導入された（3.3節及び4.2節参照）。

中世以降、神中心であったキリスト教の教義において自然的世界を有効な仕方で説明するために、ロジャー・ベーコン（Roger Bacon, 1219?-1292）やトマス・アクィナス (Thomas Aquinas, 1225?-1274) などを始めとするスコラ哲学の担い手によって、アリストテレスの自然哲学が利用された。特に英国のベーコンの主著『大著作』[9]において、スコラ哲学にアリストテレスの自然学・哲学を盛り込み、学問全体の刷新を行った。その第6部の『実験学』Scientia Experimentalis では、現代的な意味での実験とはことなるが、実験（錬金術などに関連していた可能性がある）の重要性を唱えた。

これらのことが、来るべき科学革命を準備することとなり、以後の自然科学的な世界の理解へとつながる素地をつくった。

アリストテレスの影響は、この自然的世界にとどまらず、精神的世界にも大きな変革をおこした。彼の著書『魂について』によれば、魂は身体の形相であり、質料である身体から切り離されては存在することはできない。このかぎりにおいて、魂は物質的・自然的存在の一部として自然学の対象となるものである。

7.2　17世紀科学革命の端緒：ガリレオによる科学革命

上記のアリストテレスの自然学に対して変革の引き金となったのはイタリアのガリレオ・ガリレイ (Galileo Galilei, 1564-1642) である（図7.3）。彼は以下のような多様な業績を残した[10][17]。

(1) 自作した天体望遠鏡を用いて行った天体観測に基づいてコペルニクスの天動説を擁護した。逆にこのことで、当時の教会から宗教裁判にかけられ有罪の判決を言い渡されることとなった。この件が、当時『世界論』の出版を計画していたデカルトをして、刊行を延期させる結果となった。『世界論』は、デカルトの死後刊行された。

(2) 太陽の黒点を観測してその生成と消滅を示した。これも太陽は完全なものであるという当時の考え方を覆すものであった。

(3) ガリレオの相対性原理など実験と観察によって得られた結論で、アリストテレスの宇宙観や自然観を解体した。

(4) 本格的に紹介されるようになったギリシャの数学（アルキメデス）の影響によって、自然や宇宙は数学によって書かれているという考えに至った。

この数学の重要性は、デカルトも主張しており、数学的な思考はアプリオリにヒトの精神に神から与えられたものであると言っている。これは、アリストテレスの宇宙観や自然観と本質的に異なることになる結果を導いていくことになった。アリストテレスによれば、われわれが接している自然は、数学によっては表現されないものである。なぜなら、数学は抽象的な性格を持っているためである。ガリレオは、自らが観測し

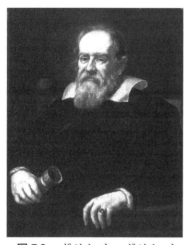

図 7.3 ガリレオ・ガリレイ (1564-1642)

て得たデータを数学で解析することによって、数学を利用する抽象的な自然現象の分析的手法が、自然現象の実在的構造を明らかにすることができるということを示した。ギリシャの数学者とは基本的に数学に対する態度が異なる。

もちろんこのガリレオの一連の科学上の発見は、それ以前のティコ・ブラーエやヨハネス・ケプラーの観測や業績の上に築かれており、これらの先人も大きな貢献をしている。

生理学の分野においても先のハーヴィは、数学こそ使わなかったが、観察データによってモデルを立て、それを実験的に検証するという手続きをとっており、まさに物理学で行われているのと同じ科学の方法を踏襲している。

ガリレオは、ギリシャの自然哲学者らによって始められた自然学という学問の発展において一つの区切りをつけた。また当時はまだ物理学という分野は明確には分化独立してはいなかった。しかし、彼は近代的な意味で最初の物理学者であり、その研究対象を天文学としたことで、当時の宗教と対立し、宗教と科学の分離を必然的にすすめた。その結果宗教界から異端のレッテルを貼られることになってしまった。またそれらをも通して科学哲学の問題へと踏み込んでいった。その科学研究の方法は、先駆的であり、実験や観察を行ってそれらを深く考察し、従来の偏見や権威にとらわれない近代的な方法であった。これらは、デカルトやその先駆者であるハーヴィなどの影響も大きかった。従って、これらとともに近現代の科学革命を起こし、現代的な意味での自然科学を構築したともいえる。さらに、これらの現代的な科学の方法を最終的に確立し完成させたのは、アイザック・ニュートンであることに異論はないであ

ろう。また、彼は、現代の理論物理学においても重要な問題の一つである時間反転などの非対称性の問題にも取り組んだ。

　さらにガリレオがアリストテレスに対して反発した根拠は、その科学的な業績に対してではなく、当時を支配していたキリスト教と結びついた権威、アリストテレスに反発したのである。このガリレオの科学に対する態度とそれを通して必然的に示された権威に対する批判、その科学革命に対する位置づけなどに関して、アインシュタインは以下のように評している。

　　ガリレオの仕事に認められているその原動力は、権威に寄りかかっているドグマに対する闘争心である。ガリレオが真実の条件として受け入れたのは、経験と注意深い洞察のみである。このような姿勢が、当時ではどれほど不遜でまた革命的であったかを理解することは、現代のわれわれにはわかりづらい。(中略)
　　思弁的で演繹的な方法を、経験や実験に基づく方法で置き換えることでガリレオは近代科学の父となった、という説があるが、私〔アインシュタイン〕は、この考えは厳密な検証に耐ええないと考える。思弁的な概念や体系をいっさい抜きにした経験的方法などはありえないし、また思弁的な考え方にしても、詳細に調べると、経験的な素材が顔を出さないようなオリジンを持っていない概念はない。経験的な態度と演繹的な態度が非常に対立しているとみることは誤解を招く考え方である。ガリレオはこのような考え方とは無縁であった。

　一般に言及されているように、デカルトを代表とするヨーロッパ大陸の合理主義に対して、島国英国を代表するベーコンの経験論という対立構図が単純に過ぎることが理解される。さらにガリレオやデカルトの科学上の仕事を通じて、近現代的な二つの科学方法論がもたらされた。

　　(1)　自然現象などを対象にする場合、これを科学的な方法で取り

扱うためには、問題の些末な要素をそぎ落とし、本質を顕在化し、さらに単純化して数学的に取り扱うことで、現象の本質的構造を明らかにできるという、「理想化の方法」である。

(2) 上記(1)の手続きによって、一旦法則が数学的に定式化されると、実験をしなくても、他の結果を数学的方法で演繹的に導き出して、自然現象の予測を行うことができる。数学による予測性である。またこの方法のみによって、知覚では経験できないことでも予測が可能になる。

このことはさらに先んじて述べると、理論による予想を実験によって実際の自然現象と比較を行うことが可能になった。この点は、デカルトもその著書『方法序説』の中で言及している。この数学の使い方は同時代の天文学者であったケプラーとは異なっている。ケプラーは創造において（宇宙の完璧な）調和を見出すための一種の手段として数学をとらえていた。ギリシャの数学者もこれと似たとらえ方である。これに対し、ガリレオは実際に取り扱っている問題を定性的のみならず、定量的に取り扱い、吟味するための手段として用いていた。これは、電磁方程式を定式化したマックスウェルや神経の活動電位を実験結果から定性的に表現する一連の数式を導き出したホジキン・ハクスレーなどの仕事のように、一般的に英国の科学的方法（実験結果から一般法則を導き出す）に通ずるものがある。当然ニュートンの運動の法則もこのカテゴリーに含まれている。ただし、ホジキン・ハクスレーの方程式は、一部実験値を含む経験式的な性格を持っている。

現代米国の素粒子及び宇宙物理学者であるリサ・ランドール (Lisa Randall, 1962-) は、その著書『宇宙のドアをノックする』*Knocking on Heaven's Door* の中において一つの章を費やしてガリレオに関して議論している[11]。彼女によると、ガリレオの科学史における大きな貢献として、「思考実験」、「実験」、「実験機器」の3つがあるとしている。

(1) 実際の実験だけではなく、「思考実験」を行った。これは、物体の落下は、空気抵抗がなければ、同じ速さで落下するという推論を導き出すときに考えられた。この思考実験は、近現代の理論物理学などにおいても一般的に利用されるようになっていった。

(2) 仮説を立ててその仮説を検証するために人工的な状況を生み出し実験を行う。彼のこの実験に対する理解は、その後の自然科学の研究方法の定義となった。従来の現象を正確に観察し、さらに経験的な知識とも照らし合わせながら推論を進めていくという方法から大きく進歩することになった。例えば、後世のもっとも重要な生理学者の一人であるクロード・ベルナールの代表的著書『実験医学序説』や『実験医学の原理』などにおいても具体的な例をあげて詳しく論じられている。

(3) 観察を行うために新しい装置を利用して、ヒトの感覚器官のみに頼っていた観測のさらに先に進むことを可能にした。これは、天体観測に当時発明されたばかりの望遠鏡を20倍の倍率を持つ天体観測用の望遠鏡として改良した。この装置を用いて、木星の4つの月を観測し、地球から観測すると、これらが現れたり消えたりを繰り返しながら木星の周りをまわっていることを発見した。さらに、月の表面を観察し、そこに山や谷があることを見出すことで、月が神によって創造された完全な球形ではないことを示した。最後にこの天体望遠鏡を利用して、金星の位相についての観測を行い、金星が地球の周りを回っているのではないことを示した。この新しいテクノロジーによって生み出された天体望遠鏡を活用することで、プトレマイオスの宇宙体系（天動説）を覆し、コペルニクスの説（地動説）が正しいことを確認した。彼の自作した倍率14倍と20倍の2本の天体望遠鏡は、現在フィレンツェ科学史博物館に所蔵されている。

特に最後の観察を行うための機器の導入によって、新しい実験事実を得ることができる点は、あえて説明を加えるまでもなく、現代の科学においても常識となっている。素粒子物理学の実験的検証に用いられる

高エネルギーの加速器などがその典型例である。最近では、2016 年に行われたアインシュタインの一般相対性理論の検証に威力を発揮したLIGO による重力波の検出が印象的である。さらに、神経科学の分野に限っても、微弱な神経系の電気信号を測定するためのパッチクランプ用増幅器などの電子機器（1982 年）、生体の微小な構造を観察するための各種の顕微鏡（電子顕微鏡やレーザー顕微鏡）、非侵襲的に活動中の脳を観察することができる fMRI などその他の装置がある。

以前にも指摘したが、この時代の少し前から、科学者と芸術家との緊密な関係も見られた。美術史家のジュセーフ・ケーナーは、ガリレオに美術の素養があったために、微妙な光と影の違いから月面のクレーターなどを同定できたという説を出している。さらにガリレオは、この天体観測のための望遠鏡の試作品を 100 台以上製作して、その中から性能が良いものを利用して天体観測を行った。

リサ・ランドールは、望遠鏡とは反対の目的で微視的な世界を観察するために用いられる顕微鏡に関しても、彼女がパドヴァの展覧会で若いイタリア人の物理学者から受けた説明として、顕微鏡を発明したのもガリレオであるとの逸話を紹介している。

一般的感覚として、われわれの直感で、なんら助けも借りずにヒトの目で行われた観測こそが、最も信頼のおけるものであり、直感でとらえられ難い抽象的な概念は、安易に受け入れるべきではないという考えがある。おそらくアリストテレスの自然哲学の出発点もここにあるのかもしれない。しかし、量子力学においてみられる常識では理解できない奇妙なことのように、科学の法則にはヒトの感覚では直感的に理解できない面が含まれていることも事実である。このような状況では、実験機器の存在が不可欠となっている。微視的な世界の観測では、量子力学との関連で新たな問題提起も行われた。

7.3 科学アカデミーの成立

ガリレオ及びその後継者たちにとって、教会からの断罪は、その後

第 7 章　17 世紀の新しい科学革命

のイタリア科学の発展にとって大きな致命傷となった。例えば、1657 年にフィレンツェでメディチ家の援助でガリレオの弟子たちによって科学者の集まりであるアカデミア・デル・チメント：実験アカデミー (Accademia del Cimento) が創設された。しかしながら、これは約 10 年後の 1665 年に諸事情により閉鎖された。この出来事を象徴するかのように科学の一部の中心は、イタリアからアルプス山脈を越えて北ヨーロッパの国々に移って行った。

またこれより先に、コジモ・デ・メディチ (Cosimo de Medici, 1389-1464) の知人マルシリオ・フィッチーノ (Marsillio Ficino, 1433-1499) によって始められた会合としてプラトニカ・アカデメイア (Platonica Academeia) などがあった。ただしこれは科学者の集まりというよりは、ギリシャの古典を論じ、またダンテなどの文学について語り合う集まりであった。

このアカデミア・デル・チメントとほぼ同じ時期に成立した科学アカデミーとして、1652 年に国立科学アカデミー・レオポルディーナ (Leopoldina) の前身が、4 名の内科医によってドイツ、バイエルン州のシュヴァインフルトにラテン語名「Academia Naturae Curiosorum」として設立された（1677 年、神聖ローマ帝国のレオポルト 1 世は会の活動を認め、1687 年に会の名称を「レオポルディーナ」(Leopoldina) とした）。

1660 年には、英国にロンドン王立協会 (Royal Society of London、正式名称は、The President, Council, and Fellows of the Royal Society of London for Improving Natural Knowledge) が、国王チャールズ 2 世によって創られた。（英国では、1782 年創立の王立アイルランド・アカデミーと密接な関係があるが、1783 年にスコットランドに創立されたエジンバラ王立協会とは関係が薄い）。

筆者の一人（小島）が若いころ留学した英国の受け入れ先の研究室の教授は、この王立協会 (Royal Society) のメンバーであった。彼が書いた論文や手紙の署名のあとには、必ず「FRS：Fellow of the Royal Society」と書かれており、このイニシャルがあることにより、署名に

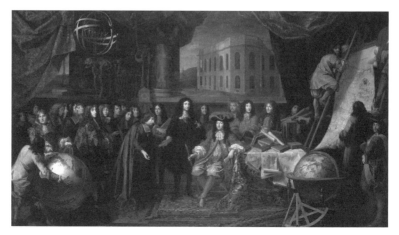

図 7.4 ルイ 14 世にアカデミーのメンバーを紹介するコルベール[11]

高い価値が付与されていたようだ。この王立協会の外国人メンバーは、Foreign Fellow of the Royal Society（FFRS と略）と署名の後に同様に記述していた。また Royal Society で行われる研究会はクローズド（非公開）の場合も多く、この比較的閉鎖的だが、研究を牽引している少数のメンバーによって、話題となっている分野の今後の方向性が徹底的に議論され吟味されて決められているように感じた。

筆者が参加した研究会（1990 年開催）は、当時最もホットな研究課題であった「ACh 受容体の分子構造とシナプス伝達」に関する非公開の会合であったが、そのころ重要な研究を行っていた日本の沼正作博士（京都大学医化学教室教授）は、遠方であり多忙のため参加していなかった。参加している欧米人の研究者数人が、沼博士はそのうちノーベル医学生理学賞をもらう可能性が高いと言っていたのが印象的である。しかし、沼博士は、1992 年に 63 歳になった数日後に病気で亡くなられた。彼は、ACh 受容体、ナトリウムチャネル、カルシウムチャネル、リャノジン受容体チャネルの遺伝子クローニングの仕事を立て続けに行い、1992 年までの約 10 年間に *Nature* 誌だけでも 26 編以上の論文を発表した。

フランスでは、ルイ 14 世によって 1666 年にパリでフランス科学ア

第7章　17世紀の新しい科学革命

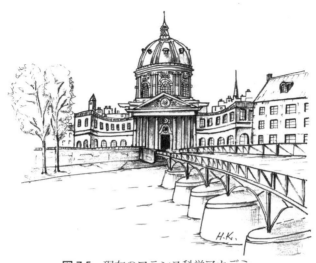

図7.5　現在のフランス科学アカデミー

カデミー (Académie des sciences) が設立された（図7.4、図7.5）。この会は、ルイ14世の宰相コルベールの進言により設立され2週間に1回のペースで会合が開かれた。フランスではこのように科学アカデミーが比較的早い時期に創設されたが、同じフランスに創設された他の分野のアカデミーと比較すると科学アカデミーの成立は、それほど早い時期ではない。以下にその他のアカデミーの成立年代を示す[12]。

1637年　アカデミー・フランセーズ (Académie française)：フランス最古、リシュリューが創立

1648年　王立絵画・彫刻アカデミー (Académie royale de peinture et de sculpture)：マザランが創立

1663年　碑文・文芸アカデミー (Académie des inscriptions et belles-lettres)：コルベールが創立

1666年　科学アカデミー：コルベールが創立

1669年　音楽アカデミー (Académie de musique)：作曲家ロベール・カンベール（Robert Cambert）と組んで宮廷用オペラを作っ

ていた詩人ピエール・ペラン（Pierre Perrin）の請願が、財務総監コルベールの仲立ちで、ルイ14世に認められ、1669年に設立された。

　以上が現代でもその名が比較的広く認識され、設立も古いアカデミーであるが、その他の科学アカデミーとして、ローマのアカデミア・リンチュイ(Accademia del Lincei) は、1603年にフェデリコ・チェージ(Federico Cesi, 1585-1630) によって開かれた。一時はガリレオも所属していた。ドイツ語圏においては、1700年に17世紀の科学革命を推進した人物の一人であるライプニッツの働きかけによってプロイセンのフリードリッヒ1世によって設立されたベルリン王立科学協会(Societas Regia Scientiarum) などが有名である。

　さらにこれ以外の科学アカデミーを列挙しておくと、スウェーデンでは、1739年にストックホルム王立科学アカデミー、ロシアでは、1725年にペテルスブルグ科学アカデミー（後のソヴィエト科学アカデミー）をピョートル大帝が設立した。これらの中で現在最も会員数も多く、発行している紀要の引用頻度なども高いのが、米国の科学アカデミー(National Academy of Sciences) である。これは、Scientific Lazzaroniを設立母体として、1863年に当時の大統領であるリンカーンによって設立された。この Scientific Lazzaroni とは、イタリアのナポリの「怠け者」を意味する俗語からきており、おもに地球物理学を専門とする1850年ごろの物理学者の集まりにその端を発する。現代では、世界でも最も権威ある科学アカデミーへと成長を遂げている。

7.4　科学革命の発展とその影響：デカルトの自然哲学と生理学

　前節で示したようにガリレオやハーヴィは科学者としての業績を通して、アリストテレスの自然哲学にある程度の革命をもたらすことができたが、その全体系を解体するまでには至らなかった。これは彼らが優れた科学者であって、科学の具体的問題に対してはその解決能力を発揮することはができたが、体系的かつ論理的に科学の基盤を考えることに習

第7章　17世紀の新しい科学革命

熟している哲学者でないということによる。さらに、アリストテレスの自然学は、中世西ヨーロッパの教会の教義とも結びついて、単なる自然哲学としてよりも、当時の社会の世界観を支える役目も果たしていた。従って、自然科学からの視点のみでは、この体系を解体することには大きな壁が立ちはだかっていたと言える。ガリレオの著書の中には、しばしば、数学に関連してプラトン主義やその他の思想的背景を見ることが出来、さらにそれらは彼の著書の中で述べていて互いに共存させていたりもする。ハーヴィの心臓に関する生理学上の発見もアリストテレスの動物学から大きな影響を受けている（前述）。

　デカルトは、その自然科学の業績においては、ハーヴィ、ウィリス（後述の英国の解剖学者・外科医）やガリレオの後塵を拝した分野もあるが、しかし、彼は、科学者であると同時に哲学者でもあるため、個々の生理学や物理学的発見に貢献するというよりは、この物理学の寄って立つところのものはなにであるかという形而上学の問題や宗教との関係もさらに深く考察することまで考えが及んでいた。さらに、デカルトは若い時代に母国フランスの生まれ故郷に近いラ・フレーシュ学院 (La Flèche) でアリストテレスの哲学体系を既に学修していた。従って、その後の彼の知的活動を通して、新しい認識論や形而上学の構築のためには、このアリストテレスの哲学の解体を行う必要性を感じていたと思われる。

　このアリストテレスの哲学体系の解体と新しい自然学の構築を、デカルトはラテン語で専門家向けに書かれた『省察』の中で行った（これに対して、『方法序説』はより広い層の読者を想定してフランス語で書かれていた）。ここで出発点となるのが、「私はある、私は存在する」 *ego sum, ego existo* であり、これによってアリストテレスの経験論的認識論を排除することになる。アリストテレスは「人間の知性の働きをまず感覚対象から形相を受け取り、それが想像力で想像へ変容したものを思考するというメカニズムに従って働いている」と考えていた[13]。

　アリストテレスの自然学における感覚対象から知覚によって得られる

ものを対象とするという点が、17世紀の科学革命ではその対象から外された。逆にこのようなヒトの個人的経験や主観など近現代の自然科学の規範から除外されていたものを、現代の神経科学では対象として解明しようと試みている。従って、これらヒトの心の問題は、近現代の科学ではもともと対象として想定されていないことが重要な点である。

7.5 数学的方法の確立

アリストテレスの認識方法に対しデカルトは物質的事物の本質が認識されるのは、感覚や想像力によるのではなく、人間の知性内部に神によってア・プリオリ（先験的に）に与えられている数学的な抽象概念によって行われるとした。すなわち、神が人間の内に数学的対象を創造して"刻印"するとともに、自然の法則も、この数学的対象によって構成したとした。すなわち、人間の知性のうちに見出される数学的対象と、物理的自然を構成する構造とは、原理的に対応しうると考えられる。人間は、感覚した経験によることなく、自分の内に見出される数学的観念に従って、物理的自然の構造を理論的に明らかにしていくことができることになる[5]。

この数学の方法は、ガリレオが研究を推進する際に最も重要な役割を果たした点の一つである。さらに、ニュートンに至っては、力学の法則を定式化するのに必須の数学である微分・積分法を自ら編み出している。

ここで、ガリレオ、デカルトやニュートン以前は数学がどのような位置づけであったかを見てみると、二つの重要な特徴がある。

(1) アリストテレスの自然学では、自然学が抽象的な数学的対象によって構成されているとは考えられていない。なぜならば、自然は感覚に、知覚的性質として現れるものであるからである。ここにアリストテレスの自然観の中に主観の入り込む余地がある。

(2) アリストテレスの師であったプラトンが説いたプラトニズムでは、数学の対象は、自然の感覚的世界を超越したところにある、イ

デアの叡知的世界のものである。従って、この世の物理的自然の内に数学的法則を見出すという発想はない。

しかし、デカルトにおいて数学は、これらアリストテレスやプラトンの自然学において占める位置とは異なるものになっている。すなわち上述したように、知性内の数学的対象と、自然を構成する物理的なものとには、原理的な対応関係があると考えている。ここに自然を近現代的意味で科学的に解き明かせるという可能性が拓かれる。このようにデカルトの数学に対する考えをみると、この考えが科学者であったガリレオの考え（前節でケプラーの数学に対する考えに対比して示した）とも異なっていることが理解できる。

7.5.1 オランダの先進性

デカルトはフランスに生を受けたが、後半の人生はオランダにおいて思索に集中し、その著作の多くをこの地で執筆した。当時のオランダは、比較的自由な気風が流れており、デカルトより若いが、ほぼ同時代にポルトガル生まれのユダヤ人哲学者としてスピノザ、また外国人として唯一フランスの科学アカデミーの設立メンバーに含まれていた物理学者のホイヘンス (Christiaan Huygens, 1629-1695) などがいた。またデルフト生まれのアントーニ・ファン・レーウェンフック (Antonie van Leeuwenhoek, 1632-1723) は、彼の発明した顕微鏡（倍率約 200 倍を持っているといわれる）によって、微生物などを発見した（図 7.7、図 7.8）。彼は、学問が無かったので自分の業績の研究発表の場を持っていなかったが、ホイヘンスらの紹介によって、1680 年に英国の王立協会の会員として認められ、発表の場を得ることができた。

さらに、当時のオランダでは、画家としてレンブラント・ハルメンソール・ファン・レイン (Rembrandt Harmenszoon van Rijn, 1606-1669) や人物画に独自の境地を拓きデカルトの肖像画を描いたとされるハールレムのフランス・ハルス (Frans Hals, 1581/1585-1666)、同じくハールレム出身で歴史画や肖像画に比較して一段と低く見られていた風景画

の位置を高め切り開いたヤコブ・ファン・ロイスダール (Jacob Izaaksz van Ruisdael, 1628-1682) などが活動を行っていた。さらにヨハネス・フェルメール (Johannes Vermeer, 1632- 1675) はデルフトにアトリエを構えていた (14)(15)。

　このフェルメールは、その作品を制作する過程でカメラ・オブスクラという装置を利用した。このカメラ・オブスクラは、具体的にどのようなものかわからない人は、英国とルクセンブルグの共同制作（2003年制作）の映画「真珠の耳飾りの少女」Girl with a Pearl Earring を鑑賞されるとよい。この映画のなかで、フェルメール（コリン・ファースが演じた）が、助手として採用したスカーレット・ヨハンセンが演じる少女に実際に中を見せて驚かしている場面がある。この映画は少々くすんだレトロなタッチのセピアの色彩で画面が統一されており、第76回米国アカデミー賞で撮影賞・美術賞・衣裳デザイン賞にノミネートされた。

　特にデカルトの肖像画を描いたフランス・ハルスは、カトリック圏に所属するルーベンスと同世代の画家であった。しかし、彼の両親はプロテスタントであったので、北ネーデルランドのハールレムに住んでいた。彼の描いた肖像画では、対象とする人物がどれも生き生きとスナップショットのように描かれており、従来の肖像画のような気取ったポーズやよそよそしく描くということをしていない。またモデルとしては当時の庶民を対象とした作品を残している点も特徴的である (16)(17)。

　彼がデカルトを描いた経緯については、一つのエピソードが伝えられている。スウェーデンのクリスチーナ王女の招きによってデカルトがオランダを去る際、カトリックの司祭で彼の友人であったオーギュスタン・ブルーマールト (Augustin Bloemaert) と言う人物が、去っていく彼のことを非常に名残惜しく思い、その当時オランダで肖像画家として既に有名であったハルスに彼の肖像画を描くように依頼した。その要請によってハルスはデカルトの肖像画を描いた。ブルーマールトはデカルトの健康状態についてよく認識していたと思われるので、寒い北欧の気候に彼が耐えられるかどうか危惧して、最悪のケースを考慮し、肖像画を残すように勧めたのかもしれない。この時ハルスが描いた肖像画は、現在、

第 7 章　17 世紀の新しい科学革命

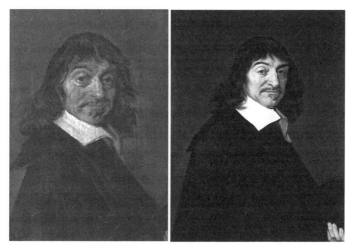

図 7.6　ルネ・デカルト（フランス・ハルス画）
左：コペンハーゲン国立美術館所蔵、右：ルーブル美術館所蔵

デンマークのコペンハーゲン国立美術館 (Statens Museum for Kunst) が所蔵する作品とされている（図 7.6 左）。一方、ルーブル美術館 (Musée du Louvre) が現在所蔵している作品は、このハルスの作品をもとに他の画家によって書き直されたものとされている（図 7.6 右）。ルーブル美術館の公式ホームページでも作者名が「d'après Frans Hals：フランス・ハルスによる」となっている。すなわち、d'après という語を使用しており、par を使っていない。いずれにしろどちらの作品も、デカルトの深い思索を行っている威厳のある風貌と雰囲気を伝えていると思われる。しかし、コペンハーゲン国立美術館が所蔵する作品の方が、生き生きとした一瞬のデカルトの表情と素朴であるが行動派の人物としての若々しい雰囲気がより伝わってくる。

またデカルトと同時代のオランダ在住の前述の画家レンブラントの描いた「テュルプ (Tulp) 博士の解剖学講義」という絵のなかのトゥルプ博士の解剖学の講義にデカルトが実際に参加していた可能性も指摘されている（図 7.9）。トゥルプ博士は、小脳が一部の記憶に関与する場所であるという説をとっていた。

147

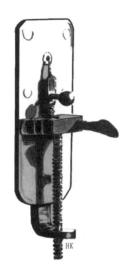 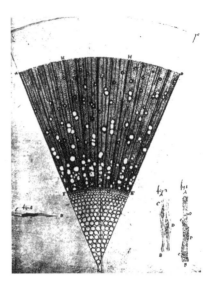

図 7.7　レーウェンフックの発明した顕微鏡　　図 7.8　トネリコ属木質部の顕微鏡スケッチ

7.5.2　新しい絵画運動

　一般に文化や科学技術は時代とともに変化していき、次々に新しい思想・哲学や法則・テクノロジーといったものが生み出されていくが、このように変化していく社会でその時代を先取りして真っ先に新しい物を生み出していくのが芸術（特に美術）の分野であると言われている。イタリアでのルネサンスが、まず芸術運動として始まった点もその考えを支持している。例えば、19世紀後半から以下の新しい芸術が次々と生み出された。写実主義、ビーダーマイヤー、ハドソン・リバー派、バルビゾン派、マッキア派、ラファエル前派、ヴィクトリア朝絵画、ジャポニスム、印象派、ポスト印象派、新印象派、クロワゾニスム、ナビ派、世紀末芸術、象徴主義（ロシア象徴主義）、アーツ・アンド・クラフツ、アール・ヌーヴォー、分離派（ウィーン・ミュンヘン・ベルリン）、素朴派と続いている。

　これら世紀末の芸術は、世紀が変わり20世紀になるとフォーヴィスムを筆頭に最先端の芸術が発表された。フォーヴィスム、キュビスム、

第7章　17世紀の新しい科学革命

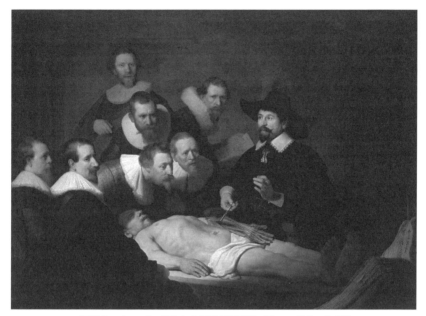

図 7.9　トゥルプ博士の解剖学講義（レンブラント画）

ダダイスム、未来派、ノヴェチェント、ヴォーティシズム、ブリュッケ、表現主義、新即物主義、ミュンヘン新芸術家協会、青騎士、シュプレマティスム、構成主義、新造形主義、デ・ステイル、バウハウス、アール・デコ、シュルレアリスム、エコール・ド・パリ、モデルニスモに至っている。19世紀前半以前の美術史の変遷については、(注3) に記している。

(注3) 芸術表現の変遷
　　19世紀前半に始まる新しい芸術の発展に至るまでの歴史を以下に示す。
　　3-15世紀：初期キリスト教美術 - ロマネスク - ゴシック - 国際ゴシック - ウンブリア派
　　14-16世紀：初期フランドル派 - ルネサンス - 盛期ルネサンス - 北方ルネサンス - マニエリスム - グロテスク装飾 - フォンテーヌブロー派
　　17世紀：バロック - 古典主義 - オランダ黄金時代の絵画
　　18世紀前半 - 半ば：ロココ - シノワズリ - ピクチャレスク

18 世紀後半 -19 世紀：新古典主義 - ロマン主義 - ゴシック・リヴァイヴァル

このように、変化の速い新しいアイデアや表現法を生み出すのが芸術であり、文化の変化における最先端をいっているといえよう。特に女性のファッションも毎年変化し、毎年最先端のファッション・ショーが開催されているのもその例である [14][15][16][17][18]。

7.5.3 宗教弾圧

前節で取り上げた科学アカデミーが創設される以前、まさしくガリレオが生きている時代は、科学革命が起こった時期であるが、それは同時に伝統的な自然哲学や宗教的権威による激しい弾圧の時期とも必然的に重なっている [19]。

1600 年には、イタリアの哲学者で同時にドミニコ修道会の修道士であったジョルダーノ・ブルーノ (Giordano Bruno, 1548-1600) が、有限であるとみなされていた宇宙が無限であると主張したという理由で、8 年間の幽閉の後、ローマのカンポ・デ・フィオーリ広場において火刑に処せられた。彼は、著書として『無限、宇宙および諸世界について』 *On the Infinite Universe and Worlds* を 1584 年に著し、コペルニクスの地動説を支持しこれを曲げなかった。ブルーノは処刑を宣告する執行官に対して「裁かれている私よりも裁きの宣告を申し渡したあなたたちの方が真理の前に恐怖で震えているではないか」と言い最後まで屈しなかった。彼の遺灰はテヴェレ川へ投げ捨てられ、遺族に対しては葬儀ならびに墓の造営も禁じられた。また 1603 年には彼の著書すべてが禁書リストに加えられた。彼が異端であるとの判決が取り消されたのは実に 20 世紀にはいってからの 1979 年であった。

また 1616 年には、コペルニクスの著書が地動説を唱えているという理由で禁書のリストに加えられた。

イタリアの哲学者で自然学者であったジュリオ・チェザーレ・ヴァニーニ (Giulio Cesare Vanini, 1585-1619) の、『死すべき人間の女王にして

女神たる自然の驚嘆すべき秘密について』という書籍が、1616 年に刊行されるが、ソルボンヌ大学・神学部は刊行直後に出版許可を取り消した。1619 年にフランスのトゥールーズで逮捕され、舌を引き抜かれた後、絞殺され火刑にされた。1623 年、詩人のテオフィル・ド・ヴァイヨーが神を冒涜したという理由で欠席裁判により死刑を宣告された。

以上のような弾圧が次々と起こっており、デカルトが『世界論』という書物を書き、これを出版しようとしたが、上記と同様に 1633 年、フィレンツェのガリレオがローマの宗教審問所に呼び出され有罪の判決を受けた。この事件がデカルトにこの書物『世界論』の出版を断念させるきっかけとなった。このすこし後の 1636 年に日本では島原の乱がおこっており、長崎の近くで約 40,000 人のカトリック教徒が立てこもり、これを兵糧攻めにした幕府の軍隊により最終的に全員殺されるという事件に発展した。この事件はオランダでもニュースとして報道されている[20]。

7.6　実験による検証：ハーヴィの発見

自然現象自体を、少数の自然法則を原理として演繹的に理解していこうとするデカルトの立場は、その後の英国の物理学者であるアイザック・ニュートン (Issac Newton, 1642-1727) らに引き継がれた。さらに、ガリレオやハーヴィ、デカルトが引き起こした科学革命は、数学的対象を素材として構成し、最後にこの理論の妥当性を感覚経験に求めるというものである。前述のように、実際、デカルトは数学の分野においても、座標を導入することで、幾何学を解析的に扱うという方法を考え出している。従って、ここに科学的方法として「仮説」と「実験」の重要性が必然的に登場してくる。この実験の必要性の詳しい議論は、近現代的意味での実験とは若干その意味するところが異なっているが、『方法序説』の中でも展開されている。

実験の重要性は、まさに 19 世紀前半の代表的なフランスの生理学者であるクロード・ベルナール (Claude Bernard, 1813-1878) がその著

書『実験医学序説』や『実験医学の原理』で論じ、強調した点である[21][22][23][24]。これは、ベルナールと同時代人で互いに大きな影響を及ぼしあった微生物学者のルイ・パストゥール (Louis Pasteur, 1822-1895) などの研究方法の基礎ともなった[25]。物理学の分野ばかりではなく、広い意味での生理学などにも、このデカルトの影響を明らかに見出すことができる。ただし、彼（ベルナール）は数学を利用しなかったが、これは、20世紀の英国の生理学者ホジキンなどの研究まで待なければならなかった。

7.6.1 ハーヴィとアリストテレス

さらにデカルトと同時代の英国の医師ハーヴィ (William Harvey, 1578-1657) は、ローマ時代のガレノスの三種類のプネウマを含む体液循環説を覆し、生体の全身には血液が循環しており、心臓は血液を送り出すポンプとして働いていることを実験と観察によって証明した（注4）。さらに彼は生殖や発生に関しても様々な研究を行い、当時のガリレオやデカルトとともに17世紀の科学革命に大きな貢献を果たした。この心臓が、ポンプ、あるいは、さらに正確に表現すると、フイゴのような機能をして血液を送り出しているという発想は、ガリレオなどによってもたらされた力学的な観点から心臓の働きを再検討したものである。この見方によって、正しい結論に達することが出来た。また、デカルトの生体の働きを機械と同様なメカニズムでとらえるという見方も当時の影響が見られる。

（注4）ハーヴィの生涯とエピソード[27]

1578年ロンドンの東南ケント州のフォークストンに生まれた。父は基本的に企業家で商人であり新興のジェントルマン階層に属していた。1598年イタリアのパドヴァ大学に留学し、ヴェサリウス以来の解剖学講座を引き継いだ。ここでは、ヒエロニムス・ファブリキウスが指導者であった。初期には、解剖学を学んだが、1628年発表の血液循環に関する仕事は、生理学の分野である。イタリアから帰国後は、セント・バー

第 7 章　17 世紀の新しい科学革命

ソロミュー病院の医師として務めた。宗教的には国教徒に属し、ピューリタン革命後もハーヴィは王党派となった。1618年にジェームズ1世の侍医となった。次のチャールズ1世からも信任され、1625年に侍医、31年には常勤侍医となり、国王の忠実な支持者となった。1639年には、王室の上位常勤侍医に昇進した。チャールズ1世がオックスフォードに移り、しばらく内戦が停止されると、ハーヴィは、国王の推挙で大学学長に就任した。しかし、後にクロムウェルによってチャールズ1世は処刑され、これにともない、ハーヴィは学長職を解かれた。

　1650年2月、議会は国王に組みした人物をロンドから追放したため、70歳を超えていたハーヴィも国王派の残党として不遇であった。その後は不明な点も多いが、研究を続け、『動物の発生』などの著作を残している。晩年にはその医学への功績が認められてロンドンに戻り、医師会にも復帰し、名誉が回復され、1657年6月3日、脳溢血で死去した。開業医としても同時代のホッブズやフランシス・ベーコンを顧客としていた。

　ハーヴィは、イタリアのパドヴァ大学へ留学し医学を学んだ。さらに彼はここで、伝統的な解剖学を学んでいるが、彼のメインの業績の一つである血液の循環と心臓の機能に関する仕事は、どちらかといえば、解剖学というよりむしろ、生理学の領域である。生理学は、生体の機能を研究する学問であり、精緻な観察やその記述を中心とする解剖学よりある意味難しい分野である。例えば、機能が不明の複雑な機械がある場合、分解してその構造や部品の配置を調べて記録する作業（解剖学に相当する）より、さらに進んでその働きを推測すること（生理学に相当）の方が、一般的に難しいのと同様である。生理学は、さらに物理学や化学の知識も必要とされる領域である。このようにハーヴィの業績は、自らが解剖学から出発し、生理学で大きな業績を上げた点から見ても、基礎医学の領域において一種の変革を起こしたと考えても差支えない。またその解剖学においてもガレノスと異なって、比較解剖学者の眼で種々の動物の解剖を行った。

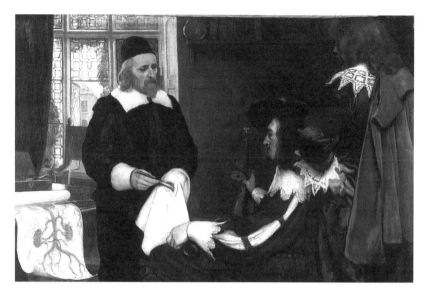

図 7.10 チャールズⅠ世に血液の循環理論を説明しているウィリアム・ハーヴィ (Ernest Board, Laura Merritt)

　ハーヴィによって血液の循環と心臓の働きが明らかにされるまでは、この機能は過去においてどのように考えられていたのだろうか。先に述べたアリストテレスは以下のように生体の機能を説明していた。食物は消化管で消化吸収され、血管をとおって心臓に到達し、ここで血液に精製され、さらに動脈によって身体の前部、静脈によって後部へ栄養として送られる。心臓は生命の原理がやどる器官で、栄養だけでなく前述のように、精神活動やさらに感覚と運動の中枢でもあるとみなしていた。次にハーヴィの結果を一部採用しながらもデカルトも提唱していたように、アリストテレスも血液の材料になる液体が心臓の熱で膨張すると、心臓自体が拡張し、それにともなって胸郭が広がり肺臓が膨らんで空気が体内に入ってき、やがて心臓の収縮とともに胸部も狭まり、肺臓の空気は体外に出ていくと考えていた。

　一方、ローマ時代に活躍したガレノスは、ギリシャからアレクサンドリア時代までの解剖学・生理学を大成し、一言で表現すれば、次のよう

に説明していた。「消化管で吸収された栄養分は肝臓で血液として合成され、肝臓から上下に出る静脈をとおって身体各部に運ばれる。また呼吸によって空気は肺臓にとりこまれて生命プネウマに変化し始め、左心室で生命プネウマを含んだ血液となり、動脈をとおって身体各部に補給される。心臓は生命プネウマを作り出し、それをポンプのような働きで全身に送り出す器官であるが、精神活動の中心になるのは脳である」。アリストテレスは血液が心臓で精製されるとしたのに対して、ガレノスはこれを肝臓によるとした（3.5節参照）。

これらアリストテレスやガレノスの説に対し、ハーヴィは1628年に発表した『心臓と血液の運動』で、「心臓の固有運動が自主的収縮であり、この収縮によって血液を動脈に圧し出す」ことを観察と実験により論証した。彼の発見を以下に箇条書きにしておく[26]。

- 心臓の筋肉は骨格筋と同じ線維でできている。高等動物が下等動物より、成人の方が胎児より、左心室の方が右心室より筋肉が発達している。
- 魚類の心臓を取り出し切り刻んでも周期的な運動をただちにはやめない。
- 心臓が収縮する時動脈は拡張する。心室の拍動がやむと動脈の拍動も止まる。このことから心室に収縮によって血液が押しだされていることがわかる。
- 心臓の弁が血液の逆流をふせいでいる（この点はガレノスも指摘している）。
- 心臓→大動脈→動脈→静脈→大静脈→心臓、という血液の流れは、それぞれのあいだで結紮（ケッサツ。糸で縛ること）すると心臓から遠い方の血流が止まる。

ハーヴィはこれらの事実を、ヘビを始めとする128種類に及ぶ動物の観察と実験を経て実証した。

ただし、彼の血液循環説において、動脈から送り出された血液が静脈を通って心臓に戻ってくる際、体の末梢で動脈と静脈の関係がどのようになっているかのアイデアはなかった。しかし、これは顕微鏡の発明により肺の門脈を観察することでイタリア人のマルチェロ・マルピーギ (Marcello Malpighi, 1628-1694) によって明らかにされた。

　このように彼の業績は、ギリシャ・ローマを含む古代以来正確には理解されていなかった心臓の働きと血液循環の機能を検証し、デカルトによって推し進められていた科学革命に大きな影響を及ぼし、新しい近現代の生理学を開くきっかけとなった。
　しかし、アリストテレスの節で言及したように、一方では、彼はデカルト的な機械論者であるより、心臓中心の生理学者であり、その意味においてはアリストテレスの考えを引き継いでいたと考えることができる。この心臓に対する「心臓中心説」が、逆にハーヴィをして心臓研究に深く関わらせることとなり、結果的に心臓の機能と血液循環説を検証できたと考えることができる。

　エピソード (1)：開業成績の低下「彼がこう言われるのを聞いたことがある。あの血液の循環についての著書が世に出た後、開業成績がひどく低下してしまった。そして世間の俗人は、彼の頭がおかしいと思い、医者たちもすべて彼の意見に反対し、彼に悪意を抱いた。反論を書いた人も多かった。たとえば、パラケルスス派のプリミッジ博士など。いろいろの騒ぎがあったあげく、ほぼ二、三十年して、この説は世界のあらゆる大学で受け入れられた。だからホッブズ氏がその著『肉体について』で述べたように、彼はおそらく自分の学説が生前に確立されるのを見るまで生きたただ一人の人であろう。」
　エピソード (2)：痛風「彼はしばしば痛風のために大いに悩まされた。彼流の治療法はこうである。まず両脚を浸す、そして冷たくして死にそうになったところで、ストーブのそばに行く。そうすると痛風が去るのだ。彼は興奮性の人で、思考が活動している時には往々眠れないことがあった。

そういうときには寝床を出て、下着のまま部屋の中を歩きまわり、すっかり冷えてしまうまで、つまりガタガタ身震いが始まるまでそうしている。それから寝床に戻ると、たいそう快適に眠れる、と私に話してくれた。

　私は、彼がよくコーヒーを飲んでいたのを覚えている。彼や弟のエライアブが飲んでいたのは、まだロンドンでコーヒー店が流行する以前のことである。」[28]

7.6.2　デカルトとベルナール

デカルト中心による科学革命について述べてきたが、この点に関して、クロード・ベルナールも同様の考えをその著『実験医学の原理』のなかで述べている。その部分を引用すると：

「実験医学の最初の障害は、実験的試みを行うことなく、実験に相反する考えを広めた医師が過去だけでなく現在もまだ存在することである。私は科学においては、形而上学者という名のもとに実験的方法の枠外に位置する人々をすべて同一視している。彼らは現象の第一原因に関連する形而上学的観念に従って科学を構築しようとしている。物理化学の分野では、今日、このような考え方はほとんど見られず、ずっと昔にニュートンは物理学と形而上学は一体化したと言っていた。

　人間にとって経験（体験）は自然なものではない、人間はまず意味の曖昧な勘に従って物事の見かたを作り出す傾向がある。人間が経験を自分のものにするには時を重ねるしかない。ゲーテは、人は経験によって日々成長し、第一印象での誤った判断を訂正すると言っている。

　同様に、科学が実験的になるにも年月が必要であり、科学においてもすべては物事の一般的直感に基づく形而上学的概念から始められる。

　正確な科学的概念が不足した場合、我々は観察対象の事柄の原因に基づいて体系的仮説を形成する。だが人々は、自然現象の第一原因に立ち返らせる一般的で形而上学的なこの仮説をただ凝視するにとど

まっている。その上、これらの仮説は、常に原因にさかのぼりたいとする精神の傾向を見たし、このような要求もまた、原因のない結果は考えられないとする人間の知性の性質の上に成り立っている。

　こうして生物学や医学においては、健康な状態と病気の状態での生命現象を説明する際に、まず、これらの現象を決定づける直接の力に関する一般的かつ形而上学的な仮説に頼ったのである。
　これらすべての体系は歴史とともに我々に伝えられた。もちろん、私はそれらを検討するつもりはない。私にはそれらがアニミズム（すべてのものに生命がある）と生気論という包括的名称で表現されているということを想起するだけで十分である。これらすべての体系は先験的に科学全体を支配した。人は、生気もしくは生命力とよばれた一般的で第一義的もしくは超自然的な力が、生物のあらゆる特性やそこから派生するすべての現象を決定していると予想した

　人は、この最も重要な力の支配力によって、そこから論理的に推論された現象のすべての特性を説明しようとした。だが、生気、自然、生命力を証明する実験はどのように制定すればよいのか、単独の弁証法はこの種の証明のために非常に苦労した。それは不可能なことであり、科学は自然に実験的方法の枠外におかれるようになった。以上は中世の時代の状況であり、科学は、いわば形而上学的及び宗教的な考えに従属していた。しかしながら、徐々に自然現象の観察がより正確で厳密になるにつれて、これらの一般的仮説と事実の特別な観念は一致しないことが示された。この不一致はその後少しずつ明確化され、最後には科学的精神が、それまでの進歩の妨げとなってきた一連の哲学の鎖を断ち切ったのである。それは特にルネサンス期に発生し、この科学革命の推進者は物理学者たちであった。ガリレオ、トリチェリ、遅れてベーコンが、科学における至上の方法として体験や実験を主張した。たぶん、ベーコンは哲学者として、また国家的重要人物としての立場から、科学が、知性に何の成果ももたらさず興味本位の曖昧な

意義しか伴わない形而上学的観念に従っている限り、無益のままであると痛烈に感じていたと思われる。<u>彼は、科学と社会のそれぞれの利益は関連するものと考えた。彼は能動的で操作的な科学を望んだ。それは彼自身が述べた通り、人間に自然の法則を示し、人間が自然を再生することを可能にし、人間にとって新しい支配と権力の手段となるような科学である。</u>このように、ベーコンは、中世の時代に科学を取り巻いていた問題から科学を救い、輝かしい新たな道へと非常な力で後押しした。とはいえ、私は、ここから、一部の大げさなベーコン支持者とともに、彼の出現以降にもたらされたすべての発見や進歩で恩恵を受けている科学的哲学を構築したのはベーコンであると認めることはできない。

　実験科学の動きは結果的にもたらされたもので、それを証明するには、ベーコンと同時代かまたはそれに近い時代の著名な学者や哲学者などの名前をあげるだけで十分である。その彼らとは、コペルニクス、ティコ・ブラーエ、ケプラー、ヴィエット、フェルマー、グレゴリオ・サン‐ヴァンサン、ボイル、クック、ガリレオ、デカルト、グレゴリー、ボレリ、キルヒなどである。」[29]

特に下線部において、デカルトの影響を見ることができる。

7.7　科学的方法の確立と神経科学

　以上のアリストテレス自然学からケプラー、ガリレオ、デカルト、ハーヴィ、ニュートンらが起こした17世紀の科学革命までの科学の歴史を簡単に述べたが、これらの要点と近現代の科学的知識についてその基本的な特徴を整理すると以下のようになる。科学的知識は一般に3つの特徴を持っていると考えられる。

　　(1)　自然の科学的説明は、種々の経験法則や個別的な法則を少数の基本概念や一般法則によって、統一的かつ普遍的に説明しようとす

るものである。

(2) 科学的説明は、自然現象を統括する因果的過程の説明であり、この因果的過程は、非対称性を持っている「自律的因果関係」である。

以上の (1) と (2) をまとめると、「科学的説明とは、自然現象の統一的かつ因果的説明を数学という論理的方法を軸として行うもの」といえる。

(3) さらに、この数学的方法によって得られた理論的予測の実験による判定を行って、その理論の妥当性を検証する。

また、(2) の因果関係については、18 世紀の英国人哲学者ヒュームが、「因果律の懐疑」と一般によばれている疑問を提出して、従来の科学的因果関係に対して深い洞察を行い、論争を引き起こし、それ以後の哲学者や自然科学者に大きな影響を及ぼした。この点（ヒュームの因果律の懐疑）に関しては、15 章で自由意志との関連で再びとりあげる。

さらに、ニュートンによって完成された古典物理学の世界は以下の事実を明確にした。すなわち、自然を支配している機構（メカニズム）は、精神の領域とは独立しており、同時に宗教が人々の精神生活を支配していた中世までの社会に大きなインパクトを与えた。

この上記の自然科学の特徴は、特に物理学の発展を通して次第に形成されてきたのであるが、近現代の生理学を含む自然科学はその根本原理をほとんど物理学に負っているので、この３つの特徴を現代の広義の自然科学の特徴と考えても差し支えないと思われる。

社会の発展とともに、マニュファクチャでの新しい技術が次々と発明されたことで、望遠鏡、顕微鏡などの新しい発明に伴う観察・実験という方法論の精密さが実現したこと、数学が自然現象の理論付けに用いられるようになった、ということであろう。その先駆的な役割を果たしたのがケプラー、ガリレオ=ガリレイ、デカルトなどであり、17 世紀の科

第 7 章　17 世紀の新しい科学革命

学を体系づけたのがニュートンであった。特にニュートンの万有引力の法則は、アリストテレスの考えを一変させる考え方であった。またニュートンの業績は、デカルトが提唱した「機械論的自然観」という基盤のもとにスムーズに発展させられたと考えることもできる。ケプラーは惑星の運行の法則を発見、ガリレオは自作の望遠鏡による天体の観測によって地動説を証明し、物体落下の法則を実験と数学的公式化への道を開き、デカルトは真理の探究での数学的合理性の基礎を探求した。ニュートンやライプニッツは、ともに独立に微分積分という新しい数学を創出し、ニュートン力学という、20 世紀の原子物理学が出現するまでの自然科学の基本体系をつくりあげた。さらに上記の「機械論的自然観」による科学を推し進めたもう一つの例としてウィリアム・ハーヴィによる血液循環説をあげることができる[30]。

第8章　デカルトの自然哲学とこころの問題

　第5、6章で示されたように、パレやヴェサリウスなどの業績によってヒト脳の解剖学的な様子が次第に明らかになってきた。しかし、生理学的機能に関しては依然詳細は不明であった。

　少し時代が下がってくると同じくフランスのデカルト (René Descartes, 1596-1650) が自然科学を哲学的に考察することを始めた。さらに人間の体と心の関係を突き詰めて考えた。彼の哲学を端的に表現すると、真理を得るために、人間の持つ「理性」を徹底的に駆使して、真理の探究を行うとする考え方である。彼のこれら一連の業績によって、17世紀の科学革命は始まったといえる。デカルト以前は、スコラ哲学の教えである「信仰」によって真理をもとめようとする考え方であった。フランスの有名な医学者で生理学における実験の重要性を唱えたクロード・ベルナールや古典力学の体系を打ち立てたアイザック・ニュートンなどに対しても、1 デカルトの新しい哲学が大きな影響を与えたと考えられている。特にクロード・ベルナールへの影響は明らかにデカルトの『方法序説』の第6部の実験についての記述などに見られる。これに関してはクロード・ベルナールの第11章で再度取り上げる。

　デカルトは宇宙の形成プロセスやその他の自然現象をそのメカニズムに従って理解しようとし、彼独自の説を提唱した。この機械論的な考えをさらに人間の体のメカニズムに対して押し広げ、生体のメカニズムを研究する生理学の先駆けとなった。すなわち生命体は精巧につくられた機械であるとの考えである。生理学的な見方で生体を理解しようとした先駆者である。ここに解剖学から一歩進んだ発展が見出される。

　彼に至って、生命に神秘的な意味での「精気」や「プネウマ」などを

導入することをさけ、その機構をメカニズムによって説明しようと考えた。この考えに従って、彼は自動機械人形「automate」をつくったりもしている。これに関しては面白い逸話が残っている。彼が作った自動人形は非常によくできていたため、彼がその人形をもって船で旅行をしているとき、そのあまりのリアルさに気味悪がったこの船の乗組員がこの人形を海の中へ投げ捨ててしまったと伝えられている。

8.1 デカルト哲学とその生涯

デカルトの心身問題はその後の神経生理学や脳科学に多大な影響を与えたので、以下の議論をする際に必要な彼の哲学の内容について簡単にここでまとめておく。

(1) 認識の確実さを追求していき、その基礎には心があるとした哲学者としての側面と、これら確実な心によって自然の解明に向かった自然学者としての側面の二つを併せ持っている。

(2) このことから、デカルトによって、私は自分の頭蓋骨の中から外部の世界を眺めている「自己」というものを自覚していたという点が、重要な事実として残された。従って、デカルトの一連の考察から結論できることは、意識について解明する場合、「脳内の神経細胞の電気的活動や化学物質の振る舞いから、どのようにして (how ?)、この根源的な自覚している自分まで行き着くか」を現代の神経科学（広く科学）は納得いく形で説明する必要があるという点を広く認めさせたことである。

(3) 一方で、17世紀の科学革命を進め、科学の規範を確立して、近代科学の法則を整備した。この特徴は、「一般化」、「数学による法則化」、「実験による法則の検証」である。

(4) 心身二元論において「心」と「身体」は異なる実体としたが、コギトから出発して神の存在証明を行い、「神」を頂点とする形而上学を構築した。このことは、一見すると、中世のスコラ哲学へと後退するような考えであり、神が「心」と「延長である身体やもの」を創

造したという前提に立つことである。この神の存在証明においては、結果からの（ア・ポステオリな）証明が二つと存在論的な（ア・プリオリな）証明の一つで合計三つの証明が示されている。

以上おおまかに彼の思想をまとめた。現代の神経科学においては、デカルト以後多くの知見が得られている。しかしながら、現代の神経科学は、心の働きを物質で結び付けるという点において、心身二元論における「松果腺」説というデカルトの説明と同じであるということができる。

　ここで当時の時代背景を理解するためにデカルトの生涯とその周辺を述べておく。デカルトは中部フランスのアンドレ・エ・ロワール (Indre-et-Loire) のラ・エー (La Haye) に生まれた。父はブルターニュ地方の高等法院評定官であり、母のジョアンヌ・ブロシャー (Jeanne Brochard) は 1597 年に 4 番目（5 番目という記録もある）の子供を産んだ時に死亡した。従って、デカルトは彼らの末っ子になり、祖母と乳母に育てられ、また体が弱かった。この体が丈夫でないことが後々までデカルトを苦しめ最終的に彼の死期を早める結果となった。また、デカルトの母の死後、父はアンヌ・モラン (Anne Morin) と言う女性と再婚している。

　1607 年から 1614 年、デカルトが 11 歳から 18 歳にかけてイエズス会の名門校であるラ・フレーシュ学院 (La Flèche) で学んだ。学業は優秀でデカルトはこの学校で特別扱いされ、朝が苦手な彼は朝の授業に出席することを免除された。これは、この学校の校長が、デカルトの親戚縁者であったことから可能になったのである。またこの学校では 8 歳年上で 2 学年先輩のマラン・メルセンヌ (Marin Mersenne, 1588-1648) という友人をつくっている。メルセンヌは、数学やその他の学問に優れた才能を示し、後のデカルトの知的活動の大きな支えとなった[2]。

　このラ・フレーシュ学院は 1604 年に開校され、優秀な教師を集めた学校であった。ラ・フレーシュ学院は、最初の 6 年間は人文科学を教

第8章　デカルトの自然哲学とこころの問題

え、文法、詩学、修辞学、ラテン語、ギリシャ語の著作を中心とし、次の3年間は、哲学専攻の場合は論理学、自然学、形而上学を学ぶことになっていた。デカルトはこの学校を8年間で卒業している。この学校はキリスト教の教義を教えていたが、これが後にデカルトが人間の理性を考えるきっかけになったと思われる。ちなみにアドリアン・バイエ (Adrien Baillet, 1649-1706) という人物が、1691年にデカルトの伝記として『デカルトの生涯』*La Vie de Monsieur Descartes* という本を書いているが、これによるとデカルトがこの学校に入学した年代を1604年、卒業を1612年としている。

　1614年にポワチエ大学 (Université de Poitiers) に18歳で入学し1616年に卒業している。かれは「法服貴族」Noblesse de Robe という一種の上流階級に所属していたので、法学士の学位をえた。この階級はいわゆる伝統的な古い上流階級ではなく、いわゆる新しくおこってきた上流階級に属していた。またこの上流階級では、フェンシング、乗馬、ダンスなどを学ぶのが一般的であった。一説ではデカルト家が貴族になったのは彼の死後であるともいわれている。大学卒業後は自由気ままにすごし、「世間という大きな書物」の中に飛び込んで学んだ。またこの時期にパリで、ラ・フレーシュ時代の友人であるメルセンヌに再会している。このメルセンヌは修道院の客間で当時の知識人や研究者を招いて、いわゆる「メルセンヌ・アカデミー」を開き、多くの知識人や研究者との交流を行った。これが後の「パリ科学アカデミー」の母体となった。このメルセンヌのヨーロッパにおける広い人脈が、デカルトの学問の発展に大いに寄与したとされている。

　1618年、オランダに行きナッサウ伯マウリッツ (Maurice de Nassau) の軍隊に加わっている。またこの年にオランダ国境付近のブレダ (Bréda) でイサーク・ベックマン (Issac Beeckman, 1588-1637) にあっている。このベックマンと文通し、公開で彼にあてた手紙がデカルトの最初の手紙となった。このベックマンには彼の最初の著書といえる『音楽提要』*Compendium Musicae* を送っている。さらに1619年4月にドイツの30年戦争に参加するためにドイツへいき、フランクフルトで皇帝

フェルナンド2世の戴冠式に参加した。バイエル候マクシミリアン1世 (Maximilien de Bavière) の軍隊に入った[3]。

　この時期にデカルトにとって重要な出来事があった。それは1619年11月10日（23歳）に三つの夢を見、それによって、彼は「驚くべき学問の基礎」を発見した。これは上記のデカルトの伝記作家アドリアン・バイエの『デカルト氏の生涯』 *La Vie de Monsieur Decartes* という書物に書かれている[4]。この時のデカルトの見た夢に関して後のジークムント・フロイト (Sigmund Freud, 1856-1939) が夢の分析対象としている。

　デカルトは、パレが記述した「幻肢」についてもかれの著述の中で言及している。少々長いがこの部分を引用すると：

「しかし後になって、多くの経験から、私が感覚についてもっていたすべての信頼は、次第に揺り動かされるようになった。なぜなら、ときとして遠くから丸く見えていた塔が、近くからは四角に見えたり、塔の頂にたっている巨大な彫像が、地上から眺める人にはそれほど大きく見えなかったりすることがあったし、その他このような無数のものにおいて、外部感覚の判断が誤ることに私は気付いたからである。単に外部感覚だけでなく、内部感覚についてもそうである。なぜなら、苦痛以上に内的なものがあり得ようか？　しかし私はあるとき、脚や腕を切断した人たちが、いまでもときどき、なくした身体のその部分に痛みを感じるような気がする、ということを聞いたことがあるからである。従って、たとえ私の肢体のどこかに痛みを感じていても、その部分が私に痛みを与えているということは、私においてもけっして確かなことではないように思われたからである。」[5]

　この幻肢については、デカルトのみならず、最近のフランスの哲学者であるメルロー=ポンティなども議論の対象としている。しかしながら、幻肢の生理的メカニズムについては、現代の米国の神経学者であるラマ

第 8 章　デカルトの自然哲学とこころの問題

チャンドランなどによって一部明らかにされてきており、哲学の分野で議論されてきた内容とは必ずしも一致をみていない[6][7]（第 5 章参照）。

ここで、デカルトの著作を年代順に示すと以下のようになる。
1618 年、『音楽提要』Compendium Musicae
1628 年、『精神指導の規則』Regulae ad directionem ingenii、未完でデカルトの死後発表 (1651)
1633 年、『世界論』Le Monde、地動説を含んでいたので死後発表 (1664)
1637 年、『方法序説』Discours de la méthode（フランス語）
1641 年、『省察』Meditationes de prima philosophia（ラテン語）
1644 年、『哲学の原理』Principia philosophiae（ラテン語）
1648 年、『人間論』Traité de l'homme、刊行は死後の 1664 年
1649 年、『情念論』Les passions de l'âme
1655 年、デカルト死亡

このようにデカルトは複数の書物を書いているが、彼の生前に発表された主たる著書は、1637 年の『方法序説』、1641 年の『省察』、1644 年の『哲学の原理』、1649 年の『情念論』の 4 冊である。

8.2 『方法序説』について

特に『方法序説』は近代の思想の原点となる書であり、哲学史においても最も重要な書籍の一冊に上げられる。小冊子であるが、その内容は 6 部で構成されている[8]。

第 1 部では、学問に対する種々の考察がなされ、ラ・フレーシュ学院などで学んだ人文学やスコラ哲学などを再検討し、これらが人生には役に立たないとの結論を得る。従って、書斎を出て世間という書物で学ぶために旅にでる。

第 2 部では、デカルトが探求した方法の主な規則が示される。特に

ドイツの炉部屋での思索から、学問や自らの思索のための4つの規則が示されている。これはデカルトの哲学において重要な規則とみなされており、①明証性：わたくしが明証的に真であると認めるものでなければ、どんなことも真として受け入れないことだった。………注意ぶかく即断と偏見をさけること、そして疑いをさしはさむ余地のまったくないほどの明晰かつ判明に精神に現れるもの以外は、何もわたくしの判断のなかにふくめないこと。②分析：検討する難問の一つ一つを、できるだけ多くの、しかも問題をよりよく解くために必要なだけの小部分に分割すること。③統合：わたくしの思考を順序に従って導くこと。そこでは、もっとも単純でもっとも認識しやすいものから始めて、少しずつ、階段を上るようにして、もっとも複雑なものの認識まで昇っていき、自然のままでは互いに前後の順序がつかないものの間にさえも順序を想定して進むこと。④枚挙：すべての場合に、完全な枚挙と全体に亘る見直しをして、なにも見落とさなかったと確信すること。

　第3部は、これらの方法から引き出した道徳上の規則のいくつかを示す。これは実際に生活者として生きていくための指針が3つの規則（格率とよんでいる）として示されている。ただし、これは暫定的なものとしている。それらは、①自分の国の法律と慣習に従うこと。②自分の行動において、できるかぎり確固として果断であり、どんな疑わしい意見でも、一度それに決めた以上は、きわめて確実な意見であるときに劣らず、一貫して従うこと。③運命よりはむしろ自分に打ち克つように、世界の秩序よりも自分の欲望を変えるように、つねに務めることである。さらに、完全にわれわれの力の範囲内にあるものはわれわれの思想しかないと信じるように自分を習慣づけること。この第3部の書き出しは、非常に印象的で名文である。「さて最後に、住んでいる家の建て直しを始めるまえには、それを取り壊し、資材を用意し、建築技師にたのむか、あるいは自分で建築術を実地に学ぶかして、そのうえで周到に図面を引いたとしても、それだけでは十分でない。工事期間中、居心地よく住める家をほかに都合しておかなければならない。それと同じように、理性がわたくしに判断の非決定を命じている間も、行為においては非決定の

第8章　デカルトの自然哲学とこころの問題

ままでとどまることのないよう、そしてその時からもやはりできるかぎりの幸福に生きられるように、当座に備えて、一つの道徳を定めた。」

　第4部は、神の存在と人間の魂の存在を証明する論拠、つまり著者の形而上学の基礎を示す。方法的懐疑をへて、「精神としてのわたし」、「神」、「外界の存在」が示され、コギト・エルゴ・スムや心身二元論、神の存在証明、などが示されている。

　第5部では、著者が探求した自然学の諸問題の秩序などが語られている。ガリレオ裁判の影響で刊行することができなかった『世界論』のエッセンスが述べられる。宇宙と自然の現象、機械論的な人体論、心臓と血液の循環、動物と人間を区別するものなどが論じられている。

　第6部は、著者が自然の探究においてさらに先に進むために何が必要だと考えるか、またどんな理由で著者が本書を執筆するにいたったのか、がわかる。またここでは、医学の重要性などや軍事研究を行わないなどが述べられている。「わたしは生きるために残っている時間を、自然についての一定の知識を得ようと努める以外は使うまいと決心した。その知識は、そこから医学のための諸規則を引き出すことができるようなもので、それらの規則はわれわれが現在までに持っている規則よりももっと確かなものである。そして生来わたしは、これ以外のあらゆる種類の計画、とくに一部の人に有利であろうとすれば他の人を害せざるを得ないような計画（軍事技術などの研究）を、極力避けていくので、何かのきっかけでやむをえずわたしがそれに携わるようになっても、うまくやりとげる力があるとは思えない。」

　さらにこの『方法序説』はフランス語で書かれているが、その理由をこの第6部で説明している。「わたしが、自分の国のことばであるフランス語で書いて、わたしの先生のことばであるラテン語で書かないのも、自然の理性だけをまったく純粋に働かせる人たちのほうが、古い書物だけしか信じない人たちよりも、いっそう正しくわたしの意見を判断してくれるだろうと期待するからである。そして良識と学識を兼ね備えた人々、彼らだけをわたしの審判者としたい。こういう人々は、わたしが

通俗の言葉で論拠を説明したからといって、これに耳を傾けるのを拒むほど、ラテン語を偏重しないだろうとわたしは確信している。」さらに、フランス語で執筆した理由として、女性も読むことが出来るように配慮したとメルセンヌ宛の手紙の中で述べている。これは、アンブロワーズ・パレが、彼の医学書を当時の知識支配階級の言葉であるラテン語でなくフランス語で書いて多くの人が治療法を理解できるようにしたという点と類似している。

8.3　生理学の転機：血液循環説

前節で明らかになったようにデカルトは、生体の機能を機械論的に理解しようとし、それらの具体例として心臓や視覚系さらには脳の働きに関して考察を行っている。これらデカルトの機械論的生理学を以下に概観する。

最初に、心臓の機能に関するデカルトの考えをみてみる。心臓と血液循環説については、第7章の科学革命のハーヴィの項で詳しく述べた。このハーヴィの説を全面的にではないが一部採用して、デカルトの機械論的な生理学は、その中心課題の一つである心臓の働きと血液の循環について構成されている。これらは、『方法序説』や『情念論』において詳しく論じられている。ただし、彼の心臓の働きに関するアイデアは、結論から言えば、正しいものではなかった[9]。

デカルトによると、心臓は一種の熱機関と考えられ、ここに流れ込んだ血液は心臓で熱せられて膨張し、その結果心臓を膨張させる。この膨張した血液は心臓から出て身体の他の場所へ送り出される。また血液が出て行ったあとの心臓には新たな血液が流れ込むことでおなじ動作を繰り返す。この心臓を熱機関であり一種の「炉」と考え、その熱で血液が膨張するという考えは、アリストテレスの自然哲学の影響を見てとることができる。またこの熱せられた血液が体を循環するというアイデアは、ハーヴィからの明らかな転用である。この心臓の機能と血液循環に対す

るデカルトの考えは、正しいメカニズムが明らかになっている現代の生理学の観点からすると間違っているが、心臓と血液を神秘的なものととらえることをせず、機械論的メカニズムとして理解しようとしている点が、従来のガレノスなどの考えと異なっている。

さらに、デカルトは脳に対して積極的な働きを見出しており、アリストテレスのように単に熱くなった血液を脳へ循環させ、そこで冷却する装置であるとは考えていなかった。ここにアリストテレスからデカルトへの脳の機能についての進展を見ることができる。次節でこの脳の機能に関する彼の考えをみていく。

8.4 脳・神経機能の考え

デカルトは神経系の機能を「動物精気」という考え方を基礎にして展開した。この動物精気は、前述したガレノスが「プネウマ」として血液に加わることで、動物に生命を与えるものとして導入して以来定説とされてきた概念である。しかし、デカルトの場合、このプネウマは精神的かつ神秘的な意味を持たせていず、脳室（脳の空室、Ventricle Cell Doctrine の説で紹介した）内に満たされている単なる流体としての物理的な機能しか持たせていない。この点が、まさしく脳の機能さえも機械論的に説明しようとしたデカルトの考えの本質といえる。この神経内部を流体が流れているとする考えは、最終的にはガルバーニ (Luigi Galvani, 1737-1798) によって動物電気が発見され、流体説が否定されるまで継続されることとなる。このガルバーニの動物電気の発見に関しては、第 10 章で改めて概観する。

デカルト説に従うと、神経はこの動物精気を含んで三要素から構成されているとされている。神経いわゆる神経細胞の軸索は、円筒状の長い筒でありその中に細い糸が貫通しており、軸索である円筒状の筒内は動物精気で満たされている。この神経の管は、一方の端は脳に接続し他方の端は筋肉に接続している。脳からこの神経管の内部を流れて筋肉へと

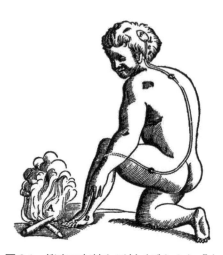

図8.1 筋肉の収縮と反射（デカルト『人間論』）

到達する動物精気が、筋肉へ達するとこの筋肉の収縮がおこる。この屈筋の収縮に対して、伸筋は、脳から伸筋を支配している神経管を通って流れる動物精気が屈筋に対する量より少ないために四肢はより多くの動物精気がやってきた方の筋肉に対して屈曲される。（図 8.1 参照）

デカルトは『方法序説』 *Discours de la méthode pour bien conduire sa raison, et chercher la vérité dans les sciences* のなかでは、心身二元論を唱えているが、後に書いた『情念論』では心身一元論（心身合一）を提唱している[10]。

デカルトは上述したように生体を機械論的にとらえることを提唱した。例えば、図8.1 は、彼の人間論という著書の中にある図を示している。火の粉が足に近付き、皮膚を熱したとする。すると、そこに付いている体内の細いロープが引かれ（この場合ロープとは神経に他ならず）、脳の中の空洞である脳室に繋がる小さな穴が開く。その結果、脳室から動物精気が当時管と考えられていた神経に流れ込み、足を火元から離す"反射"が生じる。この"反射"という言葉を使用したのは、デカルトが最初だといわれている。しかし、この点に関して、現代フランスの科学史家ジョルジュ・カンギレム (Georges Canguilhem, 1904-1995) は、反射の概念を最初に確立したのは、デカルトではなく、英国の医師で解剖学者のトマス・ウィリスであるとしている（『反射概念の形成』1977）[11]。さらにここでの生理学的説明で、デカルトは感覚神経と運動神経が同じ神経管で伝えられるとしている。すなわち、後根と前根のように別の「経路」をそれぞれ区別していない。

またデカルトはその情念論において、脳室内にある松果腺が精神と肉

第8章　デカルトの自然哲学とこころの問題

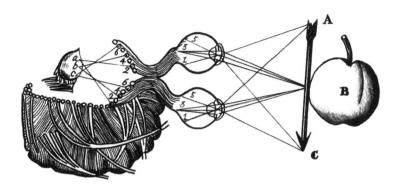

図 8.2　網膜と視神経を介しての視覚の経路

体の相互作用をしている部位として重要であるという考えを述べている。彼によればこの松果腺は脳内で多くみられる対になっている器官の例外的存在であり、唯一対を形成していないとしている（現在の解剖学の知識からすると必ずしも松果腺のみではないが）。従って、ここに精神と肉体の相互作用の場を見出した。しかし、この本が刊行されたのは今から370年近い前のことであり、当時と現代の自然科学の発展を考慮すれば彼の考えを馬鹿げた考えとして退けることには少々抵抗がある。彼がその『情念論』で示している視覚の情報処理と松果腺との関係についての記述を以下に引用する。

「35　対象の様々な印象が、脳の中心にある腺（松果腺）において合一するしかたの例
　たとえば、ある動物が我々の方に来るとき、その体から反射する光は、その動物の二つの像を、おのおのの眼に一つずつ描き、これらの像は視神経を介しても、脳室を囲む脳の二つの像を内壁につくる〔図8.2 の 4, 6, 2〕。そしてそこから、脳室をみたす精気を介して、この二つの像は、精気のとりまくかの小さな腺（松果腺）へ投射され、一方の像の各点を形づくる運動は、他方の像において、その動物の同じ部分を示す点を形づくる運動が目ざすところの線上の点に向かい、か

173

くして脳の内にある二つの像は、腺の上で唯一の像をつくり〔図 8.2 の a, b, c〕、この唯一の像が直接に精神にはたらきかけて、精神にその動物の姿を見させるのである。」[12]

この当時すでに脳のかなり詳しい解剖学的な図が発表されていた。例えば、デカルトの生まれる 53 年前の 1543 年には、ヴェサリウスの『ファブリカ』が既に刊行されており、デカルトの目に留まっていたと考えるのが自然である。また、デカルトより、すこし後に生まれた英国のトマス・ウィリスがその代表的な著書である *The anatomy of the brain and nerve* を出版したのは、1664 年であった[13]。これは、デカルトの死後であるが、ウィリスのこの著書は、それまでの彼の他の共同研究者との研究結果の集大成として出版している。従って、出版前のウィリスの解剖図をどこかで目にしていた可能性もある。しかし、あくまで、デカルトは脳の機能の重要な場所として脳室と松果腺に重きをおいており、その周りの皮質に対してはそれほど注目していなかった[14]。

さらに、デカルトは、視覚系の構造について、視神経が交叉していることを知らなかった。図 8.2 と図 8.3 においても視神経は交叉していない。しかし、紀元前 5 世紀のアルクマイオンは視神経が交叉していることを既に知っていた（3.1 節参照）。残念ながら、デカルトはこの文献まで目を通していなかったようだ。

このように生体の機能をメカニズムという観点から理解しようと努めていた結果、当然起こりうる疑問点である次の課題へと思考を進めていった。すなわちこのメカニズム重視の生体と心の関係を考察した。かれは前述のように脳の機能と心の関係に対しても当然興味を示し、彼自身が意識するとしないとにかかわらず、その後大きな影響を及ぼす基本的な考えを提唱した。

デカルトに関しては、多くの人が多様な意見を述べている。その中で、哲学者の梅原猛氏が湯川秀樹博士にちなんで述べている以下の文章が印象的である。またこの湯川秀樹博士自身もデカルトを尊敬し非常に評価

第 8 章　デカルトの自然哲学とこころの問題

していたことが知られている。

「もう一つ先生（湯川秀樹博士）から聞いた話で忘れられないのは、中間子理論を発見した時のことである。ちょうど、奥さんがお産のために、里へ帰られた時のことである。先生は一人で家にいられたが、一晩中、暴風が吹き荒れて、この暴風がやんだ時であった。突如として先生の頭に新しい着想がひらめいた。その着想を急いで書き留め、それを数式にした。そのときの、先生の澄んだはりつめた緊張感が、聞いている私にもはっきりと伝わってきたが、何かデカルトの『方法叙説』の話をデカルト自らに聞くような感じがした。」[15]

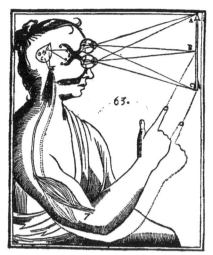

図 8.3　デカルトの心身二元論（『人間論』*L'Homme de René Descartes et un Traité de la formation du faetus*. Charles Angot, Paris. 1664）1648 年に完成し 1664 年に出版された。第 33 図：両眼でとらえた対象を手指で指し示す過程について、機械論的に説明している。松果腺（図中の H）から出る精気が小管に流れ込んで、筋の運動を引き起こしている。

デカルトに関しては、面白いエピソードが残っている。彼は一生独身であったけれども、オランダ時代にここに住んでいた英国人トーマス・サージャント (Thomas Sergeant) という人物が経営する本屋にいたエレーナ・ヤンス (Helena Jans) という家政婦をしていた女性と恋愛関係になり、女の子が生まれている。デカルトの残したメモによると、子供が生まれたのは、1635 年 7 月 19 日で、この子が生まれるきっかけとなった女性との関係は、1634 年 10 月 15 日（月曜日）であった。この家政婦の女性は、読み書きもできる当時としては知的な女性であったと思われるが、時代の社会的な制約や身分の違いもあって、彼らは結婚できな

かった。しかし彼女との間に生まれたこの子供に Fransintge と名前を付け、デカルトは非常にかわいがって大切にしていた。この Fransintge の意味は、franche から由来する名前で、「裏表のない」とか「すなおな」を意味し、デカルトとエレーナとのお互いの身分の違いを超えて生まれた自由な子という意味も込められていたようである。

　この子と一緒に末永く過ごすために、デカルト自ら 100 歳までも生きようと願うようになり、長生きをするために健康に気を使い医学に興味を持ち、医学書に没頭した。また彼は占いなど信じてはいなかったし、嫌っていたが、フランスで有名であったノストラダムスの『ジャム概論』 Traité des confitures という著書の中にあるウシノシタグサ (buglosse) という植物をジャムのようなペースト状にしたものを食べたりした。ノストラダムスによるとこれを食べると若返り、老化を遅らせ、顔色をよくすると書かれていた。

　この子のためにおもちゃとして、飛ぶへび (serpent-volant) というものを作って、風について説明したりしていた。この serpent-volant とは、Livre d'Isaie という本のなかででてくるドラゴンをイメージして造られた当時はやった一種の凧である。またこの凧の風による不規則な動きにデカルトは興味を持ち、この予測できない動きが、子供の心のようだと言った。

　庭で子供を膝に乗せて手をたたくと、こだまでその音がキュイキュイ (cui-cui) と聞こえたので、子供は動物か何かが庭の隅にいるのではないかと思い、隅までかけて行き、何もいないとまた戻ってきた。子供が自分で手をたたくと力がないので、大きな音がせず、こだまも返ってこなかった。これによってこだまが返ってくるように手を打つことができる父を尊敬していた。——この話はメルセンヌ宛ての手紙の中に出てくる。

　また当時では新しかった野菜のニンジンをうさぎに与える様子を見たり、こどもの寝顔を見て「真夜中の太陽」と譬えたりした。また当時高価であったチューリップを購入する代わりに、子供のためにチューリップの絵を書いたりしている。この当時のチューリップの値段は、一般人の年収の 7 倍ほどしたとされており、チューリップの球根一個で家一

軒が買えるとまで言われていた[16]。

　これほどかわいがっていた娘であったが、5歳の時に病気でなくなり、デカルトは非常に悲しんだ。このときデカルトは、悲しみや涙は、女性や子供に特有の感情ではないと言っている。さらにこのことが、彼をして医学の研究にさらに向かわせた原因の一つと推測されている。

8.5　脳・神経機能に対する考え方の発展

　デカルトはこのように人間の論理的思考能力に注目し、自然界やその中のものをこの思考能力をたよりにあくまでも理性に従って理解しようとこころみた。このようなデカルトの考え方は、英国のフランシス・ベーコン (Francis Bacon, 1561-1626) とともに近代以後の自然科学の方法論の基礎的概念となり、以後のアイザック・ニュートン (Issac Newton, 1642-1727) やクロード・ベルナール (Claude Bernard, 1813-1878) などの自然科学者に大きな影響を与えた。特に同国人であるベルナールの『実験医学序説』や『実験医学の原理』などの著書にはその影響を直接見ることが出来る。以後、生体を自然科学の対象として取り扱うことが一般的になったが、彼の心身二元論の影響で心の問題のみは、自然科学の対象としてあつかうことを回避する傾向が生まれた。

　このデカルトの心身二元論をめぐる議論をさらに深めると、人間の精神は動物や自動機械と異なる理由として以下の2点を指摘している。

　第一に、人間は「言葉」と「記号」を用いて自分の考えを他者に臨機応変に伝達することが出来る。さらに、自分が口に出して言っていることは自らが考えていることであるということを意図的に明らかにすることが出来る。

　第二に、人間は普遍的道具としての「理性」をもち、これを用いてあらゆる状況に対応することが可能である。この人間の普遍的能力を持つような多様な器官の配置をもつ機械をつくることは出来ない。

　すなわち、人間は、臨機応変に対応できる言語能力と自己表現力を持っていると同時に、あらゆる状況に対応可能な普遍的理性を持っていると

いう意味で動物や機械と異なっている。この点は、現代の人工知能やロボットを論じる場合にも非常に参考となる論点である。

　ここでデカルトのいう①「身体の機能」と②「精神の機能」について再考しておく。
　まず身体の機能は、生体を全体として機械とみている。一方、精神の機能は、さらに二つに分けており、①「精神の能動」と②「精神の受動」とに区別している。「精神の能動」とは、自らの決定による意志の働きを意味し、「精神の受動」とは、感覚器官を通しての知覚のことである。さらにこの「精神の能動」における意志の作用にはさらに二種類に分けることが出来る。それは、①その意志の対象が、精神自体に向けられるもの（すなわち、物質でない対象に思考を向ける場合である）と、②われわれの身体に向けられるものである（我々が自発的に行動を起こして筋肉などを動かす場合である）[1]。

8.6　心身問題の特徴

　デカルトによれば、思考を本質とする「精神」と、広がりと大きさを持つ延長を本質とする「身体」とは異なるものとしてとらえられている。しかしこの精神が、精神の受動や精神の能動における「意志」の作用が身体に向けられる場合のように、「精神が延長である身体と相互作用をするとはどういうことであるか？」という問題が起こってくる。この問題は「心身問題のアポリア (aporia)」とよばれるものである。ここでアポリアとは、ギリシャ語で、「哲学的難題」、あるいは、もうすこし簡単に「行き詰まり」という意味である。
　当時のプファルツ公女エリザベート（Elisabeth von der Pfalz プファルツ選帝侯フリードリヒ5世の長女、1618-1680）は、彼の著作を読んで疑問に思う点があり、これをよく理解しようと1643年から1649年にわたりデカルトに手紙を書いた。この手紙の趣旨は、物質でない精神がどのようにして物質である肉体に働きかけこれを動かすことが出来るのか、という素朴であるが本質的な疑問であった。これをきっかけと

第8章　デカルトの自然哲学とこころの問題

したお互いの書簡のやり取りは、デカルトが心身問題について深く考える契機となった[17]。

このようにデカルトは、科学的に記述可能な「物理的実在」と科学的研究の対象にはなりえないと彼が考えた心という「精神的な実在」を明確に区別して、心身二元論を定式化した。しかしこのデカルトの心身二元論が、精神や意識を自然科学の対象の外に置くという現代まで強い影響を及ぼす原因となったと信じられるようになった。例えば、1994年に発刊されたの『デカルトの誤り』で、アントニオ・ダマシオはデカルトのせいで脳の科学が何年も遅れたと述べている。

またこの精神の成立基盤は、それが不完全であるところから来ている。すなわち、精神（人間の心）は不完全なものである。この不完全なものは完全なものがあってこそ成立する。完全なものは神であるから、完全な神の存在があってこそ不完全な精神がある。従って、精神を生み出すのは神であるとデカルトはいう。このように心身二元論が成り立つ前提は神であり、この神の存在なしには、心身二元論はないことになる。

ただし、心と体は異なる領域に属しているとする考えは、古くはプラトンの著書である『パイドン』や中世のトマス・アクィナス (Thomas Aquinas, 1225?-1274) の著書『神学大全』*Summa Theologiae* などの哲学的著作に記述がみられる[18]。しかし、先に述べたように意識は通常の物理法則が適用できない非物質的な物からできているという考えを明確に述べたのは、デカルトが最初である。

以上が一般にデカルトがエリザベートの出した問題に対して出した答えであり、心身二元論の本質と考えられている。しかし、これはデカルトがだした最終的な考えではない。彼は、「精神と身体の二元論」とは独立に「心身合一」という概念を考え、これは、「日々の非常に確かで明証的な経験」によってのみ体得できることであって、それ自身によってしか知りえないものであるとした。すなわち「精神が身体を動かす」ということ、すなわち「心身合一」は、他の形而上学的概念や科学的概

念で説明が難しいと考える。「精神の能動」のうちの意志の作用の対象が身体へ向けられる場合、この「心身合一」において精神が意志によって神経を動かす能動的作用は意識されているとデカルトは言っている。またデカルトは、「心身が二元である事態：精神と身体は実体的に別である」と「心身が一つである事態：精神と身体が実体的に一つである」とは次元的に異なっているとしている[21]。

「純粋知性をはたらかせる形而上学的思惟は、精神の概念をわれわれに親しみやすいものにするのに役立ちます。図形や運動を考察して主に想像力をはたらかせる数学の研究は、われわれがきわめて判明な物体の概念を形成するのに馴染ませます。最後に、精神と身体との合一を理解するようになるのは、生と日常の交わりだけを用い、省察したり想像力をはたらかせるものを研究したりすることをさし控えることにおいてです」[17]と述べている。

これは、形而上学的次元、数学的次元、生と日常の次元、の三つの次元にわけてデカルトが論を展開していたことを示しているのではないだろうか。すなわち、形而上学的次元では心身分離を説き、生と日常の次元では心身合一を説く、というように次元を分けて考えていたというふうに解釈できるのである。このように考えると、デカルトの心身問題を矛盾なく捉えることができる。そして、それぞれの次元には基本概念があり、形而上学的次元では「思考」、数学的次元では「延長」、生と日常の次元では「力」がそれにあたるとされている[19]。

デカルトは以上のように身体を本質的に機械としてとらえたが、彼自身も生体のメカニズムに興味をもっており、近所の肉屋から牛の眼球をもらって来て、視覚の研究のためにこれを自身で解剖してそのメカニズムを研究したりしている。その結果、ヒトは二つの眼を持っているのにもかかわらず、実際に認識する像は一つであることから、脳内に二つの眼球から入ってくる外界の像を統一する場所が存在すると考え、「松果腺」をその場所と推測した。また他の感覚神経、聴覚や嗅覚も左右二対になっているのにこれらが脳内で一つに統合されていることからも松果

腺の存在を重要視している。前述のように、この松果腺は精気で満たされている二つの脳室の間につるされている。さらにこの松果腺は心と物理的基盤をもっている身体が相互作用する場所としても捉えられていた（図 8.2、8.3 参照）。

ここにきて、筆者がふと感じたことは、「デカルトは自分の起こした革命後の科学では、心を対象と出来ないことを直感的に知り、二元論を唱えた可能性がある」ということである。

基本的な情念は、「驚き」「愛」「憎しみ」「欲望」「喜び」「悲しみ」の六つしかないとデカルトは考えている

現代に入ると多数の神経科学者は意識やクオリアなどの心の働きは脳にあるとの考えを受け入れている。しかしその詳細な生理学的メカニズムとなると現在でもよく理解されていない。このような状況の下で、脳の働きそのものがはたして現在手にすることができる自然科学で理解できるものかどうか、というより基本的な問いかけをする研究も現れてきた。この詳細については第 16 章で再び考察する。

8.7　心身問題のデカルト以後の展開

デカルトが心身問題を突き詰めて考え、心身二元論と心身合一を考え出したが、ここで、大きな問題が未解決のまま残った。それは、心と身体がいかにして互いに相互作用を行うかという点である。この問題を含めてデカルトの二元論は、スピノザ、マルブランシュ、ライプニッツに引き継がれ、さらに徹底した考えへと発展させられた。この心身問題を考える場合、解決させうる方法としてこのスピノザとライプニッツを代表する二通りの考え方がある。そのほかにも複数存在するが、どれもこの二つの内のどちらかに含まれるとみなすことが可能である。すなわち、(1) 精神と身体はデカルトが考えたように異なる実体ではなく、同じものの異なる二つの側面であるという考え方である。(2) 次にもう一つの考え方は、精神と身体とを互いに別のものであるとし、この両者の間に新しい関係を見出す考え方である。前者の (1) は、スピノザがとった方

法であり。後者の (2) は、ライプニッツがとった方法である。

スピノザもライプニッツもそれ自体独自の哲学体系を持っており、彼らの思想の全体像をも含んで心身問題を議論することは、ここではその範囲を超えるので、簡単に言及するにとどめる。また18世紀のユニークな思想家として、ラ・メトリが人間の心も身体も唯物論的に取り扱った独自の説を唱えた（13.1節参照）。

8.7.1　スピノザの心身問題：心身並行論

スピノザ (Baruch De Spinoza, 1632-1677) は17世紀後半ごろから活動を始めたユダヤ系のオランダ人哲学者であり、早くから形而上学的著作を読み、その才能を開花させていた。彼は後世の哲学者や思想家に少なからず影響を与え、最近ではポルトガル出身の神経科学者であり、現在米国で活躍しているアントニオ・ダマシオ (Antonio Damasio, 1944-) などの著書においても積極的に支持されている[20]（8.6参照）。しかし、無神論者のレッテルを貼られて、アムステルダムのユダヤ人共同体から破門された（1656年のこと）。この破門後、彼はデカルト主義の中心であったライデン大学で講義を聴講したとされている。このユダヤ人社会から破門されたことによってスピノザは逆に自由になりその学問的思想を発展させたとも考えられている。

彼の哲学は「神」から始まる。しかしこの「神」はいわゆる既存の宗教における神とはその性格が全く異なっている。すなわち彼の神とはこの世に存在する無限の実体であり、またこの世に存在する唯一神のみとしている。彼はデカルトの心身二元論を継承したが、精神と身体は「実体」として互いに相互作用をせず、人間にかかわる二つの異なる属性として取り入れた。また身体の変化と心の変化は対応しており、精神は身体から独立にあるわけではなく、身体も精神から独立となりえない。この精神と身体は相互作用することなく平行関係を保ちつつ同一物の表裏を見ているようなものである。

このようにスピノザの神はすべてを支配し、これらは必然的な法則に従って生じるのである。従って、彼はいわゆる決定論者である。また唯

一の実体として神を考えるところからスピノザは一元論と言っても差し支えない。彼の考え方を一般に「心身並行論」とよんでいる。このスピノザの考える神はアインシュタインが彼の物理学との関連から考えていた神の定義と同じようなものと考えることができる。実際アインシュタイン自身そのように言及している。

しかし、前述のように科学革命を起こしたデカルト自身も神の存在を否定したわけではなかったが、スピノザはこの科学革命においても否定されることのなかった神の存在をも超越し、世界秩序は「自己原因」であるとした。

8.7.2 ライプニッツの心身問題：予定調和説

スピノザと同時代で、デカルトの心身二元論を受けてさらに独自の考えを発展させた哲学者にドイツ、ライプチヒ出身のゴットフリート・ライプニッツ (Gottfried Wilhelm Leibniz, 1646-1716) がいる。彼はスピノザより14歳若いが、スピノザと異なり比較的平穏な生涯をおくった。またスピノザ44歳、ライプニッツ30歳の時に二人は一度出会っている。しかし、その4ヶ月後にスピノザはその生涯を閉じた。

ライプニッツはスピノザの考える唯一の実体として神を考える点に同調できなかった。その代わり、彼は無数の「モナド」とよばれる空間的な広がりを持たない不可分な要素を考えた。さらにこのモナドは互いに相互作用をせず、因果的な関係も持たない。これをライプニッツは、モナドは「窓を持たない」と表現している。このモナドはそれ自身で精神的な実体であり、人間もモナドであるとする。人間は行為などを決める場合、「優勢な理由」があって、これら行為に原因となるのは、神によって与えられている理由によるとしている。モナドは互いに相互作用をしないので、神によってあらかじめ与えられた「予定調和」によって、対応関係が付けられている。心と身体の間の関係もこの神による予定調和によっており、対応関係があるのみであるとする[21]。

第9章　機械的生理学と動物精気の検証実験

9.1　ハーヴィの血液循環説とデカルトの機械的生理学

　デカルトと同時代の英国の医師ハーヴィ (William Harvey, 1578-1657) は、血液が心臓から出て体内を巡り最終的にまた心臓に戻ってくるという血液循環説を打ち立てた（図9.1、図9.2）。彼は心臓の収縮による血液の排出量を約30 g と考え、心臓が1分間に72回脈打つとすれば、一時間に130 kg の膨大な血液を送り出すと見積もった。さらに考察を巡らせた結果、この血液は再び心臓へ戻ってくるとの考え以外に可能性がなく、血液は静脈を通して心臓へ戻ってくると推察した。このようにして図9.2に示されるように、血液は心臓の左心室→大動脈→全身→組織の隙間→静脈→右心房→右心室→肺→左心房→左心室と循環していることを明らかにした。

　ここでハーヴィは、上記のように、実際の心臓からの血液の排出量を見積もり、また心臓の拍動数の実験データなどから簡単ではあるが、計算によって血液量を推定するという方法を採用している。この定量的方法で正しい結論に達している。これは、まさしく、ガリレオなどが実験データからモデルを立て、それから得られた予測をさらに自然の観察結果と比較するという方法と同じ推理過程である[1]。

　ハーヴィは、動脈と静脈がどのように末梢で連結しているかについては、説明をしていない。動脈と静脈が末梢で連続的につながっていることを観察

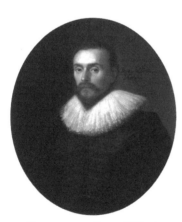

図9.1　ハーヴィの肖像画

第9章　機械的生理学と動物精気の検証実験

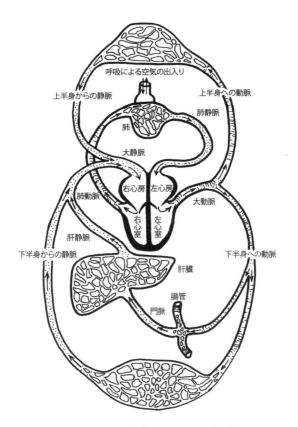

図9.2　心臓と全身をめぐる血液の循環

するためには、顕微鏡の導入が必要であり、イタリアの医師で解剖学者であったマルチェロ・マルピーギ (Marcello Malpighi, 1628-1694) のカエルの肺での毛細血管を観察した結果を待たねばならなかった。実験装置の寄与については、ガリレオの説で既に紹介した。

　デカルトはハーヴィの血液循環説に関する知識は既にあったが、この血液循環説をそのまま採用はしなかった。結果的に彼の血液循環に関する考え方は不十分であったが、生体を機械的なメカニズムで説明しようとする生理学的考え方をとっていた[2]。

9.2　解剖学者トマス・ウィリス

ハーヴィにより心臓の働きが明らかになり、さらにグリソン（9.3.1.節参照）によって肝臓の働きが明らかにされ、残る重要な器官として脳の正確な機能が依然不明のままであった。ガレノスは、脳室の中に存在する液体に大きな役割を与え、ヴェサリウスは、脳室の形状に注意を払っていた。デカルトは精神を脳の機能によると考え、脳室と特に脳内に対を形成せず、一個しか存在しない松果腺を特別な部位と考えた。

英国の医学者トマス・ウィリス (Thomas Willis, 1621(8)-1675(8)) はこのハーヴィの血液循環説を支持していた。ハーヴィは、オックスフォード大学で血液循環や心臓の重要性を示す公開実験を行っていたが、しかし、この公開実験にウィリスが参加していたかどうかは、はっきりわかっていない。またウィリスとハーヴィが個人的に知り合いであったかどうかも定かではない。ただ、ウィリスはハーヴィの仕事の重要さを聞き知っていた[3]。しかし、他の研究者によると、ハーヴィが1660年代にオックスフォード大学に自然哲学の講義で訪れたときにウィリスとハーヴィは会っているとしている文献もある[4]。いずれにしろ、ウィリスはハーヴィの生理学上の重要な発見は知っていたし、ハーヴィの研究から大きな影響を受けていたと考えられる。また、1660年にロンドン王立協会が創設されたとき、ウィリスはその設立メンバーの一人になっている。

このような状況下で、彼は、1664年に二部よりなる『脳の解剖学』 *Cerebri Anatome* (*The Anatomy of the Brain and nerve*) を著した（図9.3）。この著書で、それまで脳の中の脳室が神経の機能やその他の実質であると考えられていた説を脳の皮質であると訂正した。

Ventricle Cell Doctrine（4.1.1.節参照）に象徴されるように、彼以前のルネッサンスの時代を通じて、それまでは、脳室が重要な働きをし、記憶は後脳室などに保持されていると信じられていた。さらに小脳にも記憶機能の一部が含まれている可能性も指摘されていた。ヴェサリウスの『ファブリカ』の中でもこのことは簡単に触れられている。17世紀の前半では、ドイツの解剖学者ヨハン・ヴェスリング (Johann Vesling,

第 9 章　機械的生理学と動物精気の検証実験

1598-1649) やオランダの医師でアムステルダム市の市長でもあったニコラス・テュルプ (Nicolaes Tulp, 1593-1674) なども小脳に記憶の座が存在すると考えていた。ニコラス・テュルプについてはレンブラントの絵画のモデルとして 7.5 節において言及している。これによって、脳の局在論を事実上近代化することになった。

　ウィリスも最初は、小脳に記憶の座があるとする考えを受け入れていたが、このアイデアをその後否定し、記憶は大脳半球の皮質部分に存在しているとの考えを示している。現代の神経科学では、記憶は皮質全体に分散して固定されていて、必要に応じてアクセスして呼び出されていると考えられており、ウィリスの考えと基本的に一致している。皮質の表面に存在する深い溝に注目し、イヌ、ネコ、鳥類、魚類の皮質表面がヒトのそれより、スムースである点を指摘して、これらの動物が単純で物まねしか学習できない点を指摘している。これは、彼の臨床経験にも由来している。すなわち、皮質を損傷すると記憶障害が現れることや、生まれつき知的障害があるヒトの死後の検死からこの考えに至った。しかし、ヒトが物事を思い出そうとする際にこめかみや額をこすることから、これが皮質を刺激して記憶をよびさましている行動であると関連付けるなどの間違いも起こしている。灰白質とその下の脳梁 (corpus callosum) の区別も行い、この灰白質に多くの血管が配置されていることから、精神はこの灰白質で生み出され、ここに蓄えられるとした。

　彼はその他の多くの現代的視点から見てもある程度正確な記述を著作の中で行っている。

　さらに、カンギレムは反射の概念を最初に確立したのは、このウィリスであるとしている (8.4 節)。ただし、その機能は、ガレノス以来受け入れられてきた「精気」の概念で説明されている。

　このように、記憶は大脳皮質に、想像は皮質と基底核の間の白質に、そして知覚は線状体にあるとした。彼が脳と脳神経に注目したのは、随意的及び不随意的機能の局在を探索する目的で解剖を行った結果である。彼は、はじめ中世の解剖学者と同様に、感覚、想像・思考、記憶と

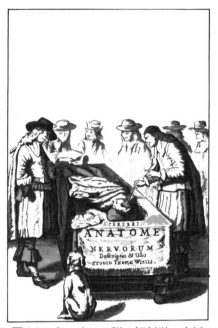

図9.3 ウィリスの脳の解剖学の表紙の部分。左側に立っているのがクリストファー・レンで、右側に立って脳の部分を支持している人物がトマス・ウィリスである。(小島による模写)

いう三つの機能を脳室内の脳脊髄液に含まれていると考えていたが、解剖を続けるに従い、自分の考えを変更していった。またウィリスは、ヴェサリウスでは不十分にしか記述されていない脳神経に関する記述もある(第11神経など)。さらに現代においてそのメカニズムが明らかにされた重症筋無力症についても初めて記録している。このウィリスの業績を記念して、現代の国際脳卒中学会では、トマス・ウィリス賞が設けられている。

さらにウィリスは、自律神経系についても先駆的な解剖学的観察を行い、胸部の神経節鎖を「肋間神経:頸部交感神経鎖」と命名した。この肋間神経に関しては、これを切断すると、眼に関する種々の症状が出ることを1710年にフランソワ・プルフール・デュ・プティ (François Pourfour du Petit, 1664-1741) が観察した。

ウィリスの『脳の解剖学』の出版が1664年であり、デカルトは1650年に亡くなっているので、ウィリスの『脳の解剖学』の初版は目にしていないが、当然当時の正確な脳の解剖学の図はどこかで目にしていたはずである。そのデカルトでさえも精神の実態を担っているのが脳の皮質やその他の組織であるとの考えには至らなかった。

ウィリスは1637年からオックスフォード大学で古典を学び、その後医学に転向して1646年に医学の学位を取得した。

特に彼の著書における脳の解剖図は、同じ英国人のクリストファー・

レン (Christopher Wren, 1632-1723) によって一部が描かれた（図 9.4）。一般にレンは建築家として名が知られているが、若い頃に医学の勉強もある程度していた。その経歴によって、ウィリスの助手をしていたことがあり、その時この著書の脳の図を描いた。レンは建築家として英国でその後名を成し、ロンドンのセント・ポール教会やケンブリッジ大学、トリニティ・カレッジのレン図書館など多くの著名な建築物の設計を残している。このセント・ポール教会ついては、夏目漱石による逸話が残っている。夏目漱石は若いころ一時期建築家になりたいと思っていた時期があった。しかし、ある人物から「建築家になるならロンドンのセント・ポール教会をつくるような建築家にならないといけない」と言われ、それは自分の才能では無理であると判断して、建築家になることを断念した。

　ウィリスには印象的な逸話も残っている。1650 年に乳幼児を殺したという罪で死刑の宣告をされたアン・グリーン (Anne Green) という一人の女性がいた。刑の執行日にこの女性の縛り首の刑が行われた。このとき、死体は、刑執行後 30 分以上経過した後、検視のために、当時検死も行っていたウィリスに引き渡された。ウィリスは、この女性の検死をしているときに彼女がまだ生きていることに気が付いた。そこで蘇生の処置を試みた結果、彼女を生き返らせることができた。その後、彼女は第二の人生を送ることができるようになった。

9.3 ウィリス以後の発展と動物精気の検証実験

　ガレノス以来、デカルトも提唱したように、17 世紀においても神経系の筋肉に対する働きに関するほとんどすべての説明は、筋肉に神経を通って一種の流体である「動物精気」が流れ込むことでこの筋肉の収縮が行われると信じられていた。さらに、この説を実験的に検証しようと試みる科学者も現れた。特に筋肉の収縮に伴うその体積変化に注目した実験が複数の研究者によって行われた。このように仮説を実験によって実際に検証しようとの試みが行われるようになったのは、17 世紀に科学革命が起こったことの影響とみることができる。以下の節でこれらの

代表的な検証実験をみていく。

9.3.1 フランシス・グリソンの実験

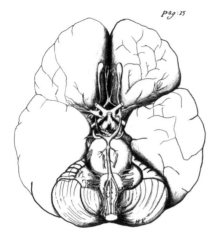

図 9.4　Cerebri Anatome の中のクリストファー・レンによって描かれた有名なヒトの脳底部の図。

英国ケンブリッジの医学者フランシス・グリソン (Francis Glisson, 1599-1677) は、仮説を検証しようとする実験を行った17世紀の医学者の一人であった。彼はどちらかというと肝臓の生理学の専門家であり、それに関する著作『肝臓の解剖学』 *Anatomia hepatis*(1659) も出版している。特に、肝臓との関係で胆嚢について調べ、これが神経の入力や刺激もなしに胆汁を分泌している点に注目した。このことから、胆嚢のような分泌腺の筋肉は、内在的なエネルギーを持っていると考えるようになり、この筋肉が持つ内在的エネルギーを "irritability"（被刺激性、あるいは、刺激感応性ともいう）という言葉で表現した。さらに、もしこの被刺激性が胆嚢で見いだされるならば、当然他の筋肉においてもこの被刺激性は見いだされるはずであるとの考えに彼は至った。そこでさらに考えを進めて、この筋肉が被刺激性を持っているならば、筋肉が活動する際にこの筋肉内に動物精気である流体が流れ込むことはありえないと仮定した。結果として筋肉の膨張は起こらないはずだとの仮説をたてた。

そこで、実際に筋肉に被刺激性があるかのこの仮説の成否をテストするために以下の検証実験を行った。密封された容器の中に水を入れ、この中にヒトの腕を浸した。この状態で手のひらを閉じたり開いたりして、水面の上下変化を観察した。もし、動物精気である流体が、筋肉中に流れ込むとすると腕の筋肉が膨張する。その結果、水面の上昇が観察されるはずである。しかし、水面の上昇は観察されず、むしろ、わずかに減

少した。この実験によって、グリソンは、筋肉は、動物精気などの流体が流れ込むことで収縮するのではなく、筋肉がもっている内在的な被刺激性によって収縮すると結論した。さらには、動物精気という概念自体も否定した。さらに、彼は、筋肉のみならず、すべての生物組織は、この被刺激性を持つと結論づけた。ここでは、自分の仮説をたて、その検証実験を行なうという手順がふまれている。

この学説は、当時としては、非常に強力な学説であるとみなされた。この学説のアイデアによって、小部分にスライスされた虫やウナギなどの動物が、スライス状になっても、依然として動いている点を説明でき、また、生体から取り出された心臓がしばらくの間鼓動していることを説明できるとされた。

9.3.2 スワンメルダムの実験とウィリス以後の脳の解剖学

1662年、オランダのライデン大学の生物学者（昆虫の生物学を主に研究した）であり顕微鏡学者であるヤン・スワンメルダム (Jan Swammerdam, 1637-1680) も、このグリソンと同様の考えに至った。顕微鏡の発明が1590年であり、レーウェンフックが微生物を観察したのが1674年とされている。従って、スワンメルダムの顕微鏡学者としての位置づけは初期の顕微鏡学者ということになる。彼は顕微鏡学者らしく、顕微鏡を利用して標本の切りだしを行い、また赤血球を初めて観察した（1658年）。

彼は、実験動物としてカエルを利用し、大腿筋とこれに接続している神経線維とを一緒に切り出した標本を使用して実験を行った。この神経と筋肉を一緒に切り出した標本は、以後世界中で生理学の実験のために用いられるようになった。20世紀のバーナード・カッツ（14.5節参照）らもカエルのこの標本を用いて、シナプス伝達の生理学的メカニズムの解明を行った。スワンメルダムはこの標本において神経を刺激すると筋肉の収縮や痙縮が起こることを観察した。さらにこのカエルを利用した別の実験で、心臓を取り出しても反射的な体の反応は起こるが、頭部を切断するとこの反応が起こらなくなることも観察した。この実験から、

一般的かつ自然に導かれる結論として、脳があらゆる動きの源泉であるという結果になる。しかし、スワンメルダムは、この頭部を切断したカエルで実験を行い、さらにメスで神経を刺激すると筋肉が痙縮することを見出した。これによって、スワンメルダムは、筋肉は脳との直接の接続がなくても収縮することが可能であると結論づけた。これらは、筋肉が運動するためには「動物精気」が、脳から神経を通して流入する必要があるとする伝統的な考えを否定しうるもう一つの発見となった。

さらにスワンメルダムは、ガレノス以来発展させられてきた動物精気論の是非を検証するために別の実験も行った。この説はデカルトによって、動物精気などの流体に適応できる水力学を基礎としてさらに発展させられていた。カエルから切り出した神経が接続した状態の大腿筋標本を先端が細くなった密閉したチューブの中に入れておく（図9.5）。さらにこのチューブの先端は細くなっており、この先端部分に少量の水を入れておく。もし動物精気（流体と考えている）が神経を通って筋肉を収縮させるために流れ込むとすると、この筋肉は流れ込んだ流体によって膨張し、チューブ内の水を押し上げる。その結果、チューブの先端部にある少量の水（水泡）が押し上げられるのが観察されるはずである。しかし、実験結果では、そのような上昇は観察されなかった。従って、動物精気が収縮の際に筋肉内に流れ込むという説は否定され、筋肉の運動はその被刺激性 (irritability) によって引き起こされるという結論が得られた。この実験は、前述したグリソンの実験とその目的は同じであるが、これをさらに精密にした実験である。ここでも仮説をたてて検証実験を行うという手順がとられている。このような実験研究によって、今日では彼は筋収縮の実験におけるパイオニアとみなされている[5]。

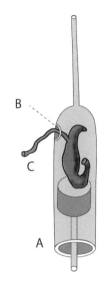

図9.5　スワンメルダムの実験装置

第 9 章　機械的生理学と動物精気の検証実験

　これらの実験以後の脳の解剖学や生理学分野の進展を簡単に見ていくと、1664 年のウィリスの代表的な解剖学書の刊行以後、脳の解剖学の分野において、レイモン・ヴィユサンス (Raymond Vieussens, 1641-1715) が、1685 年に『全神経図』*Neurographia universalis* を刊行した。彼はフランスの古くから伝統のある医学校、モンペリエ大学において研究をおこなっていた。

　18 世紀に入るとデンマーク人のヤコブ・ベニグヌス・ウインスロー (Jakob Benignus Winslow, 1669-1760) が 1733 年に『人体の構造についての解剖学的概説』*Exposition anatomique de la structure du corps humain* を刊行した。この著書は、その後約 100 年間にわたり標準的なテキストとなった。彼は、交感神経系を、小交感神経と大交感神経（神経節をもっている）との二つに分類した。また、ウィリスがヴェサリウスの誤りを訂正して脳神経を既に分類していたが、サミェル・トーマス・フォン・ゼンメリンク (Samuel Thomas von Soemmering, 1755-1830) が、その起始部についての記述を行った。以後、ウィリスの分類のかわりに彼による分類が、使われるようになった[6]。

　1965 年に我が国の山本長三郎博士と英国のマッキルウィン (McIlwain) 博士によって、嗅覚の急性スライス標本が導入された。この導入以来、電気生理学実験において *in vitro*（試験管の中で、を意味するラテン語で、反対語は *in vivo*）の代表的な標本として、ノマルスキー顕微鏡下に神経細胞を直接同定することが可能なこのスライス標本を利用するのが一般的となっている。ここでは、標本を灌流するために、人工脳脊髄液 (artificial cerebro-spinal fluid) が調合されているが、この脳脊髄液は、イタリアのドメニコ・コトゥーニョ (Domenico Cotugno, 1736-1822) によって 1774 年に発見された。

　18 世紀の生理学の発展においてはブールハーフェ (Hermann Boerhaave, 1668-1738) の貢献が重要である。このブールハーフェは、1701 年にオランダ、ライデン大学の教授に任命された。彼は、生理学

のみならず医学一般に広い業績を上げ、ライデン大学を一流の医学校へ押し上げ、近代におけるもっとも偉大な医師の一人とみなされている。ゲッチンゲン大学を拠点として実験医学を研究した医学者であり詩人でもあったハラー（下記）は、スイスから彼のもとへやって来て医学を学んでいる。また徹底した唯物論者のラ・メトリもパリから彼のもとへ留学して医学を本格的に学びなおしている。ブールハーフェによる生理学の著作『医学概要』Institutiones Medicae は、当時のヨーロッパのあらゆる医学校で使用された。彼の名声は、中国までも達しており、中国から出したブールハーフェ宛の手紙は、「ヨーロッパ、ブールハーフェ教授」と宛名を書くだけで、配達されたと言われている[7]。

9.3.3　ハラーの業績

18世紀に入るとスイスのベルン生まれの医師アルブレヒト・フォン・ハラー (Albrecht von Haller, 1708-1777) が大きな業績をあげた。彼は18世紀のもっとも偉大な医学者の一人に数えられ、多方面にわたって多くの業績を上げた。ドイツのチュービンゲンとオランダのライデン大学 (Universiteit Leiden) で医学を学んだ。ライデン大学は1575年に設立され、現存するオランダ国内の大学としては最も古い大学である。ここでは、当時ヨーロッパ随一の医学者とみなされていた前節でふれたブールハーフェに学んだ。このブールハーフェはラテン名フランシスクス・シルヴィウス（Franciscus Sylvius, 1614-1672：本名、フランツ・デ・レ・ボーエ　Franz de le Boë）の後継者である。17世紀のライデン大学は、当時のオランダの自由な空気を求めて、デカルト、レンブラント、スピノザ、グロティウスなどの活動の拠点となっていた。ハラーはその後ドイツのゲッチンゲン大学の教授の地位に17年間あった。このゲッチンゲン大学に着任する前は、故郷のベルンで医師として活動をしながら、また詩人としても著名であり、著作『アルプスの山々』Alpen などを1729年に著した。

ハラーはゲッチンゲンに着任してから、学者としての活動が本格化し、

第 9 章　機械的生理学と動物精気の検証実験

解剖学・外科学・植物学の教授として活動し、植物園や図書館を整備し、ゲッチンゲン学術新聞を創刊した。さらにゲッチンゲン王立科学協会を設立した。1200 編以上の論文を著し、その中には、2 編の百科事典なども含んでいる。特に重要な著作は、1757-1766 年にかけて出版された 8 巻の『人体生理学要論』(Elementa physiologiae corporis humani、英訳：Elements of Physiology) である。この本は余すところなく生理学に関しての内容を含んでおり、フランスの生理学者マジャンディをして「いつも新しいことを考えると、ハラーが既に行っていた」と不平を言わしめるほどであった。また、1747 年に出版された『生理学初歩』(Primae lineae physiologiae、英訳：First Lines of Physiology) はラテン語で書かれており、多くの大学で使われるなど、学生の標準的な教科書として定評があった。この著書は、ラテン語から英語、ドイツ語、フランス語などにも翻訳されている。彼はまた実験家としても有名で、自説を実験によって確かめるために多種にわたる動物を使った。

　ハラーは、ニュートンが確立した力学の影響を強く受けていて、生体がいわゆる「魂」によって支配されているという考え方に反対の立場をとっていた。すなわち、ヒトの体は宇宙を支配している基本的な法則とおなじ法則に従って機能が営まれていると考えていた。これは、明らかに 17 世紀の科学革命の影響を受け、近現代の科学の特徴へと近づいていることを示唆している。この考えに従って、魂と独立に働く基本的な生理学的な力として自ら運動し純粋に機械的な「刺激感応性」という考え方を採用していた。しかし、体の組織全体について「irritability：刺激感応性」という性質を想定していたグリソンと異なり、ハラーは、この刺激感応性を筋肉のみに限定した (9.3.1. 節参照)。そして、筋肉が生体から切り離された後でも、運動する能力を持っていることを多くの例でもって示した。このことが、筋肉線維が、神経インパルスや他の刺激に対して反応して力を生み出す物理学的な性質 (vis insita) を持っているという証明であると考えていた。

　一方、ハラーは、神経系はこれとは異なるタイプの生理学的な性質を持っていると考え、これを「sensibility：感受性」とよんだ。さらに、

この感受性が、感覚情報を（魂の場である）脳へと伝達し、また、筋肉を収縮させる引き金になるとした。そして、以前は動物精気とよばれていたこの力を新しく定義しなおし vis nervosa（いわば「神経力」）とよんだ。しかし、この力にはなんら神秘的な要素はなく、これは、希薄な、無色・無臭でなんの味もしない一種の液体に過ぎないとした。これは、言葉を変えると、デカルトが、彼の生理学で展開した水力学的に定義した物理的世界に属する力である。

　このように「筋肉の刺激感応性」と「神経の感受性」を区別することで、アリストテレス以来漠然と考えられてきた「魂の力」のような曖昧なもので、体が動かされているという説を否定する立場になった。これは、刺激に対して反応する力学的なシステムによって体が動かされているという考えである。このハラーの学説は、神経系の機能についての現代的な解釈を推し進めることになり、またこの学説は、実験によって検証することも可能である。すなわち、体のどの部位を刺激すれば、筋肉の収縮がおこり、また他のどの部位を刺激すれば、動物が苦痛を感じるかをテストすることが実際に可能である。ハラーは、多くの多様な動物を使い200回に及ぶ動物実験を行って実験的に彼の学説を検証しようと試みた。この際、刺激として針で刺し、また刺激性の化学物質を木片で与えるなどの多様な刺激を加えた。この実験の成果を1752年に「人体の感受的部分と刺激感応的部分について」という論文として発表した。一方、この論文は、動物に対する残酷な実験であるとして大きな批判も浴びた。

　ハラーは、脳に対しても同様の実験を行った。この実験によって、大脳皮質と小脳の表面の灰白質は、刺激に対して感受性がなく、痛みや運動を生じさせないことを観察した。一方、白質に刺激を加えると、動物は苦痛で悲鳴を上げ、しばしば激しい発作を引き起こすことが観察された。これらの効果は、視床や延髄などを含む多数の脳領域で観察された。これらの結果から、ハラーは、触れられた印象を脳に伝える感受性がある部位と運動を引きおこす刺激反応性の部位の両方が脳の灰白質に存在

第 9 章　機械的生理学と動物精気の検証実験

すると結論した。しかしながら、ハラーは、この実験で灰白質のすべての領域間における機能性の違いを明確に区別することができなかったので、脳神経と脊髄の起始部である延髄を最も「普遍的な感覚 sensus communis」が存在する部位と結論した。また、神経が最初に形成されはじまる部位が、心の宿る場所であるとの学説を提唱した。このハラーの考えは、ウィリスの主張する「大脳皮質や線条体、小脳に異なる機能が局在する」という考え方に反する説であることを彼は十分認識していた。しかしハラーは、自分の確固たる実験結果から得られた結論の方を確信し、ウィリスの類推による方法を批判していた。

　このように、多様な業績を残したハラーであるが、彼の業績を現代の神経科学の視点でまとめると以下のようになる。神経の働きについても古代から続く神経の内部をある種の流体が流れているという考察や、精神の座に関する考察を多くの観察事実を基礎に刷新して、近代的な神経系の理論を作り上げた。さらに、筋線維の研究を行い、筋線維は何らかの刺激によって収縮し、その後再び元の長さに戻る傾向を持っていると指摘した。そして、この性質が心臓や腸管の運動の一因になっていると認識した。またこの筋肉の収縮に関与する作用以外に、この筋肉へ脳からの作用が伝達されていることを実験的に示した。このように脳からの運動経路を考察したと同時に、感覚器の側から神経が脳へと集まる様子も明らかにした。これらの観察及び実験結果から、大脳皮質が重要であることを認識し、その中心部に魂の本質的部位が存在すると考えた[8]。彼はこのような精神の座に関する問題を考えるにあたっても、単なる推測によって不明瞭な点を発展させることを行わず、観察と実験で得られた経験的な事柄から推測できることとそうでないことの区別をつけている。その意味では、ハラーはデカルトやウィリスより、近代の科学の方法に近づいているといえる。

　彼の業績や学説をみると、17 世紀の科学革命が確立され、近現代的な意味での科学の規範が整いつつある 18 世紀の科学者である特徴を示していることが理解できる。特に実験の重要性を強調し、実験の裏付け

がない推論を退ける点など明らかである。例えば、彼と同じライデン大学の師であるブールハーフェに師事したラ・メトリなどの著書に対しては非常に批判的であった。

9.3.4. ロバート・ホイットの業績

ハラーは近現代的な科学的方法で実験を精力的に行ったが、生理学から動物精気や生気論といった概念を分離することはできなかった。むしろ、このハラーの説に反対するアリストテレス - ガレノスの伝統的思想を継承するグループの方が、当時はより影響力が強かった。この伝統的思想では、生きている生体は、その身体を動かすために神秘的で非物質的な魂のような力を含んでいるとしていた。ハラーの彼らの学説に対する手厳しい批判は、スコットランド人のロバート・ホイット (Robert Whytt, 1714-1766) に向けられた。このホイットは、エディンバラ大学の教授で、ロンドン、パリ、ライデンで医学を学び、その後スコットランド国王の侍医になった。

ホイットは、忠実な生気論者であり、1751年に強力に自身の考えを擁護するための意見を発表した。この中で、心臓の鼓動や他の生命に本質的な運動を生じさせている力学的な生理学的システムの可能性を、レベルが低く不合理であるとした。そしてどのような哲学者によっても採用されるべきではない概念であるとした。一方で、「感覚原理 sentient principle」とよばれる非物質的な力の存在を信じ、この力が、体に生命を吹き込み、自動運動を行うために脳と神経全体にわたって作用しているとした。筋肉は収縮する力学的な能力を持っていることを否定はしなかったが、神経に流れ込む「能動的な原理 active principle」によって起動させられるのでなければ、収縮することはできないと信じていた。

ハラーは、ホイットの批判をよく認識していたので、強力に自分の刺激感応性と感受性の学説を擁護し、彼らの間の論争は1766年のホイットの死まで続いた。ハラーが指摘したように、ホイットも首を切断された動物が死後も動いたり痙攣をおこしたりすることがある事実は認めて

いた。そして、ハラーによると、この事実は「刺激感応性」が存在する証拠であるとされていた。しかし、これに関しても、ホイットは死後も筋肉中に少量の「感覚原理 sentient principle」が残っているためであるという説明を行った。

ホイットは2つの実験によって、自説を裏付けようとした。

　(1)　神経をつまんで刺激を加え、あるいは、熱で刺激すると、筋肉は確かに収縮するが、脊髄がこの神経と一緒にくっついている方が、より大きな反応が引き起こされる。彼は、この実験事実によって、「感覚原理 sentient principle」が神経系の中に存在するとすれば、自説をよく理解できるとした。
　(2)　脳を破壊したカエルの体は、最初は弛緩しているが、次第に座っている姿勢をとるようになる。さらに反射をも行うことができる。脳がないカエルでも、その足をつまむと、刺激から逃れるように反応するということも観察した。ホイットによれば、これらの反応はハラーの刺激感応性という考えを支持していないが、脊髄の中に感覚原理 sentient principle が存在するとすれば説明可能であるとし、自説が正しい証拠であるとした。実際このような反射が起こるためには、脊髄の一部が残っていれば十分であるという実験も行い、自説を支持する証拠と考えた。

ホイット自身は、知らなかったが、これは、今日われわれが知っている脊髄反射の最初の実験を示すものであり、脳からの神経支配がなくても脊髄のみによって制御されている単純な自動運動の例である。

ハラーとホイットの論争は、18世紀の生理学者を二分する大きな論争へと発展した。この論争でのキーとなる点は二つあり、

　(1)　デカルトが提唱したように、身体と器官は、運動を遂行し、

それを制御することができる自動機械であるのか？

(2) 古代ギリシャの自然哲学者が提唱したように、定義できない魂のようなもの「感覚原理 sentient principle」が存在し、作用しているのか？

これらの論点は、神経系と脳を理解するために必要な深い示唆を与えるポイントとなる点であった。しかし、このハラーとホイットの両者も知る由もなく、この疑問は、1790 年代にイタリアの生理学者ルイジ・ガルバーニ (Luigi Galvani) による動物電気の発見によって全く新しい次元の問題へと移っていった。

このガルバーニの発見は、当初、脳によって作られた非物質的な力の作用が神経系内を灌流しているという説を支持した。しかし、すぐに電気の知識が、ホイットの「感覚原理 sentient principle」やハラーの「刺激感応性と感受性という定式化」に取って代わることになった。

このハラーの刺激感応性や感受性という考えは、その後、フランスの生理学者で解剖学者であるマリー・フランソワ・クサヴィエ・ビシャ (Marie François Xavier Bichat, 1771-1802) やベルナールなどにもその本来の意味に変更を加えながらも別の形で受け継がれた。特にベルナールにおいては、感受性は、刺激感応性の特殊な一様態にすぎず、この刺激感応性が生体において基本的なものであり、さらに組織（この場合、細胞に相当）の原形質が、この刺激反応性の特性を示す場であると結論した。ただし、ベルナールは、「刺激感応性も感受性も、われわれの精神の創造物であり、いかなる働きかけも及ぼすことができないような形而上学的な表象である。われわれは、非物質的なものである刺激感応性には本当の意味では到達することができない。われわれが到達できるのは物質的な原形質のみである」と結論し、刺激感応性は、形而上学的概念であるとして科学的研究の対象から除外するような考え方をも示している。ここには、彼の実証主義的な哲学の背景がある。

ここでの実証主義とは、量子力学の解釈を巡る問題で、ボーアらのグ

ループとアインシュタインのグループの間で行われた論争でも問題とされている主義のことである。この実証主義は、量子力学の解釈におけるボーアを中心としたコペンハーゲン解釈であり、物理法則や物の実体的本質には言及せず、その法則や物や力の相互作用・関係のみを問題にする立場である。一方、アインシュタインらは、法則の背後にある物理的実在を明らかにすることが自然科学の本来の目的であるとした。これを一般に実在論とよんでいる。

　神経生理学の分野のウィリス以後の発展は以上であるが、これ以降は、ガルバーニの発見へと引き継がれ、次章で概観するような重要な一連の発見と研究が行われた。これらは、ヒトではなく、下等な動物を利用して行われた。20世紀の神経生理学上の重要な研究が、ヒトではなく、比較的下等な動物の標本を使って行われたという点は、注目すべき点である。これはやはり、19世紀後半から提唱されてきたダーウィンの進化論が大きな役割を果たしている。下等な動物で行われている基本的なメカニズムは、高等な動物でも保存されているとする暗黙の了解が、その背景にあると考えられる。

9.3.5　ハラーの人物像につてカサノヴァの描写

　上記のハラーについて、その人となりを実際に彼に会ってその感想を書き残している人物がいる。その人物とは、イタリア、ヴェネチア生まれのジャック・カサノヴァ・サンガール (Jacques Casanova de Seingalt, 1725-1798) である。彼の著した有名な著書、『カサノヴァ回想録』 *Histoire de ma vie* の中で、彼が、ハラーに会った時の様子を生き生きと描いている。少々長いが、ハラーという人物を知るために、引用する[9]。

　■わたしは、背丈が1メートル95センチもある立派な風貌をした大男に会った。彼はド・ミュラール氏の手紙を読むと、非常に丁重にもてなしてくれた。そして、知識の宝庫をわたくしのために開き、わたしのいっさいの質問に対して正確に、しかも極端と思えるほどの謙虚

さをもって答えてくれた。彼はわたしにものを教えるとき、まるで学生のような態度を示そうとしたからである。同じように、彼がわたしに科学上の質問をするとき、そこにはわたしが返事を間違えないようにしなければならないほどの知識が見出された。この男は大生理学者であり、医者にして解剖学者だった。そして、彼が先生とよんでいるモルガニと同じく、小宇宙界に数々の新しい発見をした。

　彼の家に滞在中に、彼はわたしに、モルガニのおびただしい手紙や、同じ大学の植物学の教授であるポンテデラ（モルガニもポンテデラもともに、パトヴァ大学の教授で、カサノヴァはその講義をうけた）の手紙を見せてくれた。ハラーもまた、大変すぐれた植物学者だったからである。わたしが教えを受けたこれらの大学者についての話をわたしの口からきいた彼は、やさしくポンテデラのことを嘆いた。というのは、ポンテデラの手紙はほとんど判読できず、その上に、彼のラテン語は極めて曖昧だったからである。ベルリンのあるアカデミー会員は、プロシャ王がハラーの手紙を読んで以来、二度とラテン語の全面的な廃止を考えなくなった、と彼に手紙をよこした。ハラーはプロシャ王宛ての手紙でこう書いたのである。「文学共和国から、キケロとホラチウスの言語を追放することに成功した君主は、自らの無知に対する不滅の記念碑を建てることになりましょう。もし文学者たちが、自分たちの知識を伝えあうに共通言語を持たねばならないとすれば、死語のなかで最も純粋なものは、もちろんラテン語です。ギリシャ語アラビア語の支配は終わったからです。

　ハラーはピンダロス（ギリシャの大詩人）ふうの大詩人であるとともに、祖国に大いに貢献した立派な政治家だった。彼の素行はつねに、じつに純粋だった。彼はわたしに、人に掟を課し得る唯一の方法は、例えばその掟のすぐれた価値を証明することにあると言った。彼は良き市民であったので、家庭にあっても素晴らしい父親でなければならなかった。わたしは、彼がそのような人間であることを認めた。彼には妻がいたが、それは最初の妻を亡くしてしばらく後に結婚した妻で、

第9章　機械的生理学と動物精気の検証実験

顔は美しく、賢かった。十八歳になる彼の娘は、食卓では傍らの青年にときどき低い声で話しかけるだけだった。食後に主人と二人だけになったときに、わたしは娘の横にいた青年は誰かと彼に尋ねた。

「家庭教師です」

「あのような先生と生徒では、じきに恋人同士になってしまうでしょうね」

「そうなってくれればありがたいんですがね」

このソクラテスふうの返事を受けたわたしは、思慮のない自分の愚かな無作法に気がついた。わたしは、彼の書物の八折判の巻を開き、次の言葉を読んだ。『予は記憶が死後にも残ることを疑う』(アルフレッド・フォン・ハラー)

「すると、記憶は魂の本質的な部分だとはお思いになりませんか？」とわたしは聞いた。

「その質問には、どう答えればいいでしょうか？」とハラーは、謙虚に返事をした。

この賢者はここで、間接的な方法を用いなければならなかった。彼には、自分の正統さを疑われたくないという、さまざまな理由があったからである。

わたしは食卓で、ヴォルテール氏はしばしば訪ねてくるかと彼にきいた。彼は微笑しながら、理性の大詩人の次の詩句を読みあげた。『穀物の神ケレスの、聖なる神秘の幕をはぐ者とは、同じ屋根の下に住まず』(ホラチウス) この返事をきいて以来わたしは、彼と共に過ごした三日間というもの、宗教の話は二度としなかった。わたしが、有名なヴォルテールに会いにいけることをたのしみにしていると言うと、彼は、きみがあの男と知り合いになりたいと思うのはもっともだが、何人もの人間が自然の法則に反して、『近くで見るより遠くから見るほうが偉大だ』(ラ・フォンテーヌ)と言っている、と少しもとげとげしくなく答えた。

ハラー氏の食卓は、料理は極めて豊富だが大変質素だった。彼は水

しか飲まず、デザートにも、大きなコップにリキュールを少し入れて飲むだけだった。彼は、自分がその愛弟子だったブルーハーフェ（注1）のことを盛んに話した。そして、ヒポクラテス以後、ブルーハーフェはあらゆる医者のなかで最も偉大な医者であり、ヒポクラテス以来この世に存在した、いっさいの一級化学者のなかでも最大の化学者だとわたしに言った。

　　　（注1、小島による）ここでのブルーハーフェとは、オランダのライデン大学教授で、当時ヨーロッパ随一の医学者とみなされていたHerman Boerhaave（ブールハーフェ、1668-1738）のことである。

「でも、彼はどうして長生きしなかったんでしょう？」

「死に勝る薬はなし、と言いますからね。しかし、ホメロスが根っからの詩人として生まれてきたように、もしブルーハーフェが医者として生まれてこなかったら、十四歳前に、いかなる医者も治せない有毒潰瘍によって死んでいたでしょうよ。彼は、普通の塩を自分の尿にひたし、それをこすりつけて治したんです」

「夫人はわたしに、彼が賢者の石（ラテン語：lapis philosophorum、英語：philosopher`s stone）（注2）を持っていたとおっしゃいましたが」

　　　（注2、小島による）中世ヨーロッパの錬金術師たちが、他の金属を金に変えることができると信じた仮説的な物質。

「そうは言われていますが、わたくしはそうは思いません」

「あなたは、賢者の石はつくれるとお思いですか？」

「わたしは三十年も研究しましたが、つくれないことが分かりましたよ。でも、まだ絶対的な確信をもったわけではありません。その大仕事の可能性を物理学と認めない限りは、人は立派な化学者ではあり得ませんよ」

　暇を告げると、彼は、大ヴォルテールについてのわたしの考えをどうか手紙で教えてもらいたいと言った。これがきっかけで、われわれ

第9章　機械的生理学と動物精気の検証実験

はフランス語で文通することになった。わたしは、この男の手紙を二十二通持っているが、その最後のものには、彼の死の六か月前の日付がついている。彼もまた夭逝したのである。わたしは年をとればとるほど、昔の文書をなつかしく思う。それは、わたしを生に執着させ、死を憎ませる真の宝なのだ。

わたしはベルンで、ちょうどルソーの小説『新エロイーズ』を読んだところだったので、ハラー氏がルソーについてどう考えているかを聞きたかった。彼は、友人を満足させるために少しだけこの小説を読んでみたが、それだけで十分に作品全体を判断できると言った。

「あれは、あらゆる小説の中で最もつまらぬものですね。なぜかと言えば、雄弁すぎますものね。ヴォー地方を見て下さいよ。あそこは美しいところですが、ルソーが描いている華やかな描写の源がそこに見られると期待してはいけませんよ。ルソーは、小説では嘘が許されると思ったのです。あなたの国のペトラルカは嘘をつきませんでしたよ。わたしは彼のラテン語で書かれた作品を持っていますが、そのラテン語が美しくないから、誰ももうそれを読まないというのは間違いです。ペトラルカは学者でした。そして、彼が愛した貞淑なラウラへの恋では、ぺてん師みたいなことは全くしません。ひとりの女に恋し、愛する他の男たちと少しも変わりがなかったのです。もし、ラウラがペトラルカを幸せにしなかったら、彼は、彼女をほめたたえたりはしなかったでしょう」

このようにハラー氏はルソーから脱線してペトラルカについて語ったが、ルソーのことは、その雄弁ささえもそれが単に対句と逆説によって光っているにすぎないと言って、好まなかった。この大柄のスイス人は第一級の学者ではあったが、彼は衒いにより、家庭にあるときに学者であったのではなかったし、また、科学的な話などを必要とせずに楽しむために話をする人たちと共にいるときにも、決して学者ぶらなかった。彼は、どんな人ともうまく話を合わせ、愛想もよく、誰からもいやがられなかった。だが、彼にはいったい、そのように誰にも気に入られるいかなる要素があったのか？　わたしはそれについて何

も知らない。彼は自分が持っていることより、持っていないことを喋るほうがより楽だったのだろう。彼には、才人とか学者とか呼ばれる人間にあるあの欠点は、ひとつとしてなかったのである。

　彼の美徳はきびしいものだったが、彼はそのきびしさを、つとめて人にさとられないように注意した。もちろん彼は、愚かな自分の立場に甘んじないで、でたらめに何のことでも話したがり、ものを知っている人たちを嘲笑しようとさえする無知な連中を軽蔑していた。しかし、彼はそれを表にあらわさなかった。軽蔑された無知な者は相手を憎むということをよく知っていたし、憎まれることを望まなかったからである。ハラー氏は、自分の考えていることを人に推察されたがらない学者だった。というのは、彼はなんの隠し立てもしなかったからだ。そして彼は、自分の評判を利用しようとはしなかった。話上手な彼はいろいろいい話をしたが、仲間の誰もがその話を邪魔したりはしなかった。また、自分の著書のことは決して語らず、人がその話をすると話題をそらした。そして、人と意見を異にするときには、残念そうに反対した。■

このように、カサノヴァは、ハラーに対して最大級ともいえる賛辞でもって表現し、彼のことを称えている。また、この中で、ハラーは錬金術に関して否定的な意見を述べて、この仮説の検証は物理学の仕事であるとして、現代の核物理学を予言しているかのようである。さらに神経を伝達する信号の速度に関しても後述のミュラーやヘルムホルツよりはやくから興味を示し、詩人らしくローマの詩人アエネイス (Aeneis) の詩の一節を音読できる速度をもとに、一分間に舌の筋肉を収縮する回数からその速度を測ることを試みている。

第 10 章　生物電気の発見：近代神経科学の夜明け

　神経（管）内をプネウマなどが流れているとする古代のギリシャ・ローマの学者らの学説の長い影響から逃れ、ようやく新しい概念を打ち立てる契機となる実験結果が 18 世紀に発見された。この発見は、古くから大学を創設し、その中に医学部も含んでいたイタリアの地において行われた。ガルバーニはこの発見によって歴史に永遠にその名を刻むことになった。これは "動物電気" という名で受け入れられ、この新発見をきっかけとして生理学研究で著名なイタリア、ドイツ、フランスのグループの複数の研究者によって、次々と新しい研究結果が発表された。
　これらの新しい研究を成功に導いた要因の一つは、17 世紀の科学革命を経て近現代的な自然科学の方法論が既にこの時代に確立されていたからである。さらにこの科学革命の結果、古典的な意味で完成されつつあった物理学の飛躍的発展に負うところが大きいと考えられる。特に動物電気を理解する上で欠かせない電磁気学のある程度の完成が大きく寄与している。実際、この電磁気学を完成させるに重要な役割を果たした実験物理学者のマイケル・ファラデーは、動物電気の研究を行った科学者の一人であるイタリア人の電気生理学者 カルロ・マトッチ (Carlo Mateutti, 1811-1868) と友人関係にあった。マトッチは、ガルバーニと同じイタリア人でガルバーニの動物電気の発見をさらに発展させた。

　生理学上の革命的なこの業績が、アルプス以北のドイツやフランス、さらには英国ではなく、イタリアの地で行われ、その引き金になった理由は、二つほど考えられる。一つ目は、文化の代表である絵画・芸術におけるルネサンスがイタリアから起こったこと、二つめは、力学などの物理学を中心とする自然科学の変革がやはりイタリア出身のガリレオ

から始まった点である。当時は、アルプス山脈の南側が、ローマの文化遺産を継承していたため、文化的・学術的にも先進地域であった。ガルバーニより12年後に生まれたヨハン・ヴォルフガング・フォン・ゲーテ (Johann Wolfgang von Goethe, 1749-1832) もイタリアに憧れ、37歳の時に2年間かの地を旅して、『イタリア紀行』という作品を残している[1]。

現代の神経生理学では、電気的特徴をもつ複数のニューロンで構成されている神経回路網の働きを解明することが重要な研究テーマの一つとなっている。この神経回路の機能は、基本的に、各ニューロンを中心とする「電気信号」とそれらを相互に結び付ける「化学信号」によってデザインされている。特にこのうち電気信号は、本章で概説する発見からおよそ150年を要してその謎が解明された。これらは、ニューロンの細胞膜などに存在するイオンチャネルとよばれるタンパク質の働きによることが示され、このイオンチャネルを流れる電解質イオンによって生み出される電流の働きであることが知られるに至った。さらに、このマイクロマシンであるイオンチャネル・タンパク質の構造を明らかにし、その機能を解明することが、今日の神経科学の目的の一部となっている。本章では、この150年を要した科学者の初期の努力を科学革命との関連で見ていくことにする。

10.1 ガルバーニによる生物電気の発見

生体電気信号という言葉は、動物電気 (animal electricity) とその発見初期にはそうよばれていた。この生体電気信号 (electrical signals of biological system) の研究は、18世紀の終わり頃、イタリア、ボローニャ大学解剖学教授のガルバーニが、カエルの神経筋標本を使って実験を行っているとき、偶然に神経が電気を発生することを発見したのが最初である（図10.1）。これはおそらく1770年ごろの出来事だと推定されている。この偶然の現象に興味を持ったガルバーニは、この正体を突き止めるべく実験を繰り返した（図10.2）。カエルの筋肉を利用した動

第 10 章　生物電気の発見：近代神経科学の夜明け

物電気の実験結果をまとめてガルバーニが 54 歳の時（1791 年）に『筋運動における動物電気の効果についての解説』*De Viribus Electricitatis in Motu Musculari, Commentarius* という著書を出版した[2][3]。ガルバーニが最初の発見をしてから 182 年後、彼の著書が刊行されて 161 年後に活動電位の発生のメカニズムがホジキンとハクスリによって明らかにされた（1952 年）[4][5][6][7][8]。

　ガルバーニは、イタリアのボローニャに生まれ、最初修道会に入会するために神学を学んでいた。しかし、家族の強い要請もあって医学の勉強も始め、最終的に医学者としての道を歩むことになった。学位取得後は、故郷の町のボローニャ大学の解剖学の教員として採用された。その後、彼の興味は解剖学から次第に生理学へ移っていき、この科学上の事実の発見に至った。彼は前述のスイスの生理学者ハラーとほぼ同時代人である。

　ガルバーニの生体電気信号については、当時同じイタリアのパヴィア大学の物理学者であったアレッサンドロ・ヴォルタ (Alessandro Volta, 1745-1821) との間でその正体について激しい論争があった（図 10.4）。ヴォルタは、上記のガルバーニの論文を読んで実験の追試を行い、筋収縮の原因としてガルバーニとは異なる解釈をするようになった。すなわち、ヴォルタによれば、筋肉を収縮させている電気は、神経-筋標本と接触している異なる二種類の金属によって発生する電気に拠っているとした。確かに、このヴォルタの解釈は一部では正しく、この洞察は間違いではなかった。しかし、それだけではなかった。ガルバーニの発見の神経生理学における真に重要である点は揺るいでいない。ヴォルタはこの事実からヴォルタの電堆よばれる一種の電池を発明した。この電堆は、改良が加えられ、二種類の金属として銅と亜鉛を使いそれらの間を希硫酸溶液で満たしたヴォルタ電池を開発した。この論争の副産物として出てきた電池は、安定して電流を供給する技術を提供したことで、その後に電気に関する研究を大きく発展させるテクノロジーとなった。

　一方、このヴォルタの反論に対して、ガルバーニは金属を介さず、神

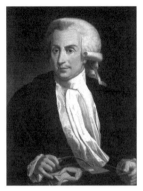 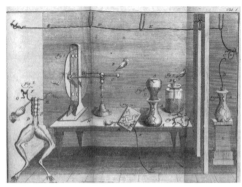

図 10.1 ルイジ・ガルバーニ　　図 10.2 ガルバーニの実験室

　手元に脊髄を露出させたカエルの標本をもつガルバーニの肖像画（図 10.1）と彼の実験室の様子を示した（図 10.2）。実験室のテーブルの左側にのっている手動の摩擦式発電装置で電気を発生させ、蓄電装置に相当するライデン瓶（テーブルの右側にのっているものや右の別室の小さなテーブル上の瓶状のもの）などが見える。

経 - 筋標本において、神経線維をこの神経線維が接続している筋肉の表面に直接接触させることでも同様に筋肉が収縮することを示した。これによって、筋肉を収縮させる原因となっている電気が、二種類の金属の接触によるものではなく、純粋に生物標本由来であることを示した。
　結果として、この二人の論争によって、ガルバーニが動物電気の存在を発見したという生理学上の重要な結果と、ヴォルタが二種類の金属の接触によって電池を発明したという二つの科学上の成果が得られた。ガリレオやデカルト、さらにはハーヴィらによって、自然の解明には、単なる観察では不十分で、実験を行うことの重要性が十分認識されていた結果、このような大きな進歩や発見が得られたと考えられる。

10.2　ガルバーニ以後の研究の進展

10.2.1　カルロ・マトッチの実験

　ガルバーニの動物電気の発見を詳しく研究したのは、イタリアのピサ大学の物理学教授でファラデーの友人でもあったカルロ・マトッチである（図 10.5）。

第 10 章　生物電気の発見：近代神経科学の夜明け

マトッチはガルバーニの動物電気の研究を中心として実験を遂行したが、その生涯の業績の主なものとして3つをあげられる。

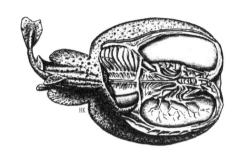

　(1)　最初はシビレエイ (Torpedo) の電気器官が神経支配を受けており、神経によって制御されていることを示した研究である（図 10.3）。この仕事は、1837 年にパリ科学アカデミーへ提出され、その後論文として出版された。シビレエイはマトッチが実験に採用したのが初めてではなく、彼以前にも神経疾患のショック療法などとして古くから用いられることがあり、その存在は知られていた。このシビレエイは、1980 年代から 1990 年代にかけてシナプス後部の神経伝達物質受容体の構造を決定する際にも使われた。

図 10.3　シビレエイの神経と電気器官（Paolo Savi による図を改変、1844 年）

　(2)　ガルバーニが発見したカエルの筋の動物電気に興味を移し、そこで筋肉の切断面と正常部位との間に電流が生じることを示した（1842 年）。この電流は、後に demarcation current（限界電流：現代的な用語では、損傷電流）とよばれるようになった。この研究で、彼はガルヴァノメータを用いて、筋肉の切断面が損傷を受けていない部位に対して負の電位であることを示した。

　(3)　最後の業績は、いわゆる活動電位の発見であった。二つのカエルの筋標本を用いて、この筋収縮に関連する実験を行い、活動電位の存在を示唆する実験を行った。さらにこの筋肉の収縮によって先の demarcation current が消失することを実験的に示した。

　マトッチの業績などに関しては、現代イタリアの生理学者で科学史にも詳しいモルッジ (Moruzzi) による研究がある[9]。

　ただし、ガルバーニとマトッチが示した筋肉や神経の損傷部位と第2

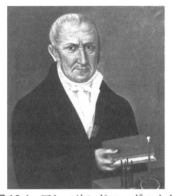 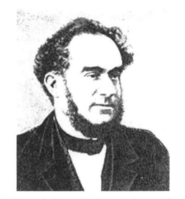

図10.4　アレッサンドロ・ヴォルタ　　図10.5　カルロ・マトッチ（1853年）

の標本の正常部位を接触させると、第2の標本に興奮が発生するという実験に対して、この損傷電流が、第2の標本を興奮させるに足るほど十分に大きいかという点について、現代の生理学者アラン・マコーマス (Alan McComas) は、否定的な見解をその著書の中で述べている。マコーマスの解釈は、「第2の筋膜との接触によって、損傷面の電気的等価回路の抵抗を急激に減少させる。この急激な抵抗の減少が、限界電流（損傷電流）の急激な増加をもたらし、この電流によって第2の標本の接触面に興奮減少を引き起こす」というものである[10]。

10.2.2　ヨハネス・ミュラーとデュ・ボア＝レイモンの実験
：高感度検流計とインダクトリウムの考案

さらにこのマトッチの実験を発展させたのは、エミール・デュ・ボア＝レイモン (Emil du Bois-Reymond, 1818-1896) であった（図10.6）。

ドイツ、ベルリン大学で彼の師であるヨハネス・ミュラー (Johannes Müller, 1801-1858) は、フランスに近いドイツの町コブレンツ出身で、1830年からボン大学、1833年からベルリン大学の教授となった。このベルリン大学はナポレオンとの戦いに苦戦したプロシアがドイツを強国にするための一策として1810年に設立された。1834年に『人体生理学ハンドブック』を出版した。彼（ミュラー）は、生理学者であるが、比較解剖学、病理学、胎生学、生理化学などにも大きく貢献した。特に

第10章　生物電気の発見：近代神経科学の夜明け

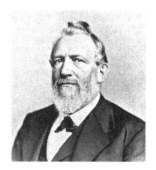

図 10.6　デュ・ボア＝レイモン (Wellcome Library London)

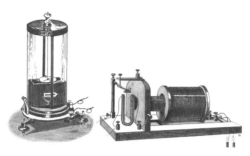

図 10.7　高感度検流計とインダクトリウム (Wellcome Library London)

　病理学の分野においては、顕微鏡を初めて導入した。ドイツでカール・ツアイス社やライカ社が光学機器メーカーとして最初に活動を開始し、現在でもトップクラスのブランド名を誇っていることと関連があるといえよう。彼は、ドイツが生んだ最大の生理学者で専門の生理学を中心に基礎医学を大きく進展させ優秀な弟子を育てた。シュワン、ケリカー、レーマク、ウィルヒョウらも彼の弟子である。彼の業績の一つである「神経の特異エネルギーの法則」とは、感覚神経に同じ刺激を与えても、それぞれの感覚器官に特有な感覚を引き起こし、その器官の属性となっている感覚を生じる、という法則である。例えば、同じ電気刺激をことなる感覚器官に与えたとしても、視神経には視覚、嗅覚神経には嗅覚、聴覚神経には聴覚、味覚神経には味覚、皮膚感覚神経には接触感覚などの特有の感覚しか感じないというものである。また、彼は、後述のベル・マジャンディの法則を実験的に検証もしている。
　このミュラーの薫陶をうけたデュ・ボア＝レイモンは、マトッチの二つの業績（損傷電流である demarcation current の発見と活動電位の存在の確認）を自らが自作したより精巧な測定装置（高感度検流計とインダクトリウム：図10.7 参照）を使ってさらに詳しく解析した。その結果、動物電気の実験結果の解釈などを巡って、マトッチと激しい論争を行った。彼の詳しい解析によって、マトッチが発見した実験結果のさらに正

しい解釈が行われ、神経線維の興奮に伴う陰性の電位変化を示した。これは活動電位に対する正しい最初の示唆となり、その後 20 世紀に至る一連の大きな研究テーマの出発点となった。デュ・ボア゠レイモンは、その後、ミュラーの後任としてベルリン大学の教授になった。

10.2.3　ヘルムホルツの業績：活動電位測定装置の考案

ミュラーの研究室でデュ・ボア゠レイモンと同僚であったヘルマン・ヘルムホルツ (Hermann Helmholtz, 1821-1894) によってさらに大きな進展があった（図 10.8）。ヘルムホルツは、医学をベルリンで学んだ後、医師になり軍医としてのキャリアをスタートさせ、その後生理学を研究した。その業績は生理学にとどまらず、広く物理学の分野にまで及んでいる。彼の代表的な業績は、

(1)　初めに取り組んだ筋肉の収縮に伴う生化学的変化と熱産生に関する研究である。この課題は、20 世紀の英国の生理学者アーチボルド・ヴィヴィアン・ヒル (Archibald Vivian Hill, 1886-1977) などにも引き継がれた。ヘルムホルツとヒルは、生物物理学を創始したと言っても過言ではない。

(2)　神経インパルスの伝搬速度は光の速度と同程度だと推測されており、実際に測定するのは速すぎて不可能とみられていた。彼の師であるミュラーもその教科書の中で、速度の測定は不可能であろうと記述している。ヘルムホルツは装置（振り子式のミオグラフ：図 10.9）を独自に開発してこの速度を測定し、カエルを標本として約 30.8 m/sec (110km/h) という値を得た。勿論この値は、実験中の温度やその他の条件に依存している。さらに、その後、装置を改良してヒトの前腕の神経インパルスの速度を計測し、カエルで得られた値よりも大きい値を得た。

(3) 刺激に対して反応するその遅延時間の測定を行い、ヒトを被験者として実験を行った。その結果、遅延時間として 0.12-0.20 sec の値を得た。

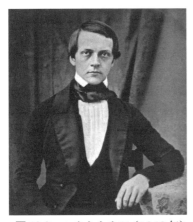 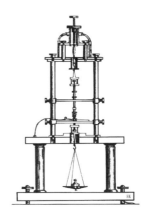

図 10.8　ヘルムホルツ（1848 年）　　図 10.9　神経伝導速度測定に用いた装置（1850 年のヘルムホルツの論文より）

　以上の後者の二つの実験結果は、脳の機能に関して新たな展望を開くものであり、意識下の運動制御や刺激に対する知覚などに関して有限時間の遅れが生じているということを認識させる実験結果となり、その後の心理学の展開に対しても影響を与えた。これらは、現代の神経学者であるリベットが行った実験に通じる点がある（リベットの実験の詳細については 15 章で概観する）。

　(4)　エネルギー保存の法則に関する重要な仕事を行った。これは、おそらく彼がその研究生活の初期の段階で筋肉の収縮とそのエネルギー収支に関する仕事をしていたことと無関係ではないと考えられる。
　(5)　検眼鏡の発明と視覚に関する研究。

　このように彼は生理学の分野から物理学の分野にまで幅広い業績を上げ、ベルリン大学の物理学の教授やドイツ帝国物理工学研究所の所長などを務めた。

10.2.4 ベルンシュタインの実験：微分式分断器 の考案

　動物電気の研究は、ユリウス・ベルンシュタイン (Julius Bernstein, 1839-1917) によって多くの進歩をみた（図 10.10）。彼はドイツ生まれのユダヤ人であり、ベルリンで教育を受けた。またミュラーの研究室でヘルムホルツの同僚であった前述のデュ・ボア＝レイモンの弟子でもあった。彼は独自に微分式分断器 (differential rheotome) を考案した。この装置は活動電流を 1/2,000 の時間間隔で区切ることを可能にし、今日の心電図計の発展へとつながった。これを使って実験を行うことで、インパルス（活動電位）の形状を記録することに成功した（図 10.11）。これによると、インパルスは、急激な立ち上がりとやや緩やかな減衰から成る二相性で、その持続時間は最大でも約 1 ミリ秒であった。

　その電位の振幅は、消失後反転していることも明らかにし、活動電位発生のメカニズムなどに関しても詳しい解析を行った。結果によると、神経膜は静止状態において、カリウムイオンに対して透過性を持っており、それぞれのイオンが異なる運動性をもつことから、濃度に違いが生じる。このカリウムイオンの濃度差による拡散と膜の両側の電位差が釣り合ったところでイオンの移動は止まる。このとき濃度勾配によって発生する電位差は、ベルリン大学の物理学教授であったヴァルター・ネルンスト (Walther Nernst, 1864-1941) によって導かれたネルンストの式に従う。

　ベルンシュタインはその後、彼の実験結果をまとめた『電気生物学』 *Electrobiologie* という専門書を 1912 年に出版した[11]。当時としては、それまで得られた実験結果をまとめた完璧な電気生理学に関する専門書であり、その後の活動電位に関する考え方に大きな影響を与えた。ホジキンらによって活動電位のイオンメカニズムが明らかにされるちょうど 40 年前である。

　以上、ガルバーニから始まった、中枢神経系の生理学的機能を正しく理解するための電気生理学の歴史を概観した。マトッチ、ミュラー、デュ・ボア＝レイモン、ヘルムホルツ、ベルンシュタインなどの研究

第 10 章　生物電気の発見：近代神経科学の夜明け

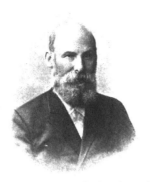

図 10.10　ベルンシュタイン (1890)

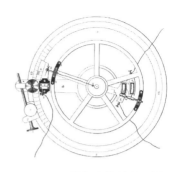

図 10.11　微分式分断器と活動電位の記録 (1868)

を経てその正しい姿が次第に明らかになってきた。彼らと同時代の生物学における出来事として 1865 年にメンデルが遺伝の法則を発表している。20 世紀に入り、オックスフォード大学のフランシス・ゴッチ (Francis Gotch, 1853-1913) が、神経インパルスの温度依存性や不能期などの研究を行った。さらにケンブリッジ大学のキース・ルーカス (Keith Lucas, 1879-1916) も同様の実験を行い、筋線維を標本として用いて実験を行い、筋線維の収縮は"全か無の法則"に従っていることなどを示した。さらにトムソン (J. J. Thomson) が発見した電子を利用して電気信号を増幅する真空管増幅器のアイデアも彼によっている。また電子をビーム状にすることで蛍光面を光らせる陰極線オシロスコープのアイデアもこれらの研究を大きく進歩させた。このように電気生理学の実験装置は、従来の装置に改良を加え、新たに発明された実験装置の発展による点がその特徴といえる。これは、現代の物理学の進展が、重力波の測定や新粒子の発見を目的として、理論的予測のための大型実験装置による検証実験に拠っている点と類似している。

　生体電位信号の理解が進むのと並行して、神経細胞とその軸索である神経線維の観察にも技術的進歩があった。後の章でも言及するが、イタリアのカミロ・ゴルジ (Camillo Gokgi, 1843-1926) は、1873 年にクロム酸銀で神経要素を飽和させた後、顕微鏡下で黒く変性染色させて神

経細胞の観察を可能にする方法を開発した。彼は、『中枢神経系の顕微鏡的解剖学』Sulla fina anatomia degli organi centrali del Sistema nervoso を1885年に刊行し、神経系の組織学的事実をまとめた[12]。

　さらにスペインのサンティアゴ・ラモン・イ・カハール (Santiago Ramon y Cajal, 1852-1934) は、このゴルジの開発した染色法（ゴルジ染色法）に改良を加えて利用し、脳の神経細胞に関する微細構造の観察をあますところなく行った。これら染色技術に関しては、ヴィトリオ・マルッチ (Vittorio Marchi, 1851-1937) が神経線維の髄鞘の変性を示すオスミウム酸染色法を開発して重要な貢献を果たした。

　脊髄反射などの単純な反射から高度な運動制御、視覚の情報処理、さらには記憶・学習や高次の精神活動といった脳を含む中枢神経系の働きは、これらを構成するニューロンからなる神経回路網が担っている。この神経回路を構成している個々のニューロンは、中枢神経系内での部位や動物種に依存して多様な形態と機能を示している。さらに、ニューロンのみならず、脳において10倍以上の数を占めるグリア細胞（本章6節で説明）と呼ばれる別のタイプの細胞も神経系の構成に寄与している。このニューロンは樹状突起、細胞体及び軸索の3つの部分から大まかに言って構成されており、一般に情報は、樹状突起から細胞体さらに軸索へと伝達されている。

第11章　実験医学の形成とデテルミニスム（決定論）

　スコットランドの外科医チャールズ・ベル (Charles Bell, 1774-1842) は、脊髄から出ている二つの脊髄神経起始部（根部）に電気刺激を加えた。このとき前側の部位の刺激は筋肉の痙攣をおこすが、一方、後側の刺激は運動効果を示さないことを示した。また、神経線維は運動刺激と感覚刺激のどちらか一方を伝達し、活動電位は一方向にしか伝達されないことを示した。彼はこれを小冊子として発表したが、正確さに欠けていた。この発見をマジャンディが独立に、より正確な実験を行うことで今日知られている形式の法則（ベル・マジャンディの法則）へと完成させた（図11.1）[1]。このとき彼は、これを正確に示すために実験を繰り返し、約4000頭のイヌを実験に使ったとされている。

　1789年にフランス革命がおこり、ナポレオンが出現するが、1815年に彼は失脚し、王政復古が始まる。この少し前に マジャンディ (François Magendie, 1783-1855) は、フランスのボルドーに外科医の息子として生まれ医者・実験生理学者として活躍した（図11.2）。6歳

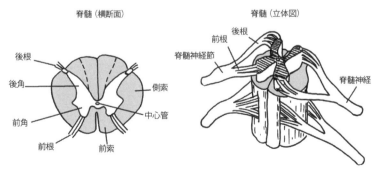

図11.1　脊髄の構造とベル・マジャンディの法則

219

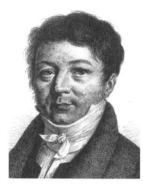

図 11.2 フランソワ・マジャンディ

でフランス革命を経験し早熟で優秀であったが、16歳の時に医学校であるエコール・ドゥ・サンテ（École de santé：保険医療学校）に入学を試みたが、入学には若すぎるという理由でこの学校へは入学を許可されなかった。しかし、病院であるオテル・デューの優秀な医師であり後にナポレオンの外科医にもなったアレクシス・ド・ボイエール (Alexis de Boyer, 1757-1833) のもとで解剖学と外科学を学ぶことができた。このオテル・デューでは、前述した16世紀の外科医アンブロワーズ・パレ (Ambroise Paré, 1510-1590) もそのキャリアの初期において勤務していた。エコール・ドゥ・サンテは、1789年のフランス革命の直後の1792年8月8日に、フランス革命で誕生した革命政府によって設立された医学校である。ここは、軍医を養成する目的で、従来の医学部を解体して設立された教育機関である。これは軍事的に重要でかつ医学教育に伝統がある都市のパリ、ストラスブールとモンペリエの3か所に設置された。このエコール・ドゥ・サンテと同じ年に工兵と将校を養成するためにエコール・ポリテクニック（École Polytechnique：理工科学校）が設立された。

　マジャンディは、19歳でインターンの試験に2番の成績で合格した。その時の試験日が1803年4月27日として記録に残っている。1807年からエコール・ドゥ・メデゥスィヌ（École de médecine：医学校）の解剖学の助手となった。その後1831年からコレージュ・ドゥ・フランス (Collége de France) の教授となり、1855年までその地位にあって実験生理学の教室を設立した。彼は実験医学を創始し、実験的に立証されない一切の諸説をしりぞけた。また、インドネシアからもたらされたトキシン（ストリキニーネ）の動物に及ぼす効果について証明し、実験薬理学への道を開いた。実験の重要性を強調し、これが彼の研究の大きな特徴となった。これは、既に述べたように、デカルトの『方法序説』で

第11章 実験医学の形成とデテルミニスム（決定論）

展開されている実験の重要性の影響があると示唆される。

このように生理学者としては輝かしい経歴をもつマジャンディであるが、彼の性格は頑固、見栄はり、攻撃的であったとされ、その結果、間違った方針を固執してミスも犯している。例えば、当時ドイツのミュラーの研究室では既に重要な機器とみなされていた顕微鏡の使用を認めようとしなかった。また全身麻酔に反対し、コレラの伝染性を認めようとしなかったなどの記録が残っている。しかし、彼は1530年設立のコレージュ・ドゥ・フランスの自分のポストの後任としてクロード・ベルナール (Claude Bernard, 1813-1878) を推挙した（図11.3）。

マジャンディとベルナールの初期の出会いに関して面白いエピソードが残っている。ある日マジャンディが横隔膜の働きについて二匹の仔犬を使ってデモンストレーション実験を行った際、講義室の聴衆は医師や学生で満員であった。この中にベルナールもいたが、マジャンディから実験を手伝うようにいわれ助手を務めた。この実験中に実験動物である犬が胃の内容物を嘔吐したためにベルナールの衣服が汚染された。また当時、マジャンディの助手は、コンスタンタン・ジェームス (Constantin James) と言う人物が務めていた。このジェームスは、その名前から推測されるように、米国のシカゴ出身で、父はアメリカ人で母はフランス人であった。彼の最初のキャリアは外科医であったが、外科医としての腕が悪く、そのことで、周囲のひとたちからいじめられた。そこで、彼は外科を断念してマジャンディの助手となっていた。英語が堪能であったので、マジャンディのために英語の論文を読んでその内容を翻訳していた。ベルナールとこのジェームスは互いに知り合いになっていたが、ジェームスが用事で米国に一時帰国することになり、その間を埋めるため、マジャンディはベルナールを助手として1839年に採用することにした。ここでベルナールは尊敬していたマジャンディと直接話をすることが出来るようになったという。

マジャンディは、実験事実を重要視し、そのために必要な観察を十分

に行うという研究方法をとった。さらにこの観察結果から得られる仮説を実験によって徹底的に検証し、満足のいく結果が得られるまでさらに研究を続ける方針であった。仮説に基づく徹底したこの実験重視の方針は、弟子であるベルナールも著書のなかでも、しばしばマジャンディの名前を登場させて強調されている。

引用すると、「いつの時代でも、観察不十分な時点で説明や体系化をおこなってしまうこの精神の性急さが科学にもたらす有害な影響に引き付けられた偉大な医者がいた。同時に合理化すなわち論理化傾向へのプロセスから、自然のまま或いは経験的つまり先入観を持たない観察が推奨され頻繁に行われた。優秀な実験者からも同様の勧告が行われた。例えばマジャンディは、特に仮説や理論の精神をひどく嫌ったことから、生涯を通じて、先入観を一切持たない実験観察、つまり経験的実験のみを推奨した。」[2]

このような実験と仮説を重視する研究方法は、現代の実験科学の方法と同じであり、17世紀に推し進められた科学革命の成果である。

11.1　ベルナールのデテルミニスムと因果関係

クロード・ベルナールはマジャンディのコレージュ・ドゥ・フランスにおけるポストを継承し、近世におけるもっとも偉大な生理学者の一人とみなされている。彼は実験医学という新しい医学における方法論を提唱し、それまでの前段階であった観察医学（観察に基づく科学の分野でその医学領域）との違いを明確に区別し、医学の科学での位置を明確にすることでその方法論を押しすすめた。

特に彼のこの概念は、医学にとどまらず、一般的に科学の発展段階にも当てはめられた。すなわち、「観察科学：観察に基づく科学」を「実験科学」の前段階として考えた。彼の定義によると観察科学とは、自然の観察に基づき、自然現象を観察、分類、考察して、そこから得られた現象の一般的法則を推論する段階にとどまっている。従って、観察科学においては、現象に修正を加えて新たな現象を作り出すために、すなわち、自然に影響を与えることを目的に、現象そのものに働きかけるよう

第11章　実験医学の形成とデテルミニスム（決定論）

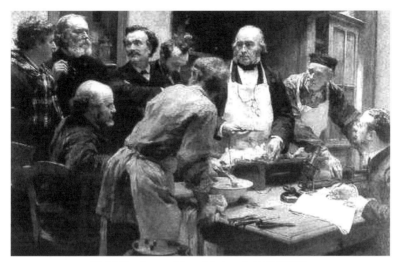

図 11.3　クロード・ベルナールの解剖実験

なことは行われない。成り行きを見守りあくまで受動的である。彼は、ここで天体観測を主な方法としていた当時の天文学などをその典型的な例としてあげている。さらに、アリストテレスが、多様な生物の解剖を行い、それを記述した著作もこれらの例である。

　一方、実験科学は自然に作用を及ぼし、自然現象を修正することで未知のものを創造し、この自然現象に影響を与えていると推測される種々の要素をコントロールすることを目指している。従って、実験科学では、自然の法則についての一般的知識だけではなく、特定の諸条件下でも確実に思い通りの条件を作り出すために必要な現象に特有な全部の決定要因に関する知識も必要とされる。支配的で影響力が強く、能動的である。従って、実験科学は観察科学よりより進化した科学であると言える。

　ベルナールは、1813年にフランス、ローヌ地方のサン・ジュリアン(Saint-Julien)のヴィルフランシュ(Villefranche)に生まれた。両親は貧乏でブドウ園の労働者で無教育であったとされているが、他の説では、リヨン市の北方に位置するアルナス市(Arnas)の市長であったという説もある。クロードには二人の姉がいたとされるが、二人とも幼くして死亡しており、ただ一人妹が生き残っている。

ベルナールは、地元のサン・ジュリアン村のイエズス会の学校に通った。学校の成績は芳しくなかったが、ブラン (Blanc) という良い友人ができた。その後コレージュ・ロワイエ・デゥ・トゥワッセ (Collège Royal de Thoissey) という学校に通った。当時から多方面に興味を示し、ロマンチック時代のアートと文学（ビクトル・ユーゴーの『エルナニ』 *Ernani* を好んでいた）を好み、画家としてはドラクロワが好きであった。また色と光に関して学ぶのを好み、フレネルなどが特に好きであった。

　注目に値するのは、トゥワッセ (Thoissey) 通学時代、デカルトの哲学を勉強し彼の"懐疑・真理・デカルト主義：Doute, Vérité, Cartésienne"に興味を示していた。これが後にクロード・ベルナールの医学研究の中心的方法の基礎を与える考え方になった。この考え方は、著書『実験医学の序説』によく表れている。この本は、現在フランスの哲学の授業で使われている。しかし、トゥワッセでのバカロレアに不合格になり、18 歳でトゥワッセを去って、友人のブランが一足先に働いていたリヨンのミレ氏の薬局 (Monsieur Millet) で 19 歳から働き始めた。

　ここで、ミレ氏が効果を示すかどうかわからない薬を調合しているのを知って驚いた。例えば、約 2000 年前に小アジアのポントス王国の国王ミトリダテス 6 世 (Milhridates, BC 132-63) が 70 種類の成分（サフラン、ショウガ、シナモン、アヘン、ミルラ、トウゴマなど）を調合してつくったミトリダティウム (Mithridatium) という一種の解毒剤がある。これをローマ時代に改良して調合し、テリアク (Thériaque) という薬として利用していた。ちなみにこのテリアクという薬は、後にガレノスがこれを少し変えて使った。特にローマ時代には、ヘビにかまれた際にこの薬を使っていた。ミレ氏は治療法にない病にはこの薬を処方していた。さらにミレ氏の薬には、卵の殻、鹿の角、人骨の粉末、乾燥したヘビの皮、などが加えられており、南米のホンジュラスやインド、さらに極東からの由来のものを調合した薬であった。

　以上のような経緯もあって、ベルナールは薬学に希望を見出すことができなくなり、ヴォードヴィル (Vaudeville) という、芝居と歌とおどりが一緒になった一種の劇を書き始めた。さらに過去にフランスの人文

第 11 章　実験医学の形成とデテルミニスム（決定論）

主義者として有名なフランソワ・ラブレー (François Rabelais, 1483?-1553) がリヨンで医師をしていたが、後で作家になった（前述：サレルノ大学医学校で学んだ）。このラブレーの作品として『ガルガンチュア物語』と『パンダグリュエル物語』からなる『ガルガンチュアとパンダグリュエル』がある。このラブレーの医師から作家への経歴がベルナールの作家志望への動機の一因となった。

　ベルナールは、特に「ローヌの薔薇」Rose du Rhône というヴォードヴィルをつくりこれを上演して 100 フランを稼ぎ出した（この劇は現在残っていない）。結局務めていた薬局で仕事上のミスをして薬局を 1833 年に首になり実家に戻った。この当時、5 幕の「ブルターニュのアルテュール」Arthur de Bretagne という劇を書いたりしている。しかし、幸運 (?) なことにクロードの母が、ジャン・ヴァトゥ (Jean Vatout) という小説家の母親を見知っており、クロードの母が、彼をヴァトゥに面会させてくれるように依頼の手紙をこの母親に書いた。このヴァトゥという人物は、オルレアン候の隠し子であり、1830 年にルイ・フィリップ (Louis Philippe, 1773-1850) がフランス王になった時に歴史的モニュメント担当大臣 (Ministre des Monuments Historiques) に任命された。このような経緯で、クロードは自分が自信をもって書いた劇「ブルターニュのアルテュール」を携えてヴァトゥに会いに行き、この時さらにソルボンヌ大学のフランス詩学教授のサン - マルク・ジラルダン (Saint-Marc Girardin, 1801-1873) という批評家にも会うことができた。ちなみに、彼はクロードが好きであったビクトル・ユーゴーの『エルナニ』を酷評した批評家であった。当然のことながらクロードが書いた「ブルターニュのアルテュール」に対するジラルダンのコメントは芳しくなく、さらに彼がロマン派の俳優であるピエール・リジエ (Pierre Ligier) にもこの劇を読ませたところ同じように否定的なコメントであった。サン - マルク・ジラルダンのコメントが以下のように今でも残っている[3]。

　「貴方には、薬剤師としての学問があるではないですか……
　　なぜ医学を学ばないのですか；貴方は科学論文を書いた方がより良

くなる可能性がありますよ。」

"Vous avez de la pharmacie……….
Pourquoi n'étudiez vous pas la médecine; vous pourriez être meilleur en écrivant des articles scientifiques."

結局、クロードは彼のアドバイスを受け入れバカロレアの勉強を始めた。1834年に2回受験してバカロレアに合格し、エコール・ドゥ・メデゥスィヌ (École de Médecine) に入学を許された。しかし、当時は軍隊での兵役の義務があったので、当然彼は兵役に就かなければならなかったが、彼の両親が当時としては大金の1800フランを支払って、デシャン (Deschamp) という人物にクロードの身代わりとして兵役に行ってもらうことに成功した。

当時、フランスの代表的作家のバルザックが1834年から1836年にかけて連載小説として『ゴリオ爺さん』という作品を著していた。この連載小説の中に医学生のビアション (Biachon) と言う人物が登場する。これはシャリテ (Charité) という病院で働いていたバルザックが学生の時、彼の同級生であった医師のブイヨー (Bouillaud) をモデルとしていた。これを知ったベルナールはもともと作家になりたかった経緯もあってこのバルザックの小説を読んでいる。

ここからベルナールの医学者としての経歴が始まった。エコール・ドゥ・メデゥスィヌに入学したときの宿舎でのルームメイトは、シャルル・ラセック（Charles Lasègue, 1816-1883, 神経科医で精神科医）とカジミール・ダヴェーヌ（Casimir Davaine, 微生物学者で生理学者）であった。この二人といっしょに女学校で生物学を教えて学生時代お金を稼いでいた。医学の科目のうち、特に解剖学と死体の解剖が好きであった。

1836年に実習医の試験に合格し、1839年には26歳でインターンになった。この時の試験の成績が残っており、29人中16位の順位であった。前述のように、1941年に当時コレージュ・ドゥ・フランスの教授

第11章　実験医学の形成とデテルミニスム（決定論）

であったマジャンディとオテル・デューで会い、彼に憧れコレージュ・ドゥ・フランスにマジャンディの授業を聞きに行った。前述の経緯で、かれの助手として働くことができるようになった。1843年に消化の研究で学位をとったが、マジャンディとうまくいかなくなり、自分独自の研究室を作って研究を始めた。しかし、ベルナールは当時学会で嫌われ者のマジャンディの弟子の中でもさらに異分子だったので、教授資格試験に合格することができなかった。1847年にコレージュ・ドゥ・フランスの代用教官 (Professeur suppléant) になり、1854年にようやく教授になった。パリの彼の研究室は劣悪な条件だったため、ナポレオンIII世から40,000フランの研究資金を提供された（本来は400,000フランであったが値下げされた）。非常にハードワーカーでクリスマスも正月も実験室で仕事をしていたことを示すメモが残っている。この辺りの事情は、現代のハードワーカーの研究者の様子とあまり変わらない。

また別のエピソードとして、ベルナールが若い医学生の時に一時住んでいたパリの一角 (La cour du commerce Saint-André-des-arts) の向かい側には、50年前にギロチンの発明で有名なギロチン博士 (Dr. Guillotin) が住んでいた。当時から50年以上が経過したベルナールが住んでいた時代でも、パリの革命広場では毎日のようにギロチンによる死刑が行われていた[4]。

私生活では、1845（一節では1843）年に金持ちの医者の娘マリー・フランソワーズ・マルタン (Marie-Françoise Martin) と見合い結婚をした。この結婚はベルナールの友人のレイエー (Rayer) がベルナールに提案した結婚話であった。マリー・フランソワーズの父は金持ちの医者であったので、彼女の持参金によって、ベルナールはパリに残って研究を続けることができた。結婚式にベルナールの両親は出席できなかったが、マジャンディ夫妻が親代わりとして出席した。彼女は、ベルナールの動物実験に強く反対しており、SPA (Société Protectrice des Animaux：動物保護協会) にも加入していた。このSPAは、一種の動物愛護団体で、現在のフランスにおいても活動を続けている。1846年に長男のル

イ・アンリ (Louis Henri) が生まれるが死亡している。1847 年に長女 Jeanne（ジョアンヌ：Tony というニックネーム）、1850 年には次女マリー‐ルイズ (Marie-Louise) が生まれた。しかしこの二人の娘は生涯結婚しなかった。1869 年にはこの妻と離婚している。

　ベルナールは多様な種類の動物を使って実験をしていたが、そのため、妻ばかりでなく一般人からも非難され、実験室にペンキを塗られ、ひどい時には暴力も振るわれた。例えば、顔の麻痺に関連しているとされていた鼓索神経 (La corde du tympan) である脳神経の VII 番と V 番の研究のためには、ネコ、イヌ、ウサギ、コウモリ、ハリネズミ、リス、モグラ、ヤギ、爬虫類、ハト、七面鳥、ニワトリ、小鳥など多種の動物を実験に使った。このように多くの動物を利用したのは、デカルトの生体機械論から来る「動物には心や意識が無い」とする考え方の影響を受けていたのかもしれない。さらに、彼の医学上の著名な業績の一つとして、糖尿病の患者の治療と関連して肝臓の研究があげられる。さらに、主要な別の業績の一つとして、科学的観察の客観性を保証するためにブラインド・テストの考えを導入している。

　1860 年にコレージュ・ドゥ・フランスの地下室の劣悪な研究室での長年の実験による結果と推測されているが、健康を害して故郷に帰り、静養しながら『実験医学序説』*Introduction à l'étude de la médecine expérimentale* を執筆し、1865 年に刊行した。ここで、南アメリカの原住民によって利用されていた毒クラーレの薬理作用に関して詳細に記述がなされている。彼は、クラーレは筋肉線維に作用を及ぼすのではなく、筋肉を支配している神経線維とその筋肉との接合部位に作用すると考えた。原論文では以下のように書かれている。このクラーレの作用を利用して後年、シナプスの生理学を確立したバーナード・カッツ (Bernard Katz) らの神経筋シナプスにおける電気生理学的実験に利用されるなど重要な役割をはたすことになるので、少々長いがベルナールの実験結果を引用する。ただしこの『実験医学序説』における記述は、比較的簡単

第 11 章　実験医学の形成とデテルミニスム（決定論）

に書かれており、クラーレの作用というよりはむしろ実験医学の方法を示すための例として挙げられている。より詳しいクラーレの作用については、1856 年 6 月 11 日にコレージュ・ドゥ・フランスで行われた第 25 講義に詳しく述べられている[5]。

『第 4 例　1845 年に、プルーズ氏 (Pelouze) がアメリカからもたらされたクラーレとよぶ毒物を私に渡してくれた。この物質の生理的作用についてなにもわかっていなかった。だた過去に行われた観察と、また、アレックス・ド・フンボルト (Alex de Humboldt) やブサンゴー氏 (Boussingault) 及びルーラン氏 (Roulin) らの興味ある記録によって、この（複雑なサンプルであり、その成分を決定することは困難な）物質は、皮下に注射されると動物をただちに死に至らしめるということだけがわかっていた。しかし、これらの古い観察からでは、このクラーレによってどのようにして動物が死亡するのかそのメカニズムを推測することはまったくできなかった。このメカニズムを知るためには、この毒物によって体の諸器官で起こる障害について、新しい観察を行わなければならなくなった。よって、私はこの新しい観察を引き出すために、なんらの事前の偏見（憶測）を持たずに、「見るための実験」を行った。

　まず、カエルの皮下にクラーレを注射すると、数分後にカエルは死んでしまった。そこで、私はすぐにこのカエルを解剖し、生理的剖検によって、各組織における既知の生理的性質が変化する様子を順次調べた。私は、このやり方を「生理的剖検」と故意に（あえて）よんでいる。なぜなら、この種の解剖だけが真に多くのことを教えてくれるからである。カエルの死を説明するものは、生理的性質の消失であって、解剖学的な変化ではない。実際、現在の科学の状況では、適当な探索方法をもってして、それに対応する解剖学的変化がなにも論証されていなくても、生理的性質だけが消失する場合があることが知られている。クラーレの場合もその一例である。この場合と反対に、機能とは両立しない解剖学的な変化が明らかに起こっているにもかかわら

ず、生理的性質はそのまま変化していないような例も見出すことができる。

ところで、クラーレによって中毒した私のカエルでは、心臓はそのまま働き続け、血球も外観上はその生理的性質を変化させていなかった。さらに筋肉もその正常な収縮性を維持していた。しかし神経系統は正常な解剖学的概観を維持していたにもかかわらず、神経の性質は完全に消失していた。さらに随意運動も反射運動も見いだせなかった。また運動神経を直接刺激しても、筋肉になんらの収縮も引き起こすことができなかった。そこで私はこの最初の観察において、何か偶然のものや誤謬が含まれていなかったかを知るために、同じ実験を数回繰り返し、多様な方法でもって、この実験に誤謬が含まれていないことを確認した。なぜならば実験において理論的態度を保つために欠かせない最も大事なことは、優れた観察者であること及び、推理の出発点となっている観察が誤謬を含んでいないという確信だからである。

さて私は、哺乳類や鳥類においても、カエルにおけると同様の現象を見出した。その結果、運動神経系統が、（クラーレによって）その生理学的性質を失うという現象は、確定的な事実となった。この確定された事実から出発して、私は現象の分析をさらに先に押し進め、クラーレによって（動物が）死に至るメカニズムをついに決定することができた。

前例においてのべたのとまったく同様の推理を私は常にとった。すなわち一つのアイデアから次のアイデアへ、一つの実験から次の実験へと歩みを進め、少しずつ精密な事実へとさかのぼっていった。このようにしてついに、次のような（クラーレの毒作用に関して）一般的命題に到達することができた。それは、「クラーレは、すべての運動神経を破壊することによって死に至らしめるのである。ただしその際、知覚神経は障害を受けない」である。〔下線は小島〕

「見るための実験」をする場合には、事前の偏見（憶測）や推論は完全に排除されているように見えると先に述べたが、実際においては、ヒトは必ず知らず知らずのうちに三段論法によって推理している。

第 11 章　実験医学の形成とデテルミニスム（決定論）

　　クラーレの場合においても、私は次の様に本能的に考察していた。「原因のない現象はない。その結果、使った毒物に固有な、あるいは特徴的な生理的障害を伴わない中毒はありえない。」
　　また、「クラーレは、その固有で、はっきりと特定可能なある一定の器官に作用して動物を死に至らしめたに違いない。従って、クラーレで動物を中毒させてその死後すぐに各組織の特徴を調べれば、この毒物に特徴的な障害を発見して、さらに研究することができるだろう。」と考えた。
　　従って、この際でも、（ヒトの知的）精神はやはり積極的に活動しているのである。クラーレの中毒作用を見るための今回の無鉄砲に（冒険的に）みえる実験も、やはり私の（以前述べた）実験の一般的定義（小島注：この前述の一般的定義は原著のここでは省略されている）の中に含めることができる。
　　実際また、いかなる自発的な行動においても、人間の精神は常に推論を行っているのである。動機のないことをしているように見えるときでさえも、本能的な論理が常に精神を導いている。なのにそのことを人が知らない理由は、単に以下のようである。我々が自分の話をしていることを観察する前にすでに話し始めているのが普通である。また見たり聞いたりしていることを理解する前に、すでに見たり聞いたりしている。推理する場合でも、ちょうどこれと同じように、我々が推理していることについて、知ったり言ったりする前に、実はすでに推理を始めているからである。』[6]〔小島訳〕

　このベルナールによって得られた知見は、正確にクラーレの薬理作用が得られている現在の知識と照らし合わせてもほぼ正確である。クラーレは、南米の原住民が狩猟用の毒矢に使っていたものが、16世紀の終わりごろ南米を探検したヨーロッパ人によってその名前が紹介された。その意味は「鳥を殺す」という意味である。

　ベルナールの科学観は、まだ環境問題や工業技術の発展に伴う科学技

術の負の面をあまり認識していない比較的楽観的で明るい未来を期待している科学観といえる。彼の科学観の特徴は 5 つほどあげられる。
① 特定の原因が特定の結果を引き起こすというデテルミニスム（決定論）の信念。
② 形而上学的要素の排除による厳格な科学の境界設定。
③ 観察者は自然の写真師であり、観察は正確に自然を写していなければならない。彼はまた何ら先入観をもつことなくして観察しなければならない。
④ 自然界には客観的心理というものが確固として存在し、科学はその真理に向かって接近しようとする。
⑤ 要素還元主義と生命に対する機械論。

このころから重要な医学書が次々に出版された。前述のミュラーの『人体生理学ハンドブック』(1833)、ウィルヒョウの『細胞病理学』(1858)、ダーウィンの『種の起源』(1859)、ベルナールの『実験医学序説』(1865) などであり、医学も近現代的な意味での自然科学の特徴を次第に帯びてきた。

マジャンディ、ベルナール、リシェ（Charles Richet, フランス）、フォスター (Michael Foster, イギリス）らは、当時一流の生理学者として、多くの生理学的実験を行ったが、実験動物を多数使用していた。さらにこれらの実験では、多くの場合麻酔を使用しないで行われた。例えば、マジャンディが犬を使った実験を行っている時、実験室に現在でいうところの動物虐待反対派の人々が侵入してきたりしている。このベルナールと同時代のフランスの微生物学・生理学者にルイ・パストゥールがいる。

11.2　ベルナールとデカルトにおける実験的方法
前節でもふれたように、医学における実験の重要性は、マジャンディも力説し、ベルナールにおいては、さらに徹底して繰り返し述べられて

第 11 章　実験医学の形成とデテルミニスム（決定論）

いる。これは、先の 17 世紀科学革命の影響、さらには、デカルトなどの実験に対する考え方の影響をみてとることができる。デカルトの実験に対する考えは、『方法序説』第 6 部の中で述べられており、さらにデカルトの考えには英国のフランシス・ベーコンの影響がみられる。少々長いが以下に引用する。

　「実験については、知識が進めば進むほど、それが必要となることを私は認めていた。というのは、最初のうちは、おのずからわれわれの感覚に訴え、ほんの少し反省を加えさえすればいやでも知られるような実験だけを利用するほうが、珍しい複雑な実験を探求するよりもよいからである。その理由は、こうした珍しい実験は、もっと一般的な原因を知らない間はわれわれを欺くことがよくあるし、またこれら珍しい実験が依拠している状況はたいてい特殊で細々しているので、見分けるのが難しいことである。さて、この件に関して私がとった順序は以下のようなものだった。

　(1) 私はこの世界に存在する、あるいは存在しうるすべての事物の原理または第一原因を見つけ出そうとした。ただしそのために、世界をつくった神のみを考慮し、また諸原理を、われわれの精神に生まれつきそなわっているある種の「真理の種」からにのみ取り出したのである。

　(2) 私は、これらの原因から演繹できる第一の、もっともありふれた結果がどのようなものであるかを検討した。このことによって、天空、天体、地球を見出し、さらに地球上では、水、空気、火、鉱物及び、すべてのうちで最も普通で、最も単純で、したがって一番認識しやすい他のいくつかのものを見出したと思う。

　(3) 私がもっと特殊なものに降りていこうとしたとき、私の前にはじつに多種多様なものが現れたので、もし神が望めば地上に存在することのありえた、ほかの無限に多くの物から、現に地上に存在している物体の形相ないし形質を区別することも、ひいてはそういうものを利用できるようにすることも、人間の精神には不可能だとおもわれた

ほどだ。結果から先に見てそこから原因に達していくようにし、多くの特殊な実験を利用するのでなければ、不可能なのである。

　もしわれわれが、(順序を逆にして)結果の方を先に見てそこから原因に達していくようにし、多くの特殊な実験を利用するのでないならば、われわれにはあまりに多種多様の事物が示されたので、地上にある物体の形相、言い換えれば種(様々な化学的物質)を、もし神が意思すればそこにありえたであろう無限の他の物質から、はっきり区別することは、人間精神にとっては不可能であるとわたくしには思われた。従って、またわれわれがそれを利用することも不可能であるとわたくしには思われた。

　(4) さらに引き続き、それまでに私の感覚に表れたことのある対象すべてを、私の精神は再び検討したが、私が先に見出した原理によって十分にうまく説明できないものは一つもなかった、と言いたい。

　(5) しかしながら、私はやはり次のことを認めなければならない。すなわち、自然の力はきわめて豊富で広大であり、かの原理ははなはだ単純で一般的なので、私の見出すほとんどすべての特殊な結果については、最初はそれらが、原理から、多くのちがった仕方で演繹されうることを私は知っている。従って、私の最大の困難は、その特殊な結果がこれら多くの仕方の内のどれに依存しているかをみつけだすことにある。これが困難だというのは、この困難にたいしてわたしは、次のような実験をあらためて探す以外に解決策を知らないからだ。つまり、それらの説明のうち、一つのやり方を取るべき場合と、他のやり方を取るべき場合とでは、それぞれ違った結果を生み出すような、何らかの実験である。もっともわたしは今や、そのために役立ちそうな大部分の実験を行うのに、どんな角度から手をつけなければならないかが十分にわかる地点にまで到達したと思う。」[7]

　ただし、デカルトの時代における「実験」とわれわれの現代の意味での「実験」は、すこし意味が違っており、デカルトの言う実験とは、「自然学が説明すべき対象として事象を経験的にとらえる、われわれの感覚

にあらわれる共通したもの」と解釈される[8][9]。さらにデカルトやそれ以前の時代では、一般的に実験といえば、錬金術師や医術における怪しげな民間療法のようなものを示す場合もあり、彼はその意味において世人の実験に期待はしていなかった。

このように実験についてデカルトは述べており、同等に可能な二つの演繹のうち、事象に適合する一つだけを見出して決着することを目指している。特に実験が必要とされる分野は、医学を考えており、これは、現代の科学における実験の意義とほぼおなじ内容として理解されている点が注目に値する。従って、デカルトの実験に対する、あるいは当時の実験に対する理解が、現代とあまりかけ離れてはいなかったことを意味している。

このような意味においても、後の科学者に対するデカルトの影響を見ることができる。例えば、前述のように、医学における実験の重要性を唱えたベルナールなどにも大きな影響を与えており、ベルナールの言う実験と比較してみることができる。ベルナールの実験とは、「観察は自然現象そのままの探求であり、実験は探求者によって手心を加えられた現象の探求である」と記述している。彼は、事実の状況を積み重ねていくだけでは科学は進歩しないということを強調している。「経験主義は狭く低劣な主塔であり、自由を奪われた思考がそこから飛び出すには仮説という翼に乗るだけである。」[2]

「科学は、経験主義だけでも合理主義だけでも築きあげることはできない。両者がそろい結合することで科学が誕生するのである。」[2]

しかし、合理主義だけでは科学の進歩はなく、実験が重要であると述べている。「経験主義と同様に、合理主義も長所と短所を備えている。思考すなわち合理主義の長所は、科学を前方へと後押しし進歩させることで、短所は、実験的方法に十分厳格に従わなかった合理主義者たちによる教条主義者や体系家が誕生することである。」[2]

以上のようなベルナールの実験（経験主義）と理論（合理主義）の両

者の必要性は、デカルトの『方法序説』の影響があることを見てとれる。またこの実験に対する態度は、デカルトと主に近現代の科学の方法論の基礎となったフランシス・ベーコンの影響を見てとることが出来る。

11.3　デテルミニスムと量子力学を考慮した決定論

　ベルナールのデテルミニスムとは、生体の構成要素である各器官の働きは物理学と化学の法則に従っていると確信して、その機能を解明するための基本的考えである。このデテルミニスムは日本語では「決定論」とも訳されている。この決定論は、ベルナールの場合は、彼より半世紀以上前に生まれたフランスの物理学者にして数学者であったピエール＝シモン・ラプラス (Pierre-Simon Laplace, 1749-1827) によって提唱されていた。この考えは、以下のように要約される[10]。

　「我々は、宇宙の現在の状態をその過去の結果と未来の原因と見なすことができる。ある一瞬における自然を動かしているすべての力と自然を構成しているすべての要素の位置を知っている知性が存在し、さらにこの知性はこれらの膨大なデータを解析することができると仮定すると、この宇宙の最も大きな物体群と最も軽い原子の運動を一つの式で表現できることになる。すなわち、この知性にとって、不確定なものはなにもなく、過去と同じように未来もその眼前には明らかになる。──ピエール＝シモン・ラプラス (1814)『確率についての哲学的エッセイ』より」〔小島訳〕

「Nous devons donc envisager l'état présent de l'univers, comme l'effet de son état antérieur, et comme la cause de celui qui va suivre. Une intelligence qui, pour un instant donné, connaîtrait toutes les forces dont la nature est animée, et la situation respective des êtres qui la composent, si d'ailleurs elle était assez vaste pour soumettre ces données à l'analyse, embrasserait dans la même formule les mouvements des plus grands corps de l'univers et ceux du plus léger

第11章 実験医学の形成とデテルミニスム（決定論）

atome : rien ne serait incertain pour elle, et l'avenir comme le passé, serait présent à ses yeux.
　　—— Pierre-Simon Laplace, *Essai philosophique sur les probabilités*」

　すなわち、物理的体系において、もし宇宙のすべての原子の運動と位置がわかるならば、未来は完全に予測できるとラプラスは考えた。現在の状態から未来の状態は一意的に決まるとされる。ここで、ベルナールは、生体を機械論的に説明してしていこうという態度であり、生命現象に生気論を持ち込むことなく物理・化学的な原理で記述できるという態度である。すなわちデテルミニスムとは、ベルナールにとって彼の仕事である実験科学を成立させるための絶対的な原理である。デテルミニスムは「決定論」あるいは、ときに「因果律」とも訳されることがあるが、同一結果は同一原因に結びついていることを主張している。この原理は19世紀の科学の公理であって、無生物だけでなく、生命の科学においても侵すことのできないものとされている。この時期までは、「決定論」と「因果律」とをほぼ同等と扱っても良いと思われる。

　ベルナールは科学の規範としてデテルミニスムを唯一とし、体系的哲学の科学への侵入を警戒する。彼の見解によれば、形而上学者やスコラ哲学者は、論理的に推論するのみで実験を行わない。すなわち、彼らは論理的ではあるが、なんら科学的真理性をもたない体系を組立てる。従って、このような表層的な論理によって、彼らは浅薄な人たちを眩惑させるとしている。

　さらにベルナールは生命という言葉に対して次のような批判を加える。「あらゆる生理的現象の説明から生命などというものを完全に取り除くようにつねに注意しなければならない。生命という言葉は無知を表白する言葉にほかならぬ。我々がある現象を生命現象であるというとき、これは我々がその現象の近接原因或いは条件を知らないというにひとしい」「したがって、実験或いは推理の出発点としては、つねに正確な事実、または周到な観察を採用すべきであって漠然とした言葉（生命など）を出発点とすべきではない」と。

このような確固たる彼の考えの前に、しかしながら、二つの問題が横たわっているように見受けられる。

(1) ベルナールは、生体のような有機体において物理・化学的レベルでの同一の原因からは同一の結果が生み出されるというデテルミニスムを提唱した。しかし、その一方では、物理・化学的な現象を生みだしはしないが、生気論者の唱える生命力のように、生命機能へとそれらを導く指導原理という考え方を持ちだしていた、とする科学史家もいる。従って、ベルナール自身も生体を物理‐化学を基盤にしたデテルミニスムでもって解釈すべきであると強く主張する一方で、生命の神秘に触れその奥深さを理解しようとすると、生命機能の指導原理として「生気力」のようなものの存在を意識していたのではないだろうか。すなわち、彼も生命の神秘の前ではデテルミニスムと生気論の間で微妙に揺れ動いていたものと推測される[11]。

(2) さらに、彼の時代はまだ量子力学は知られていなかったので、当時の物理・化学的原理とは、古典的な意味での物理学であり、ニュートンの運動方程式やマックスウェルの電磁方程式によって表現される古典的物理世界であった。従って、ベルナールのデテルミニスムとは当然これらの古典的物理学の基本原理となっている「決定論」と同一の意味で用いられている。しかし、19世紀末から20世紀前半にかけて量子物理学が発展してきて、その基本原理として量子力学が提唱された。この量子力学が対象とする微視的現象は、これを構築した中心人物であるボーアらによって、コペンハーゲン解釈とよばれる日常感覚とはかけ離れた原理に支配されている。その代表的なものが、非決定論的な現象の説明である。これは、ベルナールの時代には知られていなかった物理世界の理論的基盤であり、彼の言う意味でのデテルミニスムはここでは適用できず、限界に遭遇することとなった。古典的物理学において絶対不変の科学の原理と考えられた決定論的因果律は、量子力学を基盤とする新しい物理学において、実験結果は決定論

第 11 章　実験医学の形成とデテルミニスム（決定論）

に従うものではなく、個々の要素の振舞いは非決定論的因果律に従うことが明らかにされた。

　量子力学の結論の一つに「相補性原理」がある。これはボーアが提唱した原理である。この原理を厳密に定義することは難しいが、「すべての物事には二つの側面があり、それぞれの側面は互いに補い合ってこそ、ひとつの実在について記述することができる」と主張している。
　現存する各要素間の関係性を明らかにして全体を構造として把握すると、各要素は相互依存の関係性で結ばれていることが判り、分化する要素間の相互依存性、すなわち相補性を直観することができる。因果律に相補性を加えることによって、原因と結果の間にも相互依存性があり、因果律自体が「相補性原理」の一部と見ることも可能である。この相補性原理については第 16 章においてもう一度取り上げる。

第12章　ベルナール以後の神経生理学者

　ベルナールが活動した19世紀には、第10章で見てきたように、ドイツのヘルムホルツ、デュ・ボア・レーモン、ベルンシュタインらによって神経の興奮現象が詳細に研究された。特にベルンシュタインは、1902年に筋肉の膜を実験材料として使い細胞内外のイオン濃度の違いや膜の選択的透過性の考えなどを導入して、生体の電気信号が金属などの電気現象と異なり、電子の移動によるのではなく、イオンの移動によって生体膜を介して細胞内外に発生する電位差であることを示した。この結果が、20世紀中盤の神経興奮のメカニズム解明へと導いた。

　デュ・ボア・レーモンは、さらに生理学的現象を物理学と化学に還元しようとする強い考えを持っており、生気論的な考え方を排除しようとする立場をとった。彼がこの立場のよりどころとしたのが、エネルギー保存の法則であった。これは、彼の先輩格にあたるヘルムホルツの影響があるのかもしれない。彼の言葉を借りるなら、「エネルギー保存の法則は、物質も力も生成消滅しないことを告げている。ある一瞬の全世界の状態も、人間の脳の状態も、先立つ瞬間の状態の絶対的、機械的帰結である」。この予測可能な決定論は、ベルナールもそのよりどころとしたラプラスの決定論に由来している。しかしながら、このデュ・ボア・レーモンは、精神現象はこの因果関係の外にあるとして、生理学的現象に精神現象を含めていない。従って、彼は、第9章で取り上げた「刺激感応性」や「刺激感受性」という動物精気の検証実験で導入された生気論に特異的と考えられていた現象を、活動電位という古典的物理現象に還元しようと試みた。この点では、ベルナールは、生理現象は決定論に従っていると考えていたが、精神現象に関しては、決定論と生気論の間で揺れ動いていたように感じられる。

第 12 章　ベルナール以後の神経生理学者

ベルナール前後から、神経科学分野の種々の研究で進展が見られた。本章と 14 章においてこれらについて概観する。

12.1　18 世紀から 19 世紀にかけての神経生理学

18 世紀に発見された動物電気は、さらに 19 世紀になると研究が進展し、電気生理学の基礎が形成された（10 章参照）。また 19 世紀には、この電気生理学の発展と共に脳表面を直接刺激する侵襲的方法によって、脳全体の機能も次第に明らかにされた。さらに単一細胞染色技術の進歩により神経細胞の構造が明らかになった。従って、19 世紀には、細胞レベルから脳全体までをも含んでおおまかに分けると 4 つのカテゴリーの研究が同時進行していた。

(1) ガルバーニの動物電気の発見からベルンシュタインへ至る生物電気の物理学的・化学的研究（第 10 章）。
(2) 直接刺激や切除による大脳皮質機能局在論（言語野と運動野の発見）。実験は侵襲的実験が主流であった（第 12 章）。
(3) シャルコーやクレッペリンによる臨床神経学の確立（第 12 章）。
(4) プルキンエやダイテルスなどの神経細胞の形態に関する初期の解剖学的研究（第 14 章）。

さらに 19 世紀末から 20 世紀初頭にかけて、複数の重要な研究が行われた。条件反射の実験をおこなったイワン・パブロフ (Ivan Petrovich Pavlov, 1849-1936)[1][2]、シナプスでの化学伝達を示唆したジョン・ラングレイ (John Langley, 1852-1925)[3]、精神分析学を創設したジークムント・フロイト (Sigmund Freud, 1856-1939)[4]、シナプスという語を導入し、脊髄反射の生理学的研究を行ったチャールズ・シェリントン (Charles S. Sherrington, 1857-1952)[5][6]、初期の非侵襲的実験である脳波測定をした、ハンス・ベルガー (Hans Berger, 1873-1941) などがそれぞれユニークな研究を行い、今日の神経科学へ至る道を拓いた[7]。

12.2 脳全体の機能を考えた場合の 19 世紀の神経科学
12.2.1 ガルの提唱した大脳皮質機能局在論

精神の働きが脳に局在しているという考えは 19 世紀の初期からドイツの医師フランツ・ヨーゼフ・ガル (Franz Joseph Gall, 1758-1828) によって提唱された[8]。ガルは精神の働きは、様々な精神の機能、例えば、感覚、運動、記憶、知性などで構成されると考え、それぞれの働きに脳内に特別な場所が与えられ、それに対応する生理的機能を果たしているとの説を提唱した。さらにこの考えを推し進め、機能が発達すればその脳部位に対応する頭蓋骨までもが変形すると考えた。これは逆に頭蓋骨の形状を観察することで性格や知的能力までも判定可能であると考えた。これを骨相学 (Phrenology) とよんでいる。

彼のこの骨相学への興味は、少年時代のクラスメートに特殊な言語能力を持っていて、その頭の形が奇妙な形をした少年がいたことに発している。また後年医学生になってからもクラスメートの知的能力と彼らの頭部の形状を観察していた。しかし、この考え方自身教会の教義に反するものであったため、当時の教会関係者や科学者からも異端視されることになった。もともと彼は、医学をストラスブール大学 (Université de Strasbourg) で学び始め、オーストリアのウィーン大学でその学業を終了したのでドイツ語圏の学者であるが、当時のオーストリア皇帝によってその説が認められなかったので、パリに移住した。彼の骨相学は、植民地政策に人種の優劣を導入していた英国において最もよく受け入れられた。

以上のようにガルの考えは自然科学の考えを逸脱してしまったが、精神の機能が脳に分化して存在しているとする現代的な脳機能局在の先駆けとなった。彼と同時代か僅かに早い時期に活躍した神経科学者としてガルバーニがいる。しかし、ガルバーニの発見は脳の機能と結びつけるにはまだ早く、脳を含む中枢神経系と電気信号の関係はよく理解されていなかった時代である。

一方、ガルの骨相学に刺激されたナポレオン・ボナパルト (Napoléon

Bonaparte, 1769-1821) の命をうけ、マリ・ジャン・ピエール・フルーラン (Marie Jean Pierre Flourens, 1794-1867) はハトの脳を利用して実験を行い、大脳皮質には、感覚と運動さらに判断力などの高次機能、小脳には、平衡と運動の協調機能が存在するとした。また脳幹には循環、呼吸などの機能があり、これを破壊すると死に至るとした。しかし、大脳皮質のどの部位の破壊によっても記憶や認知機能の症状に差が観察されないことから大脳皮質の機能局在論を否定し、大脳皮質の全体論の立場をとった[9][10][11]。

またストラスブール大学のフレデリック・レオポルド・ゴルツ (Friedrich Leopold Goltz, 1834-1902) は、フルーランと同様に全体論を支持し、1881年にロンドンで開かれた国際医学会議で皮質を除去されたイヌがその除去された部分に比例して機能低下を起こすが、依然その機能を維持していることを示した。彼の実験では運動野と感覚野が主に除去され、さらにイヌは霊長類ほど機能分化が進んでいなかったのが、十分な結果が得られなかった原因と考えられている[10][12]。一方、フェリアー（12.2.4節）はこの同じ学会で運動野を除去したマカクザルが特異的な運動障害を起こすことを示して大脳皮質機能局在論を主張した（ゴルツ-フェリアー論争）。この彼の実験は医学社会に影響を与え、神経外科の発展に寄与した[13]。

12.2.2　大脳皮質の機能局在の研究例：ブローカとウェルニッケの失語症

1830年代は、ガルの反動で、ほとんどの研究者が大脳皮質機能局在論に反対の立場をとっていた。しかし、これを示唆する研究も徐々に報告されてきた。

マジャンディの弟子のフランス人ジャン・バティスト・ブイヤー (Jean-Baptiste Bouillard, 1796-1881) は、1825年に大脳皮質の前頭葉部にダメージを持つ患者がしゃべることができないことを、29の症例を観察してパリの王立医学アカデミーで報告し、論文として出した。この報告で、知的能力や言語理解には支障はないが、前頭葉へのダメージで流ちょうに話すことができないこと、さらにこれらは舌の運動障害に

よるものではない点も主張している。これには多くの反論もあった。

　パリのシャリテ病院の臨床病理の医師ガブリエル・アンドラル (Gabriel Andral, 1797-1876) は前頭葉にダメージを持つ 37 人の患者を調べ、21 人はしゃべることに障害があるが、しゃべることに障害があるその他の 14 人は前頭葉以外の部位にダメージを持つことを 1820 年から 1831 年にかけて観察して報告した。しかし、彼の局在論を支持する研究は、なかなか受け入れられなかった。

　フランス人でブイヤーの義理の息子にあたるアーネスト・オーベルタン (Ernest Simon Alexandre Aubertin, 1825-1893) は、自殺を試みて自分の頭部を銃で撃った患者をテストする機会に恵まれた。頭部が露出したこの患者がしゃべっている最中に前頭葉をスパーテルで押すと、患者はしゃべることを中断し、スパーテルを離すと再び話し出すことを見出した。1861 年にオーベルタンはこの症例をパリ人類学協会 (Société d'anthropologie de Paris) に提出した。この学会は、フランスで最も尊敬されている臨床外科医のピエール・ポール・ブローカ (Pierre-Paul Broca, 1824-1880) によって、1859 年に人類学会としては世界で最初に設立されていた。このときのオーベルタンとその反対の立場の研究者との議論のやり取りを聴いていたブローカは、その数日後、ビセットル病院 (Hôpital Bicêtre) で最初の失語症患者（ルボルニュ氏：Monsieur Leborgne）を診ることになった。この失語症患者の死後、患者の脳を解剖し、左脳にニワトリの卵の大きさの損傷を見出した。彼はこの事実を 1861 年にパリ人類学協会で発表し論文として提出した。1863 年までにさらなる 8 例の同様の症例を見出した。彼はこのようにして大脳皮質の左側頭葉にブローカ野を発見したことで有名になった。

　彼以前のブイヤーやオーベルタンはこの左半球の特異性について言及していなかったが、ブローカは、失語症に関する領域が左半球に存在していることから、初めて左半球と右半球の違いを指摘した。この考えには、フランスの解剖学者・動物学者で大脳皮質を 5 つの葉（前頭葉、頭頂葉、側頭葉、後頭葉、島葉）に分類し、視放線なども記述したルイ・ピエール・グラシオレ (Louis Pierre Gratiolet, 1815-1865) と、同じく

第 12 章　ベルナール以後の神経生理学者

フランスの精神科医で解剖学者でもあり、ローランド裂の命名や初期のフランス精神医学会に重要な位置を占めたフランソワ・ルーレ (François Leuret, 1797-1851) らの研究が影響を及ぼしている。これらの研究者は、脳の発達に伴う変化に注目し、左半球の方が右半球より少し大きくなることを指摘し、特に胎児では最初の一か月でこの違いが現れるとしていた。さらに英国の神経学者で癲癇の研究で知られるジョン・ヒューリングス・ジャクソン (John Hughlings Jackson, 1835-1911) は、左半球の方が右半球より前に知的に発達するという説を出していた。ブローカは、これらの学者の考えにも影響を受けていた[14]。

　一方、ウィーンのテオドール・メイネルト (Theodor Meynert, 1833-1892) は、奇妙な症状を呈する女性患者を診ていた。彼女は意味不明な言葉をしゃべっていた。この患者の脳を調べたところ左側頭葉に損傷があり、これは耳からの神経が投射している聴覚野と一致していた。そこでメイネルトは、スピーチを認識するのに必要な聴覚野 (sound-field) をこの領域が含んでいるに違いないと結論した。ちょうどこの時期、彼の研究室に 6 か月だけ滞在していたブレスラウ大学 (University of Breslau) のカール・ウェルニッケ (Carl Wernicke, 1848-1904) は、この実験に大いに影響を受けて自分の大学に戻った。その 2 年もたたない 26 歳の 1874 年に新しいタイプの失語症に関するモノグラフを発表した。この失語症は、流ちょうに話はするが、意味不明で理解できない内容を話しており、ブローカが報告した失語症とは別のタイプであると考えた。従って、彼は、「発語ができない運動性の失語症」と「言語理解が困難な感覚性の失語症」とを区別した[15]。

12.2.3　運動野の発見：ヒッツィヒとフリッシュの実験

　18 世紀と 19 世紀のそれぞれにおいて大きな影響力を持っていた脳生理学者ハラーとフルーランによって、大脳皮質の電気刺激によっては（運動性）反応は現れないとされていた。しかし、1870 年にドイツの二人の医師エドゥアード・ヒッツィヒ (Eduard Hitzig, 1838-1907) とグスターヴ・フリッシュ (Gustave Fritsch, 1838-1927) がイヌの大脳皮質を

刺激して運動を引き起こしたと報告し、さらに詳細な運動野に関する実験を行った[16][17]。このときの実験は、ヒッツィヒ家で彼の妻が使っていた化粧テーブルに実験用のイヌを縛り付けて無麻酔で行われた。これと同様の実験は、動物電気を発見したガルバーニの甥のジョバンニ・アルディーニ (Giovanni Aldini, 1762-1834) によって牛の脳で 1798 年に行われていた。さらに彼は 1802 年には囚人の死体を使って同様に実験を行った。その後この実験のデモンストレーションを公衆の前で行うツアーを計画した。時はナポレオン戦争の最中であり旅行は容易ではなかったが、実際にパリ、ロンドン、オックスフォードなどで遂行した。このときの様子は *Times* 誌によって数日後報道された。彼の実験は、現代の心臓蘇生のための電気ショックやうつ病治療のための脳への電気ショックなどの原型となっている。アルディーニと同時代のルイジ・ローランド (Luigi Roland, 1852-1921) はブタの大脳皮質に電極を挿入して四肢の運動を引き起こして同様の実験を行っている。

　ヒッツィヒとフリッシュのドイツ人の実験が、脳研究に新しい道を開くことになったのである。

12.2.4　大脳皮質の脳地図の作製：フェリアーの研究

　スコットランド出身の医師デイビッド・フェリアー (David Ferrier, 1843-1928) が新しい刺激方法（ファラデー刺激、faradic stimulation：a type of alternating current, more constant and less damaging current to the brain）と麻酔をした動物を使って、ガルバーニ刺激 (galvanic stimulation) を利用していたヒッツィヒとフリッシュの実験を追試した。この方法で弱い刺激を与えると瞼を閉じる、耳を動かす、手のひらを握るなどの非常に細かい運動を引き起こすことができた。一方、強い刺激では、四肢の協調運動や頭部の方向を変えるなどの複雑な運動が引き起こされた。このとき利用された動物は、ネコ、ウサギ、イヌ、モルモット、ラット、ハト、ジャッカルまでも含まれていた[13]。この実験結果は 1873 年に論文として発表され、さらに 1874 年のクルーニアン・レクチャー (Croonian Lecture) で広く知られることとなった。この実験

はロンドン、クイーン・スクウェアーの国立麻痺・てんかん専門病院 (National Hospital for Paralysis and Epilepsy) で行われ、この病院にはジャクソンもいた。従って、ジャクソンの癲癇は大脳皮質にその発生源があるとする学説を確かめることもフェリアーのもう一つの実験目的であった。しかし、ここでドイツのヒッツィヒとフリッシュの仕事を無視するなどしたため、王立協会の機関誌 *Philosophical Transactions* の編集者から掲載を拒否された。

1874 年には王立協会のスポンサーを得てサルを使っての実験を行った。これは動物保護グループの怒りを買ったが、彼は医療に対する有用性から臆せずこの実験を進めた。最終的に 19 の領域を同定し、これらを「随意運動の主センター」と名付けた。成果は、1976 年に『脳の機能』 *The Functions of the Brain* として出版された。ここにはサルの脳の実験結果をヒトとの脳に当てはめた地図が載っている。1881 年にはシェリントン (Charles Scott Sherrington, 1857-1952) は、サルの運動野が中心溝の前部に相当することを破壊実験から発見した。ここで以後の脳地図の発展をまとめておく。

1881 年には、ウィーン生まれのオーストリアの生理学者ジークムント・エクスナー (Sigmund Exner, 1846-1926) によってヒトの脳地図の最初のものが作成された。彼は、若い時には、ハイデルベルグでヘルムホルツの教えを受けている。専門は比較生理学と生理学的観点に立った心理学を専門とした。

1909 年には、ドイツの神経学者コルビニアン・ブロードマン (Korbinian Brodmann, 1868-1918) によって現在でもよく利用されている地図がつくられた。これは細胞の構築の違いによって皮質の領域を 52 の領域に分類したものである。彼は、医学をミュンヘン、ヴュルツブルグ、ベルリン、フライブルグで学んだ。ライプチヒ大学から医学博士の学位を授与された。ベルリン大学の Kaiser-Wilhelm-Institut für Hirnforschung (Institute for Brain Research) で研究を続けた。

ドイツ南東部のツヴィッカウに生まれ、ライプチヒ大学で医学を学び、さらにそこで教授になったポール・フレクシッヒ (Paul Flechsig, 1847-

1929) は、ユニークな脳地図を作り、ブロードマンのように組織学的な分類ではなく、皮質の神経細胞の髄鞘化が起こる順番を追って地図上に番号を振っている。髄鞘化は大まかに以下の順序に従っている。

1　運動野、視覚野、聴覚野、体性感覚野
2　これらの境界に位置する領域
3　連合野とよばれる遅い髄鞘化が起こる部位

ジュール・デジェリン (Joseph Jules Dejerine, 1849-1917) は、言語の機能地図をつくった。角回を発見した。これは文字を読んだりするのに関連する場所。

ドイツの神経学者で脳外科医のオフリッド・フェルスター (Otfrid Foerster, 1873-1941) によって 1930 年代にペンフィールドと同様の機能地図は既に研究されていた。

1925 年にコンスタンチン・フォン・エコノモ (Constantin von Economo, 1876-1931) とゲオルグ・N・コスキナス (Georg N. Koskinas, 1885-1975) の地図が発表された[18]。

1930 年にワイルダー・ペンフィールド (Wilder Penfield, 1891-1976) は、重度の転換患者の脳の切除手術の際に大脳皮質へ電気刺激を行い、体生感覚野や運動野の身体部位を同定し、体部位局在地図をつくった。1950 年に出版した書籍でホムンクルスを導入した[19]。

1959 年、デイビッド・ヒューベル (David Hunter Hubel, 1926-2013) とトルステン・ウィーセル (Torsten Nils Wiesel, 1924-) の視覚野における方位特異性ニューロンの検出や視覚の臨界期に関する実験を行った。1981 年、ロジャー・スペリー (Roger Sperry, 1913-1994) の分離脳の実験が行われた。

12.2.5　精神医学と神経学：サルペトリエールのシャルコー

近代病理学の権威はイタリア・パドヴァ大学の解剖学教授であったジョヴァンニ・バティスタ・モルガニ (Giovanni Battista Morgagni, 1682-1771) である。彼は 45 年間の臨床による病歴の観察と剖検の

第 12 章　ベルナール以後の神経生理学者

データを集め、著作『解剖によって明らかにされた病気の座と原因』を 1761 年に発表し、第 1 巻の頭部疾患において種々の精神病を記述した。この書によって、近代病理学の祖とよばれ、さらに、ヴェサリウスが近代解剖学、ハーヴィが近代生理学、ハラーは近代生理学の大成者とよばれている。この病理学 "pathologia" と生理学 "physiologia" という言葉を作った人は、16 世紀のアンリ 2 世の侍医、パリ大学のジャン・フランソワ・フェルネル (Jean Francois Fernel、1497-1558) で、1554 年の著作『医学』Medicina による。ついでに、19 世紀に入るといろいろな臨床各科 (皮膚科、産科、眼科、整形外科など) が分かれてくる[20]。

　モルガニ以後、臨床神経学を研究したのは、フランス・サルペトリエール病院 (Hôpital de la Salpêtrière) のジャン・マルタン・シャルコー (Jean Martin Charcot, 1825-1893) であった。この病院は、1602 年に創設され、最初は弾薬の貯蔵庫として利用されていたが、1634 年に安全性の理由からセーヌ川の左岸に移転した。このときから貧民のための非難所となった。ここは治療のための施設ではなかったが、次第に障害者、異常者、囚人などの収容所 (特に女性患者) となり、19 世紀初めのピーク時には 8000 人以上を抱え、ヨーロッパ最大になっていた。内部には大通りや広場、公園、教会もあり一つの町の様相を呈していた。アヴェ・プレヴォーの「マノン・レスコー」の女主人公マノン・レスコーもここに監禁されたとされ、サルペトリエールの中庭の一つには彼女の名がついている。また 19 世紀以降は医学教育を組織的なシステムとして確立させた初期の機関でもあった。

　フランス革命の 5 年後の 1794 年には、患者を鎖から解き放って精神病患者の人権を取り戻した精神科医として有名なフィリップ・ピネル (Philippe Pinel, 1745-1826)。彼は、ルイ 14 世が男子の精神障碍者、犯罪者、異常者を収容するために設立したビセートル病院 (L'Hôpital de Bicêtre, 1645 年設立) からサルペトリエールに着任して、閉鎖病棟の改革を行った。ピネルが閉鎖病棟の改革を行う前は、これらの患者は、鎖に繋がれ、独房に入れられた状態で非人間的な処遇を受けていた。し

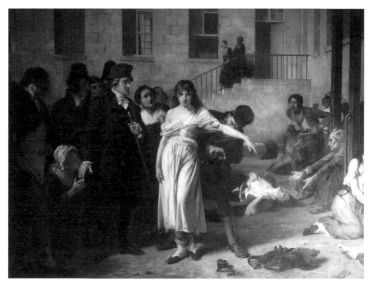

図 12-1　患者を開放するピネル [12]

かし、19世紀の中ごろには、廃墟同然となり、4500人の女性患者が混沌とした無秩序状態で放置されていた。

1862年にシャルコーはこの病院に同僚のアルフレッド・ヴュルピアン (Alfred Vulpian, 1826-1887) を伴って医療部門のチーフとして戻って来て、ここで医師として過ごした。シャルコーは、この場所を神経疾患の医学的資料の宝庫とみなして多数の患者を診ながら多様な神経病の分類を行い、臨床神経学者として最も偉大な専門家となった。彼はサルペトリエールのナポレオンとよばれるほどの権威をもち、患者の詳細な診察を行い、その記録を作り、これを各患者が亡くなるまで更新し続け、患者の「詳細な観察による異常行動」と「死後の生理学的な異常」との関連付けを行った。これは解剖学的臨床法 (anatomo-clinical method) として知られ、病理学的所見に基づいて患者の分類を行う有効な手段であることを示した。

彼はサルペトリエールに着任した当初はパーキンソン病に関心を持っていたが、その後多発性硬化症 (multiple sclerosis) や筋萎縮性側索硬化症なども発見した。またヒステリーに催眠療法を導入するなどした。

第 12 章　ベルナール以後の神経生理学者

　サルペトリエールにシャルコーと一緒に赴任したヴュルピアンは、後にパリ大学の医学部長になった。彼は狂犬病ワクチンを医者でないパストゥールのために羊飼いの少年に注射するなどの逸話も残っている。このシャルコーの元で学んだ日本人として、東京帝国大学内科学 2 代目教授の三浦謹之助 (1864-1950) がいる。このシャルコーは、臨床神経学の歴史を大きく変える節目となった。

　このシャルコーが活躍した 19 世紀後半のフランスは印象派の画家たちもパリを中心に活動していた時代である。

第 13 章　心身問題の近現代への流れ
：ラ・メトリからメルロー=ポンティまで

　精神と身体の関係について心身二元論の考え方を提唱した 17 世紀のデカルトから始まり、さらにデカルトの考えを継承しながらスピノザ、マルブランシュ、ライプニッツは独自の考えを発展させた。特にデカルトは、精神の存在を認めながらも身体は機械的メカニズムによって働いているという生理学的（動物）機械論を展開した。デカルト以後も、18 世紀の医師ラ・メトリ、19 世紀から 20 世紀に生きた哲学者ベルグソン、20 世紀のユニークな哲学者メルロー=ポンティなどが、精神と身体の関係についてそれぞれ異なる考えを提唱した。これらの問題を追及したこの 3 人は、偶然にも全員がフランス人である[1][13]。

13.1　ラ・メトリの人間機械論

　人間機械論という言葉は、ラ・メトリの著書 L'homme machine の直訳であるが、これに相当する概念は古くから存在していた。例えば、古代ギリシャの自然哲学者であるデモクリトスやエピクロスなどにはその萌芽を見出すことが可能である。この生体に対する機械論を明確なアイデアとして言い出したのは、デカルトである。しかし、彼はあくまでも身体をその機械論の対象としており、精神は機械論の範疇には含めていない。これらの詳細な内容に関してはすでにデカルトに関する第 7 章と 8 章で取り上げているので、これ以上詳しい説明を加えない。

　さらに時代が下ってくると 18 世紀のフランスの医師ラ・メトリ (Julien Offray de La Mettrie, 1705-1751) が、デカルトの生体を機械にたとえた思想をさらに徹底させた。彼は 1747 年『人間機械論』を著してこの思想を展開した。この著書は、1748 年にオランダの書店から出

版され、その過激な内容から宗教的な理由で禁書処分を受けた[2]。しかし、彼の時代は18世紀前半で、まだ古典的な物理学もニュートン力学以外はよく体系化されていなかった。産業革命は彼の死後あたりから始まったため、熱力学や統計力学、完成した電磁気学などは知られていなかったので、その機械論といっても時計などでイメージされるまさしくメカニックなものであった。

　デカルトは、身体と精神を区別して、身体のみを機械とみなす考え方であったが、ラ・メトリはそれをさらに徹底させ、人間の精神は特別な存在ではなく精神をも身体と同様に機械論的（人体は自らゼンマイを巻く機械である）に取り扱おうとした。言い換えると、彼は徹底した唯物論者であるといえる。彼自身の考えによると「人間は機械である。さらに、世界には、さまざまに異なる様式化された唯一の物質が存在するのみである」とした。さらにラ・メトリを理解するために必要な三つの重要な概念が、「唯物論」、「機械論」、「経験論」である。

　ラ・メトリは、その激しい言動によって当時のパリの医学会などを敵に回して論争を行ったりし、必ずしもその評判は良くなかった。またその思想も当時としては過激であるばかりでなく、論理的な展開も緻密ではなく強引であった。しかし、その考えは、彼の医師としての人体やその他の動物の種々の観察結果に基づいており、独自の地位を保っているということもできる。これらの観察結果は、『人間機械論』の中で様々な具体例（少々残酷な例もある）をあげて説明されている。このことは彼がオーストリア継承戦争に軍医として従軍し、ここで戦争による多くの負傷者を診たことと関連しているのではないだろうか。この点は、前述のフランスの外科医パレが戦争に従軍して多くの負傷兵を治療し、切断手術を行って、「幻肢」を見出し記録した点と一致している。

　彼は、生理学や解剖学の実例をもとに自身の考えを展開していて、書斎で思索に励む哲学者とは一線を画しており、逆に批判も彼らに浴びせている。彼が述べている哲学者に対する批判として、「ライプニッツは、例のモナドを振り回して、わけのわからない仮説を築き上げた。この連中は、霊魂を物質化するよりむしろ、物質を精神化したいというわけだ。

その本質がわれわれには絶対知られないような存在物を、いかにして定義できようか」などと述べている[3]。

　彼の『人間機械論』より引用すると：

　「動物から人間へ、この推移は急激ではない。真実の哲学者ならこのことを認めるであろう。言葉の発明される前、言葉の知識のなかったころ、人間とはなんであったか？　人間という種族の動物、ほかの動物よりはるかにすくない自然の本能をもち、………（中略）……自分の感覚と欲望を"あわあわ"いうありさまは、ちょうど腹のへった犬、ないしは動かずにいるのに退屈した犬が、食べたいとか歩き回ってきたいとか要求するのといっこうに変わりなかったのである。
　言葉が、言語が、法律、科学、美術が生まれてきた。以上のものによってついにわれわれの精神という天然の金剛石が磨かれだしたのである。………」

このように彼は人間が動物と基本的なところでは同じであるが、徐々にその精神が磨かれていって、現在のようになったとして、そのプロセスを説明している。ここで、脳を弦がそなわっているヴァイオリンや鍵をもつクラヴサンという楽器と同じようなものと考え、「ヴァイオリンの弦ないしクラヴサンの鍵が振動して音を発するがごとく、音線に打たれた脳の弦は、それに触れた言葉を発するように、ないし鸚鵡返しに言うように、刺激されているのである」としている。

　人間の精神をも機械論的に説明しようとしていることは、精神を自然科学の対象として要素還元的に説明を試みる現代の神経科学と類似している。心の働きを脳の機能に注目している点は、ある意味で、近現代の神経科学を先取りしているとみなすこともできる。
　ラ・メトリまで時代が下ってくると精神の機能を脳の機能に帰して、自然科学で明らかにしようとする近現代的な戦略まであと一歩のところ

第13章　心身問題の近現代への流れ：ラ・メトリからメルロー=ポンティまで

まで来ているとも思える。しかし、当時は自然科学自体が未発達の段階にあったので、自然科学自体のある程度の完成を待たなければならなかった。神経系に電気信号が存在することを示したガルバーニが生まれたのは1737年で、1751年に没したラ・メトリの晩年のころのことである。また電磁気学の実験を体系的に行いこの分野の基礎づけをおこなった英国のマイケル・ファラデー (Michael Faraday, 1791-1867) は1791年に生まれており、電気や磁気に関する物理学はまだ始まったばかりであった。

　精神の働きを研究するために必要な物理学が未完成であるこのような状況は、今日のペンローズなどが、精神を自然科学的に明らかにするためには、現代得られている物理学では不十分で、量子力学や重力などが統一され新しい物理学が必要であると主張している点と似ている[4]。

　ラ・メトリは1709年にフランス、ブルターニュ地方のサン・マロに生まれた。サン・マロは現在は風光明媚な海岸に位置する港町として観光客にも人気の高い町である。彼の父親は富裕な商人であったので、彼は比較的裕福な生活を送った。子供のころから優秀であったので、家業は継がず、宗教界に入るべく教育を受けた。さらに紆余曲折を経て、1725年にコレージュ・ダルクールの哲学級の過程を終了した。しかし、このまま窮屈な神学の道に進むのは嫌だし、かといって、故郷で父親の職業を継ぐよりは、経済的にも父親を納得させうる医学への道を選択し、また同じ故郷出身の医師ユノー (Hunauld, 1701-1742) の影響で医学の方へ進路を変更した[2]。バカロレア及び医学博士の学位を取得するために、パリ大学ではなく、ランスの大学で学び、1733年に医学博士を取得した。しかし、フランスの医学にはあまり重きを置いておらず、同じ1733年には、オランダ、ライデン大学のブールハーフェ (Hermann Boerhaave, 1668-1738) のもとへと真の医学を学ぶために赴いた。この同時期ブールハーフェのもとでは、前述のスイス出身のハラーも医学を学んでいた（第9章参照）。さらにほぼ同時期に故郷のサン・マロに医師開業の登録をしていたようである。

このブールハーフェは完全な唯一神論者であり、「われわれの身体のどんな細い毛一本にいたるまで作り出した神の見えざる手の存在を認めていた」のであるが、それにもかかわらず、人体を構成する個体と流体がまったく物理的法則に則っていること、また神経系統の働きについては古くから言われている動物精気 (les esprits animaux) 説をとっていた。このことは、デカルトの動物機械論の「人間論」などとともに、ラ・メトリの唯物論を培うもととなった。

　1740 年にパリへ出てきて、グラモン候 (Louis duc de Gramont) の近衛連隊付き軍医となった。しかし、その著書の過激な内容によりこの連隊を去り、リール、ガン、ブリュッセル、アンヴェルスなどの野戦病院の監督医師に任命された。一方、パリの医科大学などとも敵対し、1746 年には、彼の著書は広場で焼かれることとなったため、自身にも身の危険が及んだので、かって医学を学んだオランダのライデンの地へと逃れた。1747 年にライデンの書店エリイ・リュザック (Elie Luzac) から出版された『人間機械論』が、宗教界からも激しく憎悪された。

　1748 年にプロシアのフリードリッヒ大王の"侍読"としてポツダム宮殿に入った。このプロシアの宮廷では比較的良好な関係を結ぶことができ、穏やかな生活を送ったようである。このフリードリッヒ大王は、モンペルテュイにあてた書簡の中でラ・メトリのことを以下のように書いている。「ラ・メトリを手に入れたことは自分ながら大手柄だと思って喜んでいる。彼はおよそ人の持ち合わせうる限りの快活さと機智を具えているし、医者の敵でありながら、良医であり、唯物論者であるが、すこしも物質臭がない。」

　しかし、1751 年駐独フランス大使ティルコネルの重病を癒してやり、その全快パーティに招かれた際の飲食がもとで死亡した。一説によると虫垂炎をこじらせた結果であると考えられている。

13.2　ベルクソンとメルロー=ポンティの身体と意識の問題

　プラトンやアリストテレス、さらにはデカルトなどの例を挙げるまで

第 13 章　心身問題の近現代への流れ：ラ・メトリからメルロー=ポンティまで

もなく意識や心の問題は、古くから哲学者によって真剣に論じられてきた主題である。この意識を対象とした哲学も多様な考え方が存在し、前節のラ・メトリのように唯物論を主張する人物や、反対に唯心論を主張する人物などが現れた。

　近現代になり神経生理学や解剖学などが発展するに伴い、広い意味での神経生物学が中枢神経系を対象とするようになった結果、本来哲学の分野で論じられてきたこの主題の論争へ脳科学者も参入するようになってきた。現代の神経生理学者であるジョン・カルー・エクルズ (John Carew Eccles、1903-1997) も晩年においては、哲学者のカール・ポパーと共に新しい心身二元論を提唱し、心や意識の在りかに学問の重心を求め哲学的な方面へと傾いていった。

　このような歴史的経緯の中で、デカルト以来の心身二元論を正面から受け止め、さらに独自の考え方を示したのが、現代フランスの 2 人の哲学者アンリ＝ルイ・ベルクソン (Henri-Louis Bergson, 1859-1941) とモーリス・メルロー＝ポンティ (Maurice Merleau-Ponty, 1908-1961) である[5][6][7]。

　ベルクソンは 19 世紀末から 20 世紀前半のフランスを代表する哲学者の一人である。彼はポーランド系のユダヤ人を父とし、母は英国人であった。パリのエリート養成校であるエコール・ノルマル・シュペリュー (École Normale Supérieure：高等師範学校) を卒業後、1881 年のアグレガシオン (Agrégation：教授資格試験) を 2 位で合格した[8]。いくつかのリセで哲学を講義し、ソルボンヌ大学 (Université de la Sorbonne) の教授職に複数回立候補するも採用されなかった。最終的にコレージュ・ド・フランス (Collège de France) の教授になった（1900 年）。

　1888 年にソルボンヌ大学に博士号取得のために提出した彼の第 1 著書というべき論文で「時間」の問題を扱い、従来のように空間的分割ができない意識の流れを論じた。この時間と意識の関係は過去の西洋の哲学・思想の伝統とは異なる考え方であるとして神経学者で哲学者でもあ

る大谷悟博士によって注目されている[9][10][11]。

　ベルクソンは、1896年に失語症の問題を契機として第2著書として書かれた『物質と記憶』において、哲学における重要問題の一つとしてデカルトの心身二元論の問題を取りあつかい、今まで大きな問題として論じられてきた心と体の関係について考察を行った。

　彼によるとデカルトが想定したように「精神」と「身体」を異なる存在として明確に分けるのではなく、「物質：身体もこれに含まれる」と「精神」の中間的な物として「イマージュ：image」というものを想定した。「物質」のイマージュとは、「精神の内部に存在する観念論の物質観」と「精神とは全く独立に存在する実在論における物」との中間的な存在とされる。すなわち、イマージュは観念でもなく、また物でもなく、知覚にあらわれる対象のことを示している。従って、世界に存在する「カップ」、「岩」、「身体」などもすべてイマージュとしての物質ということになる。このようにして、デカルトやその後継者たちが提唱した心身二元論を修正し、精神と身体がゆるく互いに影響を及ぼしあい、かつ一つに溶け合っている心身二元論を考えた。これによって、物そのものに関する実在論とその現象についての観念論の対立構図が落ち込みやすい迷路を回避し、その中間的な物を見出そうとしている。これは、ベルクソンの影響を受けたメルロー＝ポンティにおいても見出される方向性である。すなわち、心身問題で伝統的に論じられてきた「二元論」、「唯物論」、「唯心論」のそれぞれの立場間の対立を和らげ、それらを乗り越えようとする方向を示した。

　彼は1907年に書かれた第3の主著である『創造的進化』において物質的な物に還元することができない「エラン・ヴィタル」と彼がよぶところの生命の内部の発動性の実在性を唱えた。

　晩年は、第二次世界大戦のさなか、ドイツ占領下のパリを一時離れるが、同胞であるユダヤ人を見捨てることはできないとして、パリに戻り、最終的にここでひっそりと息を引き取った。ユダヤ人であることから葬儀への参列者も少数であった。死後26年を経過した1967年にパリの

パンテオン (Panthéon de Paris) にその名が刻まれた。

　一方、メルロー=ポンティはベルクソンの約半世紀後に生まれた20世紀中盤のフランスを代表する哲学者である。彼は、ドイツの哲学者フッサールの現象学を基にし、さらにハイデッカー的な実存論を取り入れて独自の実存論哲学を提唱した。そこにはゲシュタルト心理学の影響もみられる。彼は、ベルクソンのイマージュを介する「ゆるい心身二元論」を意識と身体の間で揺れ動いているものとして批判した。彼は「身体」の役割に対して積極的なものを想定し、身体を中心に据えた。すなわち、身体が主体的であり客観的であるという両義性によって立つ考えを提唱した[12]。

　伝統的な心身二元論においては、ヒトの意識と世界の一部である身体とは異なる実体として分けていた。身体を「カップ」、「岩」と同じような「物」とみなし、意識に対しては特別なものとみなしてこれらと区別していた。

　しかし、日々生活しているヒトは自分の身体の一部である手や足を動かすことによって運動し、世界の中を移動している。また「暖かい」か「寒い」か、や「明るい」か「暗い」かなどの環境の情報を体の感覚器官を通して感じている。また言葉を発し、文章を書き、音を聞いたりすることもこのヒトの身体の一部である各器官を通して行われている。

　さらに「食べたい」、「眠りたい」、「痛い」などの欲求も体から発せられている場合がほとんどである。これらの身体が欲する欲求も最終的に意識にのぼることで、意識によって制御されている。

　このようにヒトは世界と身体を通じて交流することが可能であり、可能というよりむしろ、この身体の存在なくしてはヒトの意識を語ることは非常に困難である。すなわちヒトの意識と身体は相互に依存しあって深く結びついており、身体なくして意識は存在しないとさえ言える（もつれあっている：entangled）。彼は人間の意識を問題とするのではなく、意識と世界の間に横たわっている身体を重要視する。すなわち、意識には、必ず身体があり、身体を通じての意識の働きというものがあり、こ

れを「受肉化」とよんだ。従って、意識は脳の高次機能としてとらえられるのではなく、身体を通じての知覚や運動などの機能と融合されたものとみなすべきであるとする。

　従って、デカルトが出発点とした「われ思うゆえにわれあり」とした意識は身体にあるとした。このような観点から身体が記憶している運動を見てみると全く違った側面が見えてくる。一般に身体が記憶していること、例えば、「水泳」、「ヴィオリンの演奏」、「自転車に乗る」ことなどは、現代の神経生理学的研究成果により、小脳皮質のプルキンエ細胞を中心とした神経回路の機能であるとされている。顆粒細胞の軸索である平行線維とプルキンエ細胞間に形成される興奮性シナプス伝達の可塑的変化が、身体記憶の神経細胞レベルでの基盤とする説を複数の生理学者が提出している。さらに小脳皮質の神経細胞の一様で整然とした配置から、その機能に関する理論的研究も行われてきた。これら小脳で学習された運動は意識せずとも身体が勝手に動いて行われている。これをメルロー=ポンティは「身体空間」が形成されているとみなし、身体には意識に相当するような無意識（独自の意識）があるとし、身体に積極的な意味を持たせた。

　ヒトの意識を世界から独立した存在と認め、意識と世界の対立構造に基づく相互作用を重視してきた従来の考えを見直し、ある意味で世界と自己は同じレベルで互いに溶け合っており、身体は世界の中に「住み込んでいる」とする東洋的思想に近い考えを提唱していると見ることもできる。

　彼は、本書第5章のアンブルワーズ・パレの節で取り上げた幻肢などについて、著書『知覚の現象学』の中で論じている[13]。先の「身体空間」というものが自己の意識を形作っているので、この身体図式が壊れると意識にも異常をきたすことになる。従って、幻肢は、手足などを失うことによって身体空間に異常をきたし、意識においてもそれが現れているとしている。現代米国の医師・神経科学者であるラマチャンドランが一部明らかにしたように、幻肢は大脳皮質感覚野への入力神経線維の側枝発芽にともなう入力の組み換えによっていると説明されている。

この生理学的メカニズムで幻視を納得することは可能ではあるが、これはあくまでも外から見た場合の客観的メカニズムであり、実際に当事者が幻肢を感じるその個人的感覚（クオリア）は、身体空間と一体になっている意識のレベルを問題にするメルロー=ポンティの説明が一応納得のいくものと考えられる。

心身二元論を唱えたデカルトも、エリザベートの批判を契機として、これに融通性をもたせて変更し心身合一を考えた。この身体を動かすことと精神を働かせることは分離できないとする点において、身体を重要視するメルロー=ポンティとデカルトの共通点を見出すことさえできる。メルロー=ポンティの身体と意識を融合させる考えは、医学の心療内科やプラシーボ効果などにも見出される。

メルロー=ポンティの『行動の構造』のなかでも生理学的反射に言及している[14]。一般に反射の概念は、シェリントンによって整備された。その生理学的な意味は、刺激が反応を生み出すというスキームであり、一切の反応は、それに先立つ刺激によって決められているとする。さらにこれを拡張して、高次の精神機能も複雑な反射の因果の連鎖よりなると考える。従って、反射学説によれば、知覚は刺激と反射の因果関係に拠っている。同様に行動も神経系の働きによって制御されている複数のプロセスによって構成されている因果関係と考える。常識的な見方では、私たちは何かを見るために目をそちらのほうに向けるとされる。だが、反射学説的には、その「何かを見るため」ということもまた、反射の原因と位置づけられる。

メルロー=ポンティはこの反射に対する考え方を批判して、「しかし、反射は抽象的なものではなく、この点でシェリントンは間違っている」とした上で、メルロー=ポンティは以下のように述べている[14]。

「反射は実際存在する。すなわち、それはある特定の条件の下での観察可能な非常に特殊な行動を表している。しかし、それは生理学の主要な対象ではないし、その反射によって、残りの行動を理解できる

ようになるものでもない。

　病気である生物を調べることによって得られたり実験室での人工的な条件下で得られた反応すべてを、生物学的実在とみなすことはできない。生物学の目的は、生き物を生き物たらしめている行動の分解不可能な構造を把握することである。機械論と生気論の両方に共通する実在論的な要請に従って、「単純で基本的な反射の重ね合わせ」や「生命力を介入させる」ことが、生き物を生き物たらしめているものではない。」

「le réflexe existe ; il représente un cas très particulier de conduite, observable dans des conditions déterminées. Mais il n'est pas l'objet principal de la physiologie, ce n'est pas par lui que l'on peut comprendre le reste.

　On ne saurait considérer comme une réalité biologique toute réaction obtenue au laboratoire en interrogeant un organisme malade ou dans des conditions artificielles. L'objet de la biologie est de saisir ce qui fait d'un vivant, un vivant, c'est-à-dire non pas selon le postulat réaliste commun au mécanisme et au vitalisme — la superposition de réflexes élémentaires ou l'intervention d'une force vitale—, mais une structure indécomposable des comportements.」[14]

このように当時の生理学的知見をしっかり学んだ上で、生物学や生理学の深い意味付けを行い自らの思想を展開しているのが、その特徴である。このような姿勢は、メルロー=ポンティだけではなく、ベルクソンにおいても同様である。

　メルロー=ポンティはボルドー近郊のロシュフォール・シュール・メール (Rochefort-sur-Mer) に生まれ、幼児の時（5歳）に海軍の将校であった父親を亡くす。従って、母親、兄、妹を含む4人で比較的閉鎖的な家庭環境の下で幼年時代を過ごした。この家庭環境が彼の哲学に影響を

第 13 章　心身問題の近現代への流れ：ラ・メトリからメルロー=ポンティまで

与えているともいわれている。18 歳になった 1926 年にパリのエコール・ノルマル・シュペリューに入学する。ここでジャン・ポール・サルトル (Jean-Paul Sartre, 1905-1980)、シモーヌ・ド・ボーヴォワール (Simone Lucie-Ernestine-Marie-Bertrand de Beauvoir, 1908-1986)、クロード・レヴィ=ストロース (Claude Lévi-Strauss、1908-2009) らと知り合う。さらに 1929 年にフッサールがソルボンヌ大学で講演を行った際に、メルロー=ポンティはこの講演を聴講している。1930 年に哲学のアグレガシオンに 2 位で合格し、リセなどの哲学講師を務めた。同時期、生理学やゲシュタルト心理学などを自ら学んでいる。自由に社会に対して意見を表現するために、1945 年サルトル、ボーヴォワールらと共に雑誌 *Les Temps modernes*（現代）の創刊に加わる[15]。1942 年に『行動の構造』、1945 年に『知覚の現象学』を刊行する。その後リヨン大学の教授（1948 年）、ソルボンヌ大学の教授（1949 年）などを経て、1952 年にコレージュ・ド・フランス (Collège de France) の教授となる。1961 年に自宅で執筆中に冠状動脈血栓症のために 53 歳で急逝した。

　19 世紀後半から 20 世紀前半に大きな神経生理学上の仕事をしたシェリントンやそれに続くエドリアンも脳で起こる生理学的現象を解明することに力を尽くしたが、心の理解ははるか遠くの目標であることを認識していた。

第14章 ニューロンとシナプスの生理学と脳機能

　18世紀から19世紀にかけて、当時次第に性能が向上してきた顕微鏡を用いて神経系の観察が行われ、多くの知見が得られてきた。特に神経細胞の形態やその微構造などが次第に明らかになってきた結果、神経系に関する機能や解剖学的知見の違いなどが大きな争点となった。これらの論争を通じてニューロンやシナプスという概念が、20世紀になってから生理学、薬理学、解剖学などの多くの分野の知見を総合してしだいに形成されてきた。

14.1　顕微鏡導入による神経細胞の微小スケールでの観察
14.1.1　初期の顕微鏡による神経細胞の観察
　17世紀を通して光学顕微鏡の発達は進み、1665年に英国のロバート・フック (Robert Hooke, 1635-1703) によって『ミクログラフィア』(*Micrographia*, 1984) が書かれた [1]。さらにオランダの織物商であったアントニ・ファン・レーウェンフック (Antonie van Leeuwenhoek, 1632-1723) は赤血球、精子（1677年発見）、バクテリアなどを観察し1680年英国の王立協会の会員になっている。彼は画家のフェルメールの遺産管財人でもあった。しかし光学顕微鏡の解像度は続く150年間ほとんど50×を越えることはなく、また初期のこれらの顕微鏡は色収差などが改善されていなかったので画像の質が劣っていた。従って、19世紀初期には顕微鏡観察は衰退していた。例えば、フランスの生物学者にして組織学と病理学の創設者の一人とみなされているフランソワ・クサヴィエ・ビシャ (François Xavier Bichat, 1771-1802) でさえも、最も信頼できる観察は裸眼によるものであると主張していた。19世紀初頭まで大多数の生理学者は彼の考えに賛同していた。しかし、1826

年に英国のワイン商でアマチュアの科学者であったジョセフ・リスター (Joseph Jackson Lister, 1786-1869：著名な外科医 Joseph Lister の父親にあたる）によって色収差を補正したレンズ (achromatic lens) が発明された。彼は異なるガラスで数枚の補正レンズを組み合わせて顕微鏡を自作して画像の改良を行った。さらに油浸対物レンズの技術などと相まって最終的に倍率は 600 ×にまで達し、光学顕微鏡の拡大率の限界値近くまで向上した。さらに生物組織を強固にして長持ちさせる技術もアルコールやその他の固定材の使用で導入され、カナダバルサムはスライド・グラス標本の作製を可能にした。またコチニール系色素（カルミン：carmine）やヘマトキシリン (haematoxylin) などの色素によって標本内の異なる組織を染色する技術が開発され、顕微鏡による観察は信頼性を勝ち得た。

14.1.2　解剖学者プルキンエの業績

この進歩した顕微鏡を生物標本に応用したのはボヘミア（現在のチェコ共和国）出身で 1787 年生まれのヤン・エヴァンゲリスタ・プルキンエ (Jan Evangelista Purkinje, 1787-1869) である。彼はガルバーニの 50 年後に生まれている。1832 年にウィーンの顕微鏡メーカー、ジーモン・プレスル (Simon Plössl) から新しい性能の顕微鏡を特注でつくらせたものを受け取り、1833 年、1834 年、1836 年にそれぞれ汗腺、胚性細胞の繊毛運動、膵液のタンパク質分解作用などを観察した。1839 年には研究と教育のための建物を大学から与えられた。ここにはおそらく世界で初めて顕微鏡用の標本を作製するためのミクロトームが備えられていた。これらの装置を利用して、プルキンエは脳へとその研究対象を向け、小脳のプルキンエ細胞を 1836 年にスケッチし、1837 年には黒質、青斑核、下オリーブ核、視床、海馬などの細胞を記述した。また彼は脳組織の小球 (globule) と線維 (fiber) とを観察し、灰白質に位置する小球は、エネルギーを作り出し、線維はこのエネルギーを送るケーブルとして働いていると考えた。ただし、この時点ではこれら二つは分離していると考えていた。また電流が線維を通して全身の筋肉へ送られ、

近くの線維を通って脳へと戻ってくると考えた。現代の知識からみると間違っているが、脳の細胞体を電気的なパワー源とみなし、線維を電信線とみなす考えは、当時としては、画期的であった。彼の博士号準備学生ローゼンタール (J. F. Rosenthal) が、神経線維を著す言葉として「axis cylinder」という語を 1839 年に使ったが、この語は 19 世紀を通じて広く使われ、1896 年にはケリカー (Kölliker) によって「axon」という現代語になった[2]。

また植物組織と同様に動物組織の大部分も細胞によって構成されていることが顕微鏡で観察したテオドール・シュワン (Theodor Ambrose Hubert Schwann, 1810 -1882) によって 1839 年の論文で提唱された。彼は、最初ベルリン大学のミュラーの研究室にいたが、その後、ベルギーのルーヴァン大学、さらにリエージュ大学へと移動した。

14.1.3　神経細胞が単一細胞か否かの論争

ミュラーの学生であったユダヤ系のロベルト・レーマク (Robert Remak, 1815-1865) は、1836 年から顕微鏡によってミエリン・シースやこれらの間の隙間を観察した。この隙間は 35 年後の 1871 年にフランスの医師・解剖学者・病理学者であるルイ‐アントワーヌ・ランヴィエ (Louis-Antoine Ranvier, 1835-1922) によって今日よばれている"ランヴィエ絞輪"として正確に定義された。このランヴィエは当時パリのコレージュ・ド・フランスの教授であり、ベルナールの弟子であった。レーマクは、さらに 1838 年には脊髄の胚発生を観察しているときに、細胞体と軸索は分離している組織ではなく、一体となっていることを見出した。これによって、細胞体と神経線維が一つのユニットとして機能しているということを最初に示した。これらの業績にもかかわらず、彼はユダヤ人であったことから宗教的及び政治的差別を受け、大学内に自分の教室を持つことはできなかった。

生物が細胞という基本的な単位で構成されているという説は、1830 年代までに広く受け入れられていたが、神経系はこの例外であると考えられていた。この結果、二つの研究グループがこの構造をめぐって対

立していた。一つ目は、細胞体と神経線維が一体となって神経系を構成しているとするレーマクのグループで、もう一つは、細胞体と線維は別の構成要素であるとする前述のプルキンエの学生であったガブリエル・ヴァレンティン (Gabriel Valentin, 1810-1883) のグループである。

スイス人の解剖学者アルベルト・フォン・ケリカー (Albert von Kölliker, 1817-1905) は 1841 年に学生として大きな発見をし、またその 4 年後には、彼の医学博士の論文の中で、細胞分裂に先立っていつも細胞核の分裂が起こることを示した。その後バヴァリア (Bavaria) のヴルツブルグ大学 (University of Würzburg) の教授の地位に 1847 年から 55 年間留まり多くの業績をあげた。著書として『人体病理学』(1852 年)、『顕微鏡的解剖学』(1854 年) などを著した。また 1840 年代から神経系にも興味を示し、レーマクと同様に、脊髄内の細胞体から神経線維が始まっているとする観察結果を報告した。そのほかにも軸索の初節とそれがミエリン化されていることなどを最初に報告した。これらの一連の仕事から、レーマクではなく、ケリカーが神経細胞は独立した存在であることを最初に報告した人物とされている。

さらに彼は、細胞の外膜が細胞内液を含んでいるばかりではなく、神経細胞が構造上の特徴（軸索シリンダー）を持っていることも示し、神経細胞が単一のユニットであることを示唆した。しかし、これは、軸索シリンダーと細胞体が異なる単位の構造であるとするヴァレンティンのグループを説得することはできなかった。さらに状況を複雑にしていたのは、軸索シリンダーを取り囲んでいたミエリンが、神経細胞自体から発生しているのではなく、外側にある別の細胞組織に由来するという事実であった。また、彼は、軸索シリンダーの末端が他の神経細胞と融合しているのか、あるいは離れているのか判定できなかった。彼自身は、この問題が解決できるものであるかどうか懐疑的であった。

14.1.4　ダイテルスの業績

ケリカーは、1853 年に神経細胞の最初の正確な図を描いた。しかしこれらの図は 1860 年代にドイツのエルランゲン大学 (University of Erlangen) の解剖学者ジョセフ・フォン・ゲルラッハ (Joseph von Gerlach, 1820-1896) による染色液と染色法の偶然の発見でさらに改善された。彼の改良したカルミン (carmin) を利用した染色法は、神経染色の現代の方法へと通じる基礎を築いた（265 頁参照）。

　この新しい染色法を活用したのは、ボン大学 (University of Bonn) のオットー・ダイテルス (Otto Deiters, 1834-1863) であった。彼はカルミンを利用した染色法を 1860 年ごろ始め、仔牛脊髄の前角からの投射神経の染色を行い、染色した神経細胞を極細のニードルで切り出し、周辺の組織を取り除いた。これを 300-400 × の倍率で観察した。これによって、一個の神経ユニットが初めて顕微鏡観察のために分離された。細胞体とミエリンで覆われた軸索シリンダーとともに、細胞体の周りを覆っている無数の小さい突起を見つけた。彼はこれを「protoplasmic prolongations」と命名したが、これはまぎれもなく樹状突起であった。ダイテルスは、最初に軸索と樹状突起を明確に区別した最初の解剖学者となった。彼は引き続き"橋"、"下オリーブ核"、"脳室周囲灰白質 periventricular gray substance"を染色し、初めてアストロサイトを顕微鏡で観察し描いた。延髄を複数のスライス標本にし、染色することでこの領域の核と神経走行を調べた結果、延髄は脊髄よりさらに複雑な神経構造をしていることを明らかにした。残念なことに 29 歳で亡くなったので、多くの未発表の草稿を残したが、これらは 1865 年にドイツの解剖学者マックス・ヨハン・ジクムント・シュルツ (Max Johann Sigismund Schultze, 1825-1874) によって印刷刊行された。また美しい画像を残し、さらに脳幹の二つの重要な構造である"脳幹網様体"と"ダイテルス核"を記載した。

　これらのダイテルスの描いた神経系の図から、ケリカー（とレーマク）のグループが支持する神経が独立した細胞であるとする説に有力な証拠を提出することとなった。しかし、この時点では、まだ神経系が独立した神経細胞の集合であるか、あるいは網状につながった連続した構造であるかの結論は得られていなかった。当時、網状説を推していた影響力のある解剖学者は、前述のゲルラッハで、彼は無脊椎動物までも含む

多くの動物標本と複数の染色方法を駆使して、網状説を支持する考えに至り、当時の大部分の解剖学者の支持を得るまでになっていた。細胞説を支持していたケリカーでさえも、1867年に出版した書籍（*Handbuck*の第5版）で、感覚神経と運動神経が脊髄の灰白質内で連続したネットワークを形成して統合している図を描いている。

14.2　神経細胞をめぐる論争

　この神経細胞が個別の細胞として独立した存在（ニューロン説）であるか、あるいは連続した一つの組織（網状説）であるかは、その後1970年代ごろまで約100年間続く大きな論争となった。この論争において、ゴルジ染色法として知られるニューロンの染色方法を1873年に開発したイタリアのゴルジ (Camillo Golgi, 1843~1926) は網状説を主張した。彼は、パヴィア大学 (University of Pavia) を卒業後、精神病の病理学的原因に関する論文を22歳の時に書いて医学部を卒業した。その後ミラノ近郊のアビアテグラッソ (Abbiategrasso) の不治の病人を収容している病院に精神科の医師として勤務した。ここで、病院付属のアパートのキッチンを実験室として使用していた。このとき偶然からゴルジ染色法を発見し、以後1874年に小脳、1875年に嗅球、1881年に脊髄、1883年に海馬をそれぞれこの方法で染色した。さらに軸索が一本ではなく数本の枝に分かれていることなども最初に発見した。

　一方、ニューロン説を唱える代表的な人物として知られているスペインの解剖学者カハール (Santiago Ramón y Cajal, 1852~1934) は、このゴルジの開発した染色方法を用いて多くの中枢神経系部位のニューロンを染色し記録観察した。さらに彼は、一個の神経細胞において情報が樹状突起から細胞体を経て軸索へと一方向へ流れているとした。科学において辺境の地であるスペインから世界的な研究者のグループへカハールを紹介したのは、ドイツ、ヴルツブルグ大学の解剖学者であり組織学者のケリカーであった。

　このニューロン説を支持する研究として、特異な位置にあるのは、ノルウェーの探検家にして海洋生物学者でもあったフリチョフ・ナンセン

(Fridtjof Nansen, 1861-1930) である。彼はベルゲンの動物博物館（ノルウェーの北極海に生息する海洋生物のコレクションを所蔵する）の学芸員となった際、博士号を取得する目的でゴルジ染色法を用いて、単純で比較的大きなニューロンを持つ海洋生物の神経系の構成を研究した。100枚以上の図を含む彼の論文は1887年に印刷され、樹状突起や軸索の融合は見られない単一の細胞であることを明らかにしている。

1894年にカハールは、彼と同時代の英国、オックスフォード大学の生理学者チャールズ・シェリントン(Charles S. Sherrington, 1857~1952) の招きによってロンドン王立協会でクルーニアン・レクチャーをおこなった。当時シェリントンは脊髄反射のメカニズムを研究しており、神経線維の正確な走行とそれらの接続に関心を抱いていた。さらに脊髄内での情報伝達の流れを追っているうちに、神経系は独立の分離した神経細胞によって構成されており、神経線維は互に融合してはいないと確信していた。カハールはこのときロンドンまで赴き、シェリントンの自宅に滞在した。そこで二人は良い友人関係になった。この件から3年後の1897年に出版されたマイケル・フォスター(Michael Forster, 1836-1907) 編集の *Textbook of Physiology* のPart III で、シェリントンが「シナプス(synapse)」という言葉を初めて使い、これが以後定着した。彼はこの中で、シナプスが不連続でニューロンが機能単位であることを、その種々の生理学的機能面から推測していた。

1950年代に入り電子顕微鏡の技術が、神経組織の観察に導入されるようになり、隣接しているニューロンの間に数百オングストロームのギャップが存在することが示され、これらの論争にようやく終止符が打たれることとなった。しかし、この結論に至るまで多くの論争があった。

14.3 神経細胞とシナプス伝達をめぐるさらなる論争

この論争とは別に、この神経細胞の繋ぎ目において、情報が電気的に伝達されているのか化学的に伝達されているのかに関する論争も行われた。

19世紀の中ごろまでには、ある種の薬物が神経系に直接作用するこ

とが次第に明らかになってきた。この考えは、前述のベルナールの実験によってより強固な説となっていった。1844年にベルナールは、南アメリカからもたらされた毒薬のクラーレが塗ってある2本の矢を贈られた。この毒は、21世紀の現在でもまだアマゾンの原住民の間では吹き矢で小動物を捕獲するための手段として用いられている。当時、彼はコレージュ・ドゥ・フランスのマジャンディの研究室で無給の助手として働いていた。この毒は、筋肉を麻痺させ、数分後には、呼吸困難に陥らせる。しかし、この毒はすぐに胃と消化系へと移動するので、この道具で取った獲物は食べることができた。

　この毒は、詩人であり探検家であったイギリス人ウォルター・ローリー卿 (Sir Walter Raleigh, 1552-1618) が、オリノコ川の上流へ探検した際に発見して以来、ヨーロッパでは関心を引いていた。しかし、それにもかかわらず、ようやく1745年になって、フランス人地理学者のシャルル・マリー・ド・ラ・コンダミーヌ (Charles Marie de La Condamine, 1701-1774) が10年間のアマゾン探検後、クラーレを含む黒いピッチを持ち帰り、ニワトリを使った実験をライデン大学で行い、その致命的な効果について示した。

　二本の毒矢を贈られたベルナールは、その効果を調べるために、ウサギの大腿筋にこの矢の毒を投与し、その経過を観察し、動物が麻痺を起こして死亡することを確認した。この効果をさらに詳しく調べるために、その後6年間にわたる実験的検証をおこなった。最初に、この毒が効力を発するためには、血流内に入ることが必要であることを突き止めた。さらに発作や痛みを伴わずに呼吸困難に落ちて死亡することを見出した。ただし、このとき、呼吸が止まっても心臓は鼓動し続けることを観察した。実際、クラーレを処置された動物は、呼吸困難に陥っても毒が体外にでるまで人工呼吸を続けると、動物は死亡しないことを発見した (p. 230 参照)。

　ベルナールはさらに筋肉が麻痺を起こすメカニズムを知るために、クラーレで前処理を施した筋肉を坐骨神経が接続した状態で取り出し、この神経を刺激しても筋肉の収縮が起こらないことを示した。しかし、筋

肉を直接刺激すると収縮は起こった。さらに別の実験では、坐骨神経と筋肉の接合部位をクラーレが含まれている溶液から外に出しておき、神経部分はこの溶液に浸して、同様に刺激実験をおこなった。この実験で、筋肉は激しく痙攣した。しかし、この神経と筋肉の接合部位をクラーレに浸して、刺激実験をおこなってみると、筋肉の痙攣や収縮は観察されなかった。これらの一連の実験から、ベルナールは、クラーレは神経筋接合部に作用していると結論した。

　また別の実験によって感覚神経の刺激では、その効果がないことから、神経から筋肉へ到達するメッセージを遮断するが、感覚神経を介して脊髄へと送られる情報は、遮断されないことを示した。以上のようにして、ベルナールはクラーレの作用する部位を特定した。

　ここで出てきた神経筋接合部は、ドイツ生まれの生理学者でオランダのアムステルダム大学、ついで祖国ハイデルベルク大学でヘルムホルツの後任の教授職になったウイルヘルム・キューネ (Wilhelm Kühne, 1837-1900) によって詳しい記述がなされた。しかしながら、彼はこの部位で神経と筋肉が融合しているのか、あるいは、近接しているのかは明確にすることはできなかった。このキューネは、パリ大学のベルナールやベルリン大学のデュ・ボア・レーモンなど一流の生理学者のもとでも研究を行った。

　一方、ベルナールの研究は、この部位が薬物効果の重要な作用点になっていることを示唆していた。さらに、彼は、神経に沿った情報伝達がこの神経の末端部位で麻酔的な効果によって遮断されているという考えに傾いていた。しかしながら、彼の弟子のサルペトリエール病院でシャルコーの同僚であったフランス人神経学者ヴュルピアン (Vulpīan) は、神経末端とは異なるもう一方の部位、すなわち筋肉の側でクラーレの遮断作用が起こっていることを1875年に提唱した。このヴュルピアンの考えは、1886年にキューネが、神経筋接合部のさらに詳細な研究を行い、神経末端と終板の間のシナプス間隙 (synaptic cleft) の存在を観察してから、より有力になった。このキューネによる神経筋接合部がシナプスであるとの発見は、1888年のロンドン王立協会の伝統ある講演クルー

第 14 章　ニューロンとシナプスの生理学と脳機能

ニアン・レクチャーで発表された。

　このクルーニアン・レクチャーを行った主な神経学者として、1862 年、1864 年、1894 年、1897 年、1906 年、1919 年、1926 年、1957 年、1961 年、1967 年に、それぞれケリカー (Albert Kölliker)、ヘルムホルツ (Hermann Helmholtz)、カハール (Santiago Ramon y Cajal)、シェリントン (Charles S. Sherrington)、ラングレイ (John Newport Langley)、デール (Henry Hallett Dale)、ヒル (Archibald Vivian Hill)、ホジキン (Alan Lloyd Hodgkin)、カッツ (Bernard Katz)、ハクスリ (Andrew Fielding Huxley) などが名を連ねている。日本人では、江橋節郎博士が 1979 年に筋肉収縮の制御機構に関する講演を行った。

　キューネの神経筋接合部の詳細な報告は、この部位における情報伝達に関して多くの研究を生み出した。例えば、彼は、神経線維と筋肉の近接した接触部位を仮定し、前者から後者へと向かって電気信号がシナプスを介して伝達するとした。しかし、化学伝達の可能性も排除されてはいなかった。実際キューネより 10 年ほど前に、デュ・ボア・レーモンは、電気シナプスと化学シナプスの両方の可能性について 1877 年の神経と筋肉についての 2 巻の著書の中で言及している。ただし、彼は、化学伝達物質の候補として、乳酸とアンモニアを示唆しており、この点は、推測にすぎなかった。

　オックスフォード大学のシェリントンが脊髄反射の生理学的研究に没頭している時期、英国、ケンブリッジ大学 (Cambridge University) のマイケル・フォスター (Michael Foster, 1836~1907) の研究室でシェリントンの同僚であったジョン・ラングレイ (John N. Langley, 852~1914) が新しい概念を提案した。すなわち、彼は上頸神経節をつかった実験を行い「receptive substance」という概念を 1905 年に最初に導入した。また、生体電気信号の伝達に化学物質が重要な役割を果たしていることをオーストリアのオットー・レーヴィ (Otto Loewi, 1873-1961) が、カエルの心臓を使った実験によって 1921 年に証明した。さらにこの物質はアセチルコリンであることが、英国、ウェルカム生理学研究所

(Wellcome Physiological Institute) のヘンリー・デール (Henry Hallett Dale, 1875-1968) らによって示され、1936 年にデール、ウイルヘルム・フェルドベルグ (Wilhelm Feldberg, 1900~1993)、マーテ・フォークト (Marthe Vogt, 1903-2003) によって神経筋接合部において運動神経末端からアセチルコリンが放出されていることが示された。薬理学者であるこのデールを中心とするグループの一連の研究によりシナプス伝達は化学的であることが次第に認められていった[3]。

　しかし、1930 年代から 1950 年ごろまでオーストラリア出身の生理学者エクルズを中心としたグループは、中枢神経系のシナプスが電気シナプスであると主張し、化学シナプスを提唱するグループとの間で激しい論争（soup か sparks であるか？）を巻き起こした。彼は、迷走神経と心臓の間では化学伝達が行われているが、それは例外で、神経と筋肉の接合部や脳の中でのシナプスでの情報伝達は電気的であるとの考えを示した。その理由として、化学伝達は情報伝達が遅いので、これらの部位では電気信号による速い伝達が利用され、アセチルコリンは、電気刺激に対する筋肉の興奮性を上げるなどの二次的な役割しか果たしていないとの考えを提唱していた。

　エクルズは、オーストラリア、メルボルンの大学を卒業し、1902 年に設立された世界最古の国際的奨学金と言われているローズ奨学金 (Rhodes Scholarship) を得て、1928 年にオックスフォード大学のシェリントンのもとへと留学し、ここで 1929 年に Ph.D を取得した。その後、オックスフォード大学で研究を続けた後、1937 年にシドニーで新しく設立された兼松（カネマツ）研究所の臨床病理学部門の責任者としてオーストラリアに戻った。

　1944 年には、ニュージーランドのオタゴ大学へ移り、中枢神経系の細胞へ先端の直径が約 0.5μm 程度のガラスの電極を刺入して安定な電位記録に成功した。この実験方法を利用して、麻酔下のネコ脊髄内のニューロンから細胞内記録によりニューロンの性質を調べた。このとき彼は、大腿四頭筋に神経接続している運動神経細胞に焦点を絞って実験を行った。この運動ニューロンは、シェリントンによれば、この筋肉の筋紡錘

から感覚神経のフィードバックを受けているという知見が得られていたためである。エクルズがこの感覚神経に弱い刺激を与えると、運動ニューロン内から興奮性シナプス後電位 (Excitatory Post-synaptic Potential : EPSP) が記録された。さらに1952年には、大腿四頭筋と反対の膝窩（ひかがみ）筋の筋紡錘から出ている感覚神経を刺激して、抑制性シナプス後電位 (Inhibitory Post-synaptic Potential : IPSP) を大腿四頭筋の運動ニューロンから記録した。従って、同一の運動ニューロンへ興奮性と抑制性という異なる感覚神経の入力がシナプス結合をしていることを示しており、エクルズの主張していた電気シナプス説を覆す実験結果であった。すなわち、唯一の可能な説明はこれらのシナプス伝達が化学的に行われているということを示していた。これによって、エクルズは、自らの実験的発見に基づいて、歴史上でも最も大きな転向を行い、化学シナプスの存在を認めた。

さらに、英国、ユニバーシティ・カレッジ・ロンドン (University College London) のバーナード・カッツ (Bernard Katz, 1911~2003) を中心としたグループの一連の電気生理学的実験によって、シナプスは化学伝達であると結論されるに至った。このときエクルズは、今までの主張を突然変更し、以後化学説を主張するようになったとカッツは後年述懐している。このエクルズの転向から、脳における化学シナプスに対する興味も注目の的になり、ノルエピネフリンやアセチルコリンが神経伝達物質として脳内で発見された。しかし、一部のシナプス（甲殻類などの無脊椎動物の巨大神経線維や脊椎動物の一部の例外など）では、約2 nmほどの隙間をもつ電気シナプスが存在することも知られている。

14.4 近代的神経生理学の始まり

スコットランド生まれのウイリアム・シャーペイ (William Sharpey, 1802-1880) は、エディンバラ大学医学部を卒業後、ヨーロッパ諸国の研究室を徒歩で歴訪し、帰国後、1836年にユニヴァーシティ・カレッジ・ロンドン (UCL) の生理学教室の教授となった。彼はヨーロッパを訪問して実感した英国の生理学分野での遅れを取り戻すために本格的に

英国生理学の教育に取り組んだ初期の研究者である。マイケル・フォスター (Michael Foster, 1836-1907) は、UCL を卒業後、UCL の教授となるが、英国の生理学を推進する目的で、ケンブリッジ大学の生理学教室に新しく作られた講師 (Lecturer) の地位に着いた。このとき彼を推薦したのは、ダーウィンの進化論を強力に擁護して「ダーウィンのブルドッグ」とよばれたトーマス・ヘンリー・ハクスリ (Thomas Henry Huxley, 1825-1895) である。その後、フォスターはケンブリッジ大学の教授となり、生理学で最も権威ある雑誌とされた *Journal of Physiology* を 1878 年に創刊するなど英国におけるその後の生理学発展の礎を築いた[4]。

1903 年以後、フォスターからケンブリッジ大学の教授職を引き継ぎ、さらに学科長を引き継いだのが、ラングレイ (John Newport Rangley, 1852-1925) であり、彼は、1893-1925 年にかけて *Journal of Physiology* の編集を引き継ぎ発展させた。シェリントン が 1926 年に編集長となり同紙を発展させた。

神経興奮に伴う生化学的変化についても、米国のウォーレス・フェン (Wallace O. Fenn, 1893-1971) によってカエルの座骨神経標本で O_2 の消費量が増加することが 1927 年に報告され[5]、同年英国のジェラード (R. W. Gerard) によって、神経の代謝に関する研究報告が同じカエルの座骨神経を標本としてなされた[6]。また、神経興奮に伴う熱測定に関しては、アーチボルド・ヴィヴィアン・ヒル (Archibald Vivian Hill, 1886-1977) によって、1912 年の論文では発熱はないとされたが[7]、その後 1926 年には、ダウイング (A. C. Dowing)、ジェラード、ヒルによって、神経活動に伴い発熱があるとの論文が発表された[8]。

14.5　バーナード・カッツの人と業績

前節において化学シナプスの存在を電気生理学的に確定させたカッツについて、その業績を中心にさらに詳細に概観する。この化学シナプスと電気シナプスの論争に関してカッツの弟子であり UCL のスチュアート・カルカンディ (Stuart Cull-Candy) とドナルド・ジェンキンソン (Donald Jenkinson) によって 2003 年に *Nature* 誌に掲載されたカッツへ

第14章 ニューロンとシナプスの生理学と脳機能

の追悼文の中の一節を以下に引用する。

「続く2年間、エクルズとカッツとクフラーは、神経筋接合部での伝達について一緒に研究を行った。ランドマークとなる論文を書き、またお互いに一生続くことになる友情をその時育んだ。そのころ既に、神経と筋接合部間のギャップを神経インパルスがジャンプするか否か、あるいはヘンリー・デールとその共同研究者が提唱していたようにシナプス伝達は化学伝達物質（アセチルコリン）の放出によって仲介されているか否かの論争は、激しくなっていた。デールの考えは受け入れられつつあったが、エクルズはかねてから熱心に電気的伝達を主張していた。カッツはエクルズ家の庭の芝刈りを手伝っていたときのちょっとしたアクシデントについて話すのが好きだった。それは、非常に厄介なことに、カッツは誤って電動式の芝刈り機の電気コードを切断してしまい、あやうく大けがしそうになった。エクルズは、石油エンジン式の芝刈り機に取り換えた。BK（バーナード・カッツ）は、このときがまさしくエクルズを電気的伝達から化学的伝達へと転向させた時だと眼を輝かせながら話した。」（小島訳）

「For the next two years, Eccles, Katz and Kuffler worked together on transmission at the neuromuscular junction, producing landmark papers and forming friendships that were to be last a life time. At that time, an argument still raged as to whether the nerve impulse "jumped the gap" at the nerve-muscular junction, or whether synaptic transmission was mediated by the release of a chemical messenger (acetylcholine, ACh) as proposed by Henry Dale and his colleagues. Although Dale's ideas were gaining acceptance, Eccles continued for some time to argue strenuously in favor of electrical transmission. BK liked to tell of an incident while helping Eccles to mow his lawn. To his great embarrassment, BK cut through the power cable to the electrically driven mower, narrowly escaping serious injury. Eccles exchanged the mower for a petrol-driven equivalent. BK would say (with a twinkle) that this was, in fact, the exact moment he converted Eccles "electrical" to "chemical" transmission.」[9]

　カッツは、1911年ドイツのライプチヒでロシア系ユダヤ人の家系の毛皮商人の息子として生まれた。地元のライプチヒ大学医学部を卒業した。ライプチヒ大学は1409年にマイセン辺境伯フリードリッヒ4世が設立した大学で約600年以上にわたり現代まで途切れることなく続いているドイツでは二番目に古い大学として知られている（ドイツで一番古い大学はハイデルベルグ大学である）。数学者・哲学者のライプニッツ (Leipniz)、文豪ゲーテ (Goethe)、哲学者ニーチェ (Nietzsche) など多くの著名人がここで学んだ。日本人では、池田菊苗 (1864-1936)、朝永振一郎 (1906-1979) などが学んでいる。さらにこの大学には、生理学者であるカール・ルードウィッヒ (Carl F. W. Ludwig, 1816-1895) が1865年に設立した生理学研究所があり、ロシアからパブロフ、イギリスからスターリングなどが留学して研究を行った。

　カッツは医学部を卒業後、臨床のコースへ進む前からすでに神経生理学へ興味を示していた。当時神経生理学の研究としてカエルの坐骨神経と腓骨筋の標本を利用して筋の伸長にともなう膜の電気抵抗の変化を調べていた。また彼はユダヤ人であり、学生のころからシオニスト運動の会員であった。しかしながら、ドイツが第二次世界大戦へと向かっていくにつれてナチス・ドイツはユダヤ人を排斥し始め、その結果、彼はドイツを去る決心をした。ここで彼には2つのオプションがあり、パレスチナのユダヤ人居住地へ行くか、英国へ行くか迷っていた。英国行を考えた理由は、1933年の *Nature* 誌に掲載されたヒル (A.V. Hill, 1902年にノーベル賞受賞) によるトマス・ハクスリ記念講演の内容を読み、ヒルの研究に鼓舞されていたからである。

　1935年の2月にカッツはロンドンへやってきたが、この時彼のポケットには4ポンドの所持金しかなく、また国籍も取得していなかった。今風に表現すればそのときのカッツは難民としてロンドンに流れ着

いた。彼はアポイントもとらず University College London の生理学教室のヒルの教室を突然訪ねた。この時、ヒルはカッツにインスピレーションを感じ、助手として月給 50 ポンドで採用した。それ以来ヒルとカッツは互いを尊敬し生涯の友人となった。カッツは、ヒルを尊敬し、以下の様に述べている。

「私が知っている限り、生まれながらにして最も高潔な人格の人であり………科学と人間的な行いについて私が最も多くを学んだ人である。」（小島訳）

「The most natural upright man I have ever known………the person from whom I have learned more than anybody else, about science and about human conduct.」

カッツは、ここで多くの著名な神経学者と会うことができ、ホジキンともその当時プリマスで知り合った[10]。1938 年 3 月までにこのヒルのもとでカッツは Ph.D を取得した。この時のテーマは、活動電位発生前の局所電位の解析であった。同時に生物医学部門の若手研究者に与えられる奨学金である Beit fellowship を授与された。この後の 1938 年に、カッツは、オーストラリアに帰国してシドニーの兼松病理学研究所にいたエクルズのもとへ移動した。ここでカッツは、同じようにエクルズの研究室にウィーンから来ていたスティーヴン・クフラー (Stephen Kuffler, 1913-1980) といっしょに仕事をすることになった。この三人の友情はその後一生続いた。このとき発表された論文は、重要な論文となった。クフラーは、その後米国へ移動し、ハーバード大学に世界で最初の神経生物学教室を設立した[11]。

この後、第 2 次世界大戦が勃発し、日本軍の参戦と共に 1941 年カッツはエクルズの研究室を去って軍隊に入隊し、パプア・ニューギニアで無線将校として対日戦に参戦した。1945 年に戦争が終結し 1946 年に

カッツは、UCLのヒルから生物物理学ユニット (Biophysical Unit) の副主任 (assistant director) 及びヘンリー・ヘッド・フェロー (Henry Head Fellows) として着任するように招聘された。このヒルの招待を受け、彼はUCLへ戻り新しい電気生理学の研究室を立ち上げた。ここでまずカニの単一神経線維をもちいてその局所反応を調べ筋線維膜の電気的特性を明らかにした[12]。
　さらに1949年にホジキンとプリマスの海洋生物学協会 (Marine Biological Association) で活動電位発生に伴うナトリウムイオンに関する実験を行い有名な論文を発表した[13][14]。
　その後、ヒルの引退に伴いカッツはUCLの生物物理学ユニットのディレクターとなった。これ以降、カッツはポール・ファット (Paul Fatt)、ホセ・デル・カスティロ (Jose del Castillo)、スティーヴン・テスレフ (Stephen Thesleff)、リカルド・ミレディ (Ricaldo Miledi) などの優秀な共同研究者と共にシナプスの生理学を確立させていった。特にミレディとの共同研究は、25年間にわたる。

　カッツの仕事は、大まかに分けて六つの仕事に分かれている。①1935年にロンドンについてからヒルのもとでPh.Dを取得し、1938年にオーストラリアのエクルズの研究室に移動するまでの初期の研究。②エクルズ、クフラーと共にオーストラリアで神経筋の標本を使って筋線維の電気的性質を調べた研究。③ヒルの要請で第2次大戦後UCLに戻り、プリマスでホジキンと共にヤリイカの巨大軸索を利用して活動電位のピークにナトリウムイオンが関与していることを示した研究。④ファットと共に神経筋接合部の終板電位の性質を調べた研究。この時期に自発性微小終板電位を発見している[15][16][17]。⑤デル・カスティロと共にシナプスの量子仮説を提唱した研究及びシナプス後部でのメカニズムに関する研究[18]。⑥ミレディと共にシナプス前機構に関して研究した時期[19]。特にシナプス伝達におけるカルシウムイオンの役割を提唱した。
　1950年にファットと共に偶然見つけた終板から放出されるシナプス

第 14 章　ニューロンとシナプスの生理学と脳機能

小胞の開口放出にともなう骨格筋の終板付近からの自発的な電気活動の記録と、その後のデル・カスティロと共に発展させた微小終板電位実験とその解析は、シナプスの化学伝達を直接示す重要な研究となった。またその当時発見された電子顕微鏡によるシナプス小胞は、彼らの量子仮説を裏付ける証拠となった。1957 年に彼らは、「受容体の活性化」と「受容体とアゴニストの結合」は、同義 (synonymous) ではなく、二段階モデルを立てた（第一段階：アゴニストと受容体の結合、第二段階：アゴニストと受容体の複合体の構造変化）。

1960 年代に入ってカッツとミレディは、シナプス末端からの神経伝達物質の放出にカルシウムイオンが重要であることを示す一連の実験を行った。特にヤリイカの巨大神経節を利用してシナプス前部と後部の同時記録を行った[19]。

1970 年代に入るとアセチルコリン・ノイズに関する実験を行った。

またあまり一般には知られていないが、1936 年にオックスフォード大学出版会から *Electric Excitation of Nerve* という 151 ページほどの書籍を刊行している[20]。

最後に、筆者の一人（小島比呂志）が若い時代に UCL の薬理学教室で 4 年間研究生活を送った際、何度も大学内でカッツを見かけたことがある。彼は当時（1990 年前後）すでに現役を退いていたが、週に何度かは定期的に大学を訪れ、重要なセミナーなどがあると必ず出席していた。食堂でも、ほとんどいつも一人で食事をしており、三角形のパックに入ったサンドイッチとオレンジ一個というような質素なランチをとっていたのが印象的であった。また、筆者が当時所属していた研究室の教授デビッド・コフーン (David Colquhoun) と実験室で談笑していたとき、カッツがコフーンを偶然訪ねてきたことがあった。筆者はたまたまその日はカメラを所持していたので、一枚写真を頼んだところ快く撮影に応じてくれたことが非常に印象に残っている。彼の飾らず、権威ぶらない態度を肌で感じることができた。

第 15 章　自由意志とリベットの研究

　今までの章で論じた脳の機能に関して、意識やクオリアの神経生理学的基盤を中心に考えてきたが、ヒトは「自由な意志」を持っていると一般には信じられている。すなわち、単純にヒトは自分の考えで自由に物事を選択し決定して、さらには行動できるという思いである。しかし、一方で人間も生物学的生き物であるから、身体も含めて脳も自然科学の法則に従っていると現代の多くの神経科学者は受けとめている。すなわち、デカルト（人の心は別であるが）やその後のラ・メトリらも考えたように生体系を機械論で説明することが可能になる。ただし、この場合、現代ではもう少し拡張した形での機械論を想定することになると考えられるが。

　しかし、もし人間の脳も含めてすべての生理学的機能が自然科学の法則に従っているとすれば、「自由意志」も自然科学の枠内で考えられることになる。するとこの自然科学がどのような性質を持つかが重要になってくる。すなわち、因果律に従う自然科学であれば、自由意志は本来存在しないことになってしまい、人の心はすべて宇宙の開闢以来すでに決定されてしまっていることになる。従って、「このような因果関係的な自然科学の法則は、自由意志の存在を認めるのか？」という問いが発生してくる。さらに推し進めて考えると自由意志を説明できる自然科学の法則は、非因果律な性質を具えているべきだということになる。これは難しい問題であり、自然科学の法則自体をもう一度この論点から見直す必要がある。

　すなわち、自由意志を許容する自然科学は、因果関係に従うか、そうではなく、非因果的であるか、という問いが次に浮上してくる。しかし、第 7 章 (7.4) でみたように、現代の自然科学は、少なくとも「自律的因

果関係」に従っている。一般に非決定論に従うと考えられている量子力学でも、系を記述する波動関数は決定論的である。その状態を実際に観測すると一義には決まらないという意味で量子力学（コペンハーゲン解釈の意味での）は非決定論であるが、この量子力学自体も因果律に従っている。このような議論において量子力学がこの種の議論に顔を出してきているが、自由意志との関連では的外れであろう。

現代アメリカの医師で生理学者のベンジャミン・リベット (Benjamin Libet, 1916-2007) は、1983年ごろから自由意志と脳の関係に大きな見直しをせまる重要な生理学的実験を行った。以下の節でこのリベットの実験について言及する。

15.1　リベットの実験とその影響

リベットは、「人の」意識とその脳内過程を研究する場合、動物実験の限界を指摘した。すなわち意識の研究を対象とした場合、被験者の意識にのぼった意図や感覚は当事者である被験者のみしか体験してこれを報告することができない。この被験者自身の報告と生理実験を組み合わせることによってのみ、意識の生理学的研究が可能になると主張している。このような点を念頭において、リベットの実験内容を以下に概観する[1][2][3]。

彼とその共同研究者が行った意識とその脳内の生理学過程に関する実験は大まかに分類すると以下の二種類に分けられる。(1) ヒトの被験者の頭頂葉に置いた電極から脳波 (EEG) 測定を行い、そこから記録される「準備電位」の発生と意識を伴う自発的行動の新たな関係を発見した。これを詳しく解析した結果、手首を曲げるなどの行為を行う意識的決定を意識の上で経験するのは、脳が実際に活動を始めてから約0.35秒後であることを示した。(2) サンフランシスコの生理学者であり外科医であったバートラム・ファインスタイン (Bertram Feinstein, 1914-1978) とともに脳外科の手術中に行った実験である。その内容を一言で示すと以下のようになる。意識が生じるまでに約0.5秒の脳活動が必要であり、さらに、意識は時間的な繰り上げ調節を行う。その結果、私たちは外界

からの刺激を、実際には刺激の 0.5 秒後に自覚するにもかかわらず、あたかも刺激の直後（約 0.02 秒後）であったかのように感じている。

15.2　準備電位と意識を伴う自発的行動の関係

最初に上記の (1) の実験について説明を加える。リベットは、ドイツのコルンフーバー (Kornhuber) とデーケ (Deecke) によって 1965 年に発見された実験に注目し、これからヒントを得て一連の実験をスタートさせた。コルンフーバーらの実験では、被験者の自発的な行動の前に頭頂部位から負の緩やかな電位変化が記録されることを示していた。この電位変化は被験者が自発的行動を始める約 800 ミリ秒以上前に起動することがわかっていた。彼らは、この電位変化を readiness potential（以下「RP：準備電位」と略）と命名した。リベットは、この 800 ミリ秒という時間が比較的長いことから、この脳の活動を示す電位変化の開始時間（RP の開始時間）と被験者が自発的な行動を開始しようと意識的な意図が現れる時点との間に時間的なずれがあるのではないかと推測した。すなわち「RP の開始時間」と「実際の行動開始時間」との間に「意識の意図が現れる時間」、別の言葉で表現すると、「意識的決定を意識の上で経験する時間」が存在すると考えた。

コルンフーバーらと同じように、実験者が手首を曲げるなどの自発的動作を行っているとき、脳の表面からの電気信号をリベットは記録した。彼の実験によると手首を動かすと被験者が決定を下す数 100 ミリ秒から電位変化が記録された。この電位変化はコーンフーバーらの記録した RP である。すなわち、ここでは三つの事象が次の順序で起こっていると推測される。

(1) RP が発生する。
(2) 被験者が行為の開始を意識する。
(3) 実際の行動が実行される。

この実験を受けてリベットは以下のように述べている。「脳が行為の開始を、あるいは少なくともその準備を"決める"のが先である。その

第 15 章　自由意志とリベットの研究

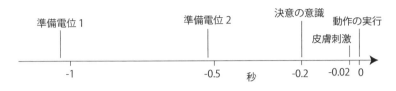

図 15.1　リベットの実験事象の時系列 [2]

後でそうした決意が生じたという報告可能で主観的な自覚が起こっていることが明らかである。さらに結論を言えば、本実験で調べたような自由意思による自発的行為でさえ、脳レベルでは無意識のうちに始動することが可能であり、実際に通常、始動している。」

またこの準備電位も実験のパラダイムをさらに工夫することで、二種類記録された。すなわち、手首を曲げる動作を「発作的に行う場合」と「事前に考えて行う場合」とでは RP に時間の差が出る。発作的に行う場合の RP を RP2（図 15.1. では準備電位 2 としている）とし、事前に考えて行う場合を RP1（図では準備電位 1 としている）と区別すると、RP1 は実際の行動より 1 秒近く前に発現してくるが、発作的に行動する場合はそれより短く 500 ミリ秒ほど前に発現する（図 15.1 参照）。

このリベットの実験では後の節とも関連する重要な二つのポイントがある。(1) 一つ目は、意識的決断を行うタイミングをどのようにして定量的に測定できるかという問題である。(2) この画期的な実験に対してリベット自身は独自の解釈を与えている。二つ目の問題は、この独自の解釈に関連して必然的に問題となる点である。彼の独自の解釈とは、「意志決定を自覚してから行為を行う直前までの約 200 ミリ秒の間に "行為を行う拒否権の発動" を行うことができ、この "拒否権の発動" が、脳で起こっている生理学的過程（ここでは、電気現象）に介入することができる」としている。この「行為を行う拒否権の発動」に伴う準備電位が、その行使以前に、ここでも測定されるのか、あるいは、測定され

ないのかという問題である。

　最初の問題 (1) に関して、リベットは時計の文字盤のような円形に移動する明るい輝点をもつオシロスコープの画面を利用した。被験者は、実験中この円盤状のオシロスコープの輝点を見つめながら実験を行う。そして、自分が動かしたいと思うタイミングで手首を曲げるという動作を行う。この時、被験者は、自分が手首を動かそうと意識してそれを決断したときの円盤状のオシロスコープ上の輝点の位置を記憶しておいて、これを実験後報告する。ここで、実際に手首が曲がり始めたときの筋電位の変化を記録しておいて、この客観的な手首曲げのタイミングと、被験者が自分で曲げ始めたと意識した主観的なタイミング（オシロスコープ上の記録していた輝点の位置）を比較した。この結果、被験者が、自分の手首が曲がり始めたと意識して報告を行った 80 ミリ秒後に実際に手首が動いていた。このコントロール実験によって、被験者は正確に主観的なタイミングを報告していることが明らかになった。

　二つ目の問題 (2) の「拒否権の発動」に先行する準備電位は測定されるか？　という点に関する疑問は、ローゼンタールによって出された。彼はこの疑問について以下のように表現している。「もし、神経による無意識の拒否の後で、意識を伴う拒否自体が起こるのではないという、独立した証拠がありさえすれば、おそらく矛盾もいくぶんか緩和すると思われる。」この点についてのリベットの反論は、次のようであった。「私はこの問題についてかなり詳細に分析し、実験的証拠によって、意識を伴う拒否は、拒否するという最終判断を下す事前の無意識のプロセスなしに起こるという考えと矛盾しないことを示した」。

　すなわち、この点についてもリベットは実験を行い、1999 年の論文で、「意識を伴う拒否に先行する準備電位は記録できなかった」と報告している。この点が、新しい心身二元論を復活させることができる重要なポイントとなった。

　さらにリベットの実験結果は、その後何度も追試が行われた。ドイツのジョン・ダイラン・ハインズ (John-Dylan Haynes) のグループは、非侵襲的脳イメージング技術による実験も行い、被験者が行動決定を自覚

する約7秒も前から脳の活動が既に始まっているとする結果を発表している。このように、リベットの基本的な結論は確認され支持されている[3]。

　このリベットの実験は発表当時大きな衝撃を持って受け取られ、その後、自由意志をめぐる大きな論議の契機となった。一般的に、この結果は、以下のように解釈されている。被験者が何らかの動作をしようと決定する直前からすでに脳内のニューロン集団の活動が始まっていることを示唆している。この解釈は、この実験以前に常識的に理解されていた神経生理学から予想される結果と明らかに矛盾している。一般にヒトがなにか動作をしようと決定して身体を動かす場合、まず決定に伴う電位変化が記録され、次に実際に身体を動作させるのに必要な筋肉を支配している脳の一次運動野からの電位変化が記録された後、ここで初めて身体が動くはずである。ところが、この実験では、ヒトが自ら運動を行おうという決定を自分でしたと意識している時間よりも先に、そのヒトが意識していないにもかかわらず、脳の活動が既に始まっている。これは常識に照らし合わせても明らかに矛盾している。従って、この議論を推し進めると、「意識」と「脳の神経活動」間の関係を再考する必要性にせまられた。

　ただし、意識は脳内の活動であると考えるならば、脳内の活動によって意識が生じるわけであるから、脳でRPが観察された後、意識を自覚するのが時間順序からして当然のようにも思える。逆に意識を自覚した後に、それに関連する脳活動を観察することができると仮定すると、これはエリザベートがデカルトに投げかけた疑問に立ち返ることになると考えられる。すなわち、意識というものが脳に働きかけた結果、脳での活動に対応する「電位変化」が、後から観察されることになる。従って、その相互作用はどのようにして行われるのかという疑問が残ることになる。すなわち、このリベットの実験結果は、デカルトの身体（この場合、脳）と精神とは別の実体であるとする考え（二元論）を否定していることになるのではないか。

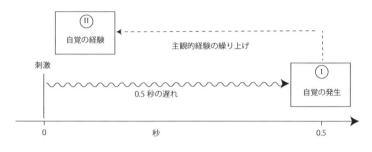

図 15.2 主観的経験の繰り上げ[4]

15.3 主観的経験の時間的な繰り上げ

次にファインスタイン医師らと行った (2) の実験では、患者の脳手術中に大脳皮質感覚野を電気刺激した。この刺激によって患者は感覚野の刺激された部位に対応する皮膚を刺激されていると自覚するが、この自覚が発生するためには約 0.5 秒間感覚皮質を刺激し続ける必要がある。さらに脳の感覚野ではなく、実際の皮膚の表面に刺激を与えると被験者は皮膚に実際に刺激を与えてから約 0.02 秒後に皮膚刺激を経験した。

実際に皮膚を刺激しながら脳波の測定を行うと誘発電位が記録される（図 15.3 上）。この場合、約 0.5 秒間誘発電位が続きその時点で皮膚が刺激されたという自覚が発生するが、皮膚刺激の経験をするのは、0.02 秒後であった。すなわち、あたかも皮膚刺激が始まったときのように経験される。またこの時、誘発電位が現れるのが、皮膚刺激の 0.02 秒後であった（図 15.3 参照）。このように主観的時間の繰り上げが起こり、意識の上での時間の移動が起こる。このような主観的時間のシフトが起こるのは、実際の感覚器官への刺激や生物学的に起こりうる皮膚への本物の刺激のみであり、開頭手術の際に行われたような大脳皮質などへの直接刺激などは現実にはありえない状況である。従って、手術時の刺激のような不自然な状況では、このような意識の繰り上げの対象とならない。この意識の繰り上げが起こっていることは、意識について考える場合、時間に関する通常の物理法則が適用できず、これを自動的に適用すると、間違いが起こることを示唆している（図 15.2, 図 15.3）。

第 15 章　自由意志とリベットの研究

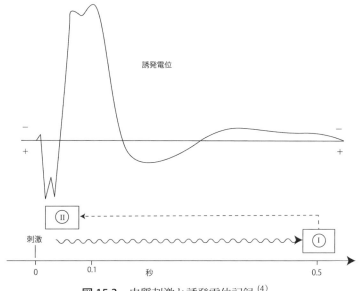

図 15.3　皮質刺激と誘発電位記録 [4]

このリベットの意識が時間的に繰り上げられる実験を知ったペンローズは、「時間軸上に意識を正確に位置づけることなどは、もともと不可能である」という見解をとっている。

15.4　自由意志と因果律の問題

以下の議論では、「因果律」と「因果関係」も同義語とここではみなして考えていく。

従来の考え方によると自由意志とは、ヒトがまったく自由に任意の時刻に選べると考えられている。従って、「自由意志の問題」と物理学での「自律的因果律」の間には、統一見解がなく、両立が不可能であるとして大きな論争の契機となっていた。しかし、このリベットの実験結果を考慮するとヒトが自由意志で決定したと思っていることも、実は脳内では既に活動が始まっており、その活動を約 0.5 秒遅れてヒトは意識として自覚するということである。このことは、「自由意志であっても、物理学で言うところの"自律的因果律"に則して現れてきており、ヒト

が任意の時刻に全く自由に選択できるものではない」ということを意味している。すなわち、リベットの実験結果が示すところは、「自由意志の発現は、自立的因果律に従っているが、任意の時刻に発現する自由意志の存在は否定する」ということになる。このように「物理学的因果律」に従っているので、リベットの実験は、心身二元論を否定する結論を改めて示唆しているように思われる。

しかし、この実験の解釈を巡ってリベットは、心身二元論に再び立ち返るような別の解釈を与えている。その解釈とは、「意志決定を自覚してから行為を行う直前までの約200ミリ秒の間に"行為を行う拒否権の発動"を行うことができ、この"拒否権の発動"が、脳で起こっている生理学的過程(ここでは、電気現象)に介入することができる」としている。すなわち、これは、「心」が、「物質である脳」と相互作用できるということを示唆している。このようにして、「新たな心身二元論」を発展させた。さらにこの拒否権の発動は「自覚している意識」であって、デカルトのいう「確実なもの」である。無意識はデカルトの確実なものにあてはまらない。

リベットの実験は、一見自由意志の存在を否定しているかのように見えて、実はデカルトを復活させたと解釈することも可能である。すなわち、自由意志の存在を否定せず、同時に自立的因果律も認めているという最初の解釈と矛盾する結論が得られている。

本節の目的である「自由意志を扱う自然科学の法則はどのような性質を具えていなければならないか」という問題を考えるために導入したリベットの実験から、期せずして新たな心身二元論の存在が示唆された。第7章で示されたように、現代の自然科学(三つの特徴を持つ)は、科学革命を経て形成されてきた。この自然科学と自由意志は互いに相いれない関係にあり、自由意志の問題は、現代の自然科学の対象からはみ出してしまう可能性が示唆される。

このリベットの著書『マインド・タイム』 Mind Time の後半の箇所で、彼はこの新心身二元論を示唆して、彼とデカルトとの架空の対談を設定している。これは、リベットの著作家としてのセンスの良さが光ってい

る箇所である。

　従来の考え方によると自由意志とは、ヒトがまったく自由に任意の時刻に選べると考えられている。従って、「自由意志の問題」と現代の自然科学での「因果関係」の間には、統一見解が未だ見出しえないという一応の結論が示唆される。ここで問題にしている因果関係とは、量子力学をその領域に含めた場合の因果関係にまで拡張している。また、自然科学が、「決定論的」であろうと、また量子力学の観測の問題で論じられるような「非決定論的」であろうと、どちらの場合においても因果関係は成立する。

15.5　ヒュームによる因果律の懐疑と脳における因果関係
——サールの反論

　スコットランドの哲学者 デイビット・ヒューム (David Hume, 1711-1776) はその著書『人生論』の中で、因果関係に対して疑問を提出した。彼が提出した因果関係に対する疑問は、今では「因果関係の懐疑」とよばれている [5][6][7]。彼は、「人間が知覚や経験を通じて受け取った"印象"が観念になる」と論じた。すなわち、原因と結果の間の「必然的な結合」に関する印象が存在しないということは、私たちは原因と結果の間の「必然的な結合を」経験しないという意味である。

　さらに、ヒュームは、原因と結果の間には以下の三つの構成要素があるとしている。(1) 結果に対する原因の先行性：単に「先行性」とよぶ、(2) 原因と結果の時間的・空間的における近接性：単に「近接性」とよぶ、(3) 原因と結果の間の必然的な結合：単に「必然的な結合」とよぶ。

　しかし、現実の事例を詳細に見てみると、この原因と結果の間の「必然的な結合」はまったく知覚されず、「恒常的連接：constant conjunction」という「原因」を知覚するとそのあとに自動的に「結果」とよばれるものを知覚するということを見出すことができるのみである。従って、あるのは、「先行性」、「近接性」、「恒常的連接」だけである。そしてヒュームが考える因果とは、ある事実が別の事実に続く仕方のことであり、これは一つの「規則性」である。しかし、人はこの「恒常的

連接」を「必然的な結合」があると確信してしまう。この確信は錯覚であるとヒュームは主張する。そしてこの錯覚をおこさせるものは、「感じられる心の決定性：felt determination of the mind」としている[8]。

従って、この「規則性を見出した」ことを「必然的な結合を発見した」と人は錯覚している。そして、"felt determination of the mind" がこの錯覚を人に起こさせているのである[9]。

このヒュームの「因果関係の懐疑」に関連して、医師で臨床疫学者の津田敏秀は、2011年の著書『医学と仮説』のなかで疫学を例にとって説明している。ここで、彼は1994年に国際がん研究機関で、「ピロリ菌は明らかに発がん性がある」とされた事柄を例に挙げて論じている。ヒュームは原因と結果の間には因果関係は実在しないとした。従って、このピロリ菌と発がん性の関係では、ヒュームの意味での因果関係を追及することは、要素還元主義に陥ってしまう。すなわち、実在しないものを追及することになり、不可能を追及していることになる。

しかしながら、自然科学においては、因果関係が存在しないとしても、上記の三つの構成要素を見出すことができれば、経験的知識あるいは規則性によって「因果性」を認めることは可能である。この点はヒュームも逆に科学的法則は経験的知識に過ぎないので、経験的に得られた規則を認めることは科学的態度として容認されることとしている。従って、上記のピロリ菌の事例では、因果関係の必然的な結合は見出せないが、因果性を認めることは可能であり、国際がん機構の結論は容認されることになる[10]。

にもかかわらず、日本では教育の不備のせいで、ヒュームの「本来の哲学的意味での因果関係」も理解されず、また彼の「科学法則も経験的な規則性に過ぎない」との洞察も理解されていない。因果関係をめぐる哲学性を深く理解しないまま、ただ漠然と科学は要素還元主義を追求するものだという思い込みに固執するあまり、先のピロリ菌の問題においても因果性を認めようとしない否定的な態度がとられているとしている。以上が津田の考えの一端である。

現代の科学者においても、以上のヒュームの因果関係に対する懐疑を

念頭に置いて、因果関係は、「演繹的・法則的」な説明であって、因果関係の実在を追求した結果の「因果的説明」ではないとの立場で科学（物理学を含む）を受け止めている者もいる。しかし、この考えはおそらく少数の科学者の考えであって、多くの科学者は、この点まで自覚して科学研究をおこなっているとは思えない。

　例えば、多くの科学的方法と認められている「仮説演繹法」はこの「演繹的・法則的」説明である。仮説演繹法とは、まず仮説を立てる。このとき帰納的方法がもちいられる。次にこの仮説から演繹的に予測を行う[11]。また現代の哲学者たちは、自然には因果的な結合は存在しないが、個々の因果的な結合のそれぞれが普遍的な法則を例示しているにちがいない、と考えている。

　サールの反論：上記のヒュームの因果律の懐疑に対してサールは疑問を投げかけている。ここで二つの例を挙げてその議論の出発点としている[8]。

　　(1) 行為中の意図は、その意図が身体の動きを引き起こすときにも満たされる。

　　(2) 知覚経験は、その経験が知覚される対象によって引き起こされるときのみ満たされる。

よって、サールの結論は、人が自分の腕を意図的にあげれば、腕をあげるという身体の運動を生み出している意識された「行為中の意図」が、因果的に作用しているさまを人は実際に経験する。このように行為や知覚ということでは、因果的作用を自分が実際に経験しているので、この場合、ヒュームの批判は正しくないと言っている。さらにサールはこの考えを拡張して因果関係に人間が一人もかかわっていない場合でさえ、同じ因果関係が存在していると主張して、ヒュームの「因果律の懐疑」に賛同を示していない。

　しかし、ここではこれ以上ヒュームの因果律に対するサールの疑問点については、深入りして議論することを行わない。

第16章　量子力学と脳科学

　デカルトは中世まで継続していたアリストテレスの自然哲学を解体し、新しい自然哲学を提唱した。ここで彼が採用した方法は数学的論理に従って物理的世界を理解しようとする考えである。

　近現代の科学では、量子力学の影響によって「実証論」と「実在論」の大きな対立する考え方が存在する。とくに「実証論」は、量子力学の創設者の一人であるデンマークのニールス・ボーアが提唱した「コペンハーゲン解釈」と呼ばれる考え方に代表されるものである。それは一言で表現すると、物理的世界の具体的な存在は問題にせず、直接測定不可能な存在やそれらの間の関係に注目して、自然現象を理解しようとする態度である。従って、これらの抽象的で直接観測することが出来ない物理的対象やそれらの関係の存在を認めず、問題にしないという立場である。

　　　注）これに対してアインシュタインは、物理学に、人とは無関係に存在する世界の客観的な記述を求めていた。この立場を実在論的立場とよび、シュレーディンガーやボームなどもこの立場をとっていた。

　この立場から考えると科学における因果関係とは、実際に自然に「実在」するものではなく、人間による経験的な理解に過ぎないとするものである。これは、デイビット・ヒュームによって18世紀に展開された議論である（15.5 参照）。これは、前章で述べたように、アリストテレスの認識論に起源を発する「経験論」的な考えである。アリストテレスは、初め感覚の中にないものは知性の内にないとし、人間の概念はこの外界を知覚することでつくられるとする。従って、あらゆる知識は感覚によって得られる「単純印象」にあり、単純な印象を起源としない「知識」は、

人間がつくりあげた虚構であるとする。ここでいう「知識」とは、「観念」が結合することによって得られるものである。またすべての「観念」は「印象」から生まれるものであるが、「印象」の色あせた映像にしか過ぎないものである。

　ここで小林道夫による例「火があれば熱があり、火が原因で熱が結果である」を考えてみる。この「因果関係」は印象によって根拠づけられており、人間がつくった虚構ではないかという点が問題である。ヒュームによれば、「火」と「熱」は感覚によって得られる印象として与えられるが、この二つの間の因果関係という「関係」についての「印象」はない。すなわち知覚されるのは、火と熱が「近接」しているということと、「火があって熱がある」という「先行性：継続」のみである。

　「火」と「熱」のあいだには、「火をみれば必ず熱がある」とわれわれは自然に推論する。これはしかし、ヒュームによれば、火と熱の間に「原因・結果の関係」が実在的にあるからではなく、われわれはこれまでの人生で、その二つの事象がつねに連接していたと経験しており、この「恒常的連接」がわれわれの内に、「火をみれば必ず熱がある」という推論を習慣化させたと考えるのである。すなわち、原因と結果のあいだにあると考えられる因果関係とは、二つの事象のあいだの「規則的連接関係」にほかならないのであり、「原因・結果の関係」があるとするのは錯覚である。

　因果関係についてのこのヒュームの「規則性説」は、日常経験からすると自然な「われわれの知識の起源は感覚の印象にある」とする立場に立っており、「しかし因果関係をしめす印象はない」とする点で説得力をもつ。このヒュームの「因果性」の見解に従って、現代でも、科学的説明は、認識上の規則的な「演繹的・法則的説明」であって、かならずしも「因果的説明」なのではないとする立場もあるが、これは、アインシュタインやシュレーディンガーのような、おそらく少数派であろう。

16.1　物理学と脳科学

　現代に入ると大多数の神経科学者は意識やクオリアなどの心の働きは脳にあるとの考え（一言で表現すると一元論とよばれる）を受け入れて

いる。しかしその詳細な生理学的メカニズムとなると現在でもよく理解されていない。このような状況の下で、脳の働きそのものがはたして現在手にすることができるサイエンス（生物学、化学、物理学、数学など）で理解できるものかどうか、というより基本的な問いかけをする研究も現れてきた。これは、上記の神経科学者以外に哲学者、数理学者や心理学者なども含まれる。これらのうち、大きな論争を引き起こし、従来の視点とは異なる視点から論じられ、一つの契機となった考え方を提出した研究者として、英国オックスフォード大学の数理物理学者ロジャー・ペンローズ (Roger Penrose, 1931-) がいる。以下の節で彼の提唱した考えを取り上げる。

16.1.1　ペンローズによる問題提起

ペンローズが、『皇帝の新しい心——コンピュータ・心・物理法則』を 1989 年に出版して、意識や心を物理法則で理解しようとする試みが注目されるようになった[1]。彼は、アインシュタインが提唱した相対性理論の専門家である。ここでペンローズは三つの議論を展開している。

一番目は「ルーカス‐ペンローズ議論」であり、

二番目は「ペンローズの予想」ともよべる彼独自の考えである。

三番目は、二番目との関連で「ニューロン内の微小器官を意識の具体的な場」として展開した議論である。

これら三つの論点は上記の著書とその続編である『心の影』の二冊の中で同時に展開されているが、一番目（ルーカス‐ペンローズ議論）と二番目（ペンローズ予想）の論点は、基本的には別の問題である[2]。後者（二番目：ペンローズ予想）において現在の量子力学を完成させることが意識などを自然科学で明らかにするためのポイントになると強調して、以後の多様な分野の専門家を巻き込んだ論争の引き金となった。これら三つの議論の要点を以下に簡単に説明する[3][4]。

■ルーカス‐ペンローズ議論

一番目のルーカス‐ペンローズ議論とは、オックスフォードの哲

第16章　量子力学と脳科学

学者ジョン・ルーカス (John R. Lucas, 1929-) によって最初に提唱された1960年代の論文にまで遡ることができる[5]。このルーカスの議論を再度復活させたのがペンローズである。これは、数学基礎論においてオーストリアの数学者クルト・ゲーデル (Kurt Gödel, 1906-1978) が1930年に発表した「不完全性定理」とよばれる数学の基礎論に関する定理に関連している。このゲーデルの不完全性定理を一言で表現すると「ある算術論理体系の中には、公理から出発して証明できないのに「真」であるような命題が、その算術体系の中に存在する」という根本的な限界を示したことである。これは、「たとえある一連の法則のもとでつくられたある命題が証明不可能であることをゲーデルの定理が示していても、別の一連の法則（人間の脳など）には、その命題の真偽が別の一連の法則（直観など）により判定可能である」ことを示唆している。すなわちアルゴリズムを実行する「チューリング・マシーン」によっては決定できないような命題が存在し、人間の脳はそれが判定可能であるということを主張している。これにより、人間の脳や意識は、「強い人工知能：strong Artificial Intelligence (strong AI)」である一種のコンピュータアルゴリズムだとする見解を否定することが可能になる。ここでいう強い人工知能とは、適切にプログラムを組まれたコンピュータは、心的状態をシミュレーションできるだけでなく、意識やクオリアなどの心を持つことが出来ると定義される。このペンローズの議論によれば、人間の脳はコンピュータではありえないということになる。しかし、これには現在でも論争が続いており決着がついていない問題である。

■ペンローズ予想

　二番目のペンローズ予想とは、脳を科学的に理解するためには、従来の自然科学的手法では不十分であり、量子力学（現在でもまだ不完全な要素を含んでいるが）にかかわり、それを超えるような新しい科学（物理学）が必要であるとの主張である。このペンローズ予想は、さらに3つの構成要素からなっている。(1) 脳の働きを理解するため

には、ニュートン力学のような古典的な物理学と量子力学との中間領域の物理学が関わっているとする部分。(2) 次にその中間領域の物理学がどのようなものであるかとの推測であり、また、重力を含む統一場の理論が完成するとこの量子力学と古典物理学との間のスムースな橋渡しができると主張している部分。(3) 実際の脳の中で量子力学的な過程が起こっている場所あるいは器官を示した部分。

特に従来の量子力学を超えるような新しい科学（物理学）が必要とされるという点をもうすこし詳細に見てみる。量子力学には大雑把にいって基本的な二つのプロセスが含まれている。一つは、ある一つの状態がシュレーディンガーの波動方程式に従って時間的に発展する「U」という決定論的なプロセスであり、他の一つは、この状態を表す波動関数から可能な結果が生ずる確率を計算することができ、可能な状態からある一つの結果に波動関数が「収縮する」非決定論的なプロセスである。この確率の計算は波動関数の絶対値から計算することができ「R」というプロセスと表現することができる。現実に一つの状態が観測によって現れてくるのは、この波動関数の収縮が起こって、一つに決まり、その確率を計算できることである。従って、意識を物理的な状態とすると、ある意識が実際に（観測可能な結果として）現れてくるのはこの波動関数の収縮プロセスによると推測される。ここで波動関数が収縮する時に量子レベルでのプロセスが巨視的なスケールにまで拡大されるときにおこる現象が重要であり、このプロセスにおいて意識がわれわれの脳に実際に現れると考える。

現在の量子力学ではこの「U」と「R」という二つのプロセスが相いれないものであるが、この二つのプロセス「U」と「R」を単一のプロセスとしてあつかえるような新しい理論（ここでいう現在の量子力学を越える新しい理論）をつくる必要があるとペンローズは主張している。その新しい理論は、図らずも現在理論物理学の最先端で模索されている量子力学と一般相対性理論を統合するような理論である可能性がある。この新しい理論として、具体的な最近の研究の成果による可能性のある

ものとして、「超弦理論」とよばれる理論がその候補になりうる可能性
がある。しかしながら、この超弦理論の現在の目的は、重力理論である
一般相対性理論と量子力学を矛盾なく統合するという物理学の最前線の
研究対象であって、まだ意識を解明するための物理学としての具体的な
応用までは模索されていない。なぜならば、現時点では、この理論そ
のものの有用性を研究することに集中している段階であるからである。
従って、この超弦理論を脳の意識やクオリアの解明に応用しようという
研究は全く手が付けられていない状況である。ここに超弦理論を利用し
て意識の物理学的基礎を明らかにできる可能性と必要性があるのではな
いかと考えられる。具体的には波動関数の収縮プロセスをこの超弦理論
で研究するという点に差しあたっての対象が絞られる可能性がある。

■ニューロン内の意識の場

彼の議論の最後の三番目に相当する部分は、上記二番目の「ペンロー
ズ予想」の小項目 (3) と同じ内容であるが、生物学的内容に深く関連
しているので、独立に分類している。ここでは、脳のニューロン内に
ある幾何学的に整った形状をもつ「微小管：マイクロ・チューブル」
とよばれる構造が、量子力学とそれによって説明されるメカニズムに
よって働く意識などとの関連を示唆する場所である、との主張をして
いる部分である。特に、この考えは米国アリゾナ大学の麻酔学者スチュ
アート・ハメロフ (Stuart Hameroff, 1947-) と共同で提出した仮説で
ある。すなわち、このニューロン内の波動関数の収縮過程が意識の発
生と関連していると彼らは提唱している。図 16.1 にニューロン軸索
内の微小管の働きとその構造を大まかに示している。従来の知見では、
キネシンやダイニンとよばれるモータ・タンパク質がレールに相当す
る微小管上を移動することで、ニューロン内で神経伝達物質や代謝産
物などの物質の輸送を行っている[6]（図 16.1 参照）。

16.1.2 脳科学における量子力学の必要性

ここまで見てきたようにペンローズの主張には、意識に量子力学がか

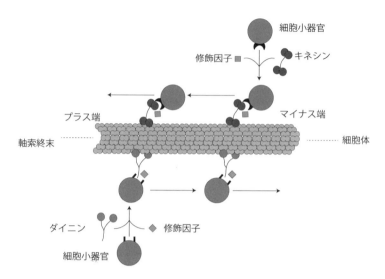

図 16.1　脳内の微小管とモータ・タンパク質（図は Chloé OKUNO による）

かわっているとする考え方である。ただしここでいう量子力学とは現在の未完成な形式での量子力学という意味ではなく、現在の量子力学を超えたところに存在するより完成された意味での量子力学を示唆している。ルーカス - ペンローズ議論を正しいと認めた上で、ここまでの根拠をもう一度整理すると以下のようになる。

「意識には広い意味での計算不可能なプロセスがかかわっている。」→「物理の古典的な法則には、この広義の計算不可能なプロセスは含まれていない。しかし、量子力学には広義の計算不可能なプロセスが含まれている可能性がある。」→「量子力学のほかに広義の計算不可能なプロセスが存在する可能性がないので、意識には、巨視的レベルまで含むように拡張された量子力学がかかわっている。」

このように「計算不可能性」ということをキーポイントにして、量子力学と意識という問題が論理上必然的に結びついてきている。さらにこの量子力学において計算不可能なプロセスとして考えられるのが波動関数の崩壊（収縮）である。従って、意識の本質とは波動関数の収縮が計算不可能性であることと関連している。

第 16 章 量子力学と脳科学

次に、実際に脳の中で量子力学が関連しそうな（特に波動関数の収縮）構造や現象はどんなものであるかという問題が起こってくる。この点についてペンローズは先に出てきたニューロン内部の微小構造物である微小管がそれに相当すると提唱した。しかしながら、この仮説に対しては、生物学者から物理学者（生物の内部では、周囲に存在する多数の分子からのランダムな作用やまた室温に近い温度環境によってデコヒーレンスが起こりやすいなど）までを含む多くの批判があり問題点の多い仮説である。

16.1.3　量子力学の基本的概念とその日常感覚からずれた奇妙な性質

ここまで波動関数の収縮などを含む量子力学について言及してきたが、ここで行っている神経生物学の議論に最低限必要な程度の日常生活からはずれた量子力学の性質についてまとめておく。この日常感覚からずれた奇妙な性質とは以下の 4 つである。

① 波動と粒子の二重性
② トンネル効果
③ 重ね合わせ
④ エンタングルメント：量子もつれ

以上の概念について説明を加える前に、量子力学の成り立ちについて以下に簡単に説明を行う[7][8]。

■ 量子論のはじまりと前期量子論

19 世紀の終わりに物理学における重要な発見が 4 つほど連続して起こった。それらは、X 線、電子、ゼーマン効果、放射能である。これらはどれも実験的発見であるが、この発見を契機として微視的なスケールでの物理学への関心が一気に高まり、原子に対するアイデアが現実のものとなってきた[9]。一方、20 世紀の初めに完全な黒体を熱した際に輻射される光スペクトルの温度依存性を説明する主に工学的必要性から、ドイツのマックス・プランク (Max Plank, 1858-1947) は、1900 年にプランクの公式を導き出した。ここでは彼自身も認めたく

なかった「エネルギー量子」という考え方が導入された[10][11]。これによって、それまで物理学は電磁気学、ニュートン力学、熱力学によってほとんど完成されたと思われていた常識に大きなほころびをもたらす契機となった。このアイデアを支持するような光量子仮説が、光電効果を説明するために当時スイスの特許局に勤務していたドイツ系ユダヤ人のアインシュタインによって1905年に導入された。

さらに1819年にフランスのピエール・デュロン (Pierre Louis Dulong, 1785-1838) とアレクシス・プティ (Alexis Thérèse Petit, 1791-1820) は、「あらゆる単体の原子は厳密に同じ比熱をもつ」という法則を見出していたが、これに例外が見出された。この矛盾を上記のアインシュタインがエネルギー量子を導入することで定性的に証明することに成功した。この業績がドイツ・ベルリン大学のヴァルター・ネルンスト (Walther Hermann Nernst, 1864-1941) の認めるところとなった。これらの議論は1911年の第1回ソルヴェイ会議で議論された。さらにニュージーランド出身で英国ケンブリッジ、キャベンディッシュ研究所のアーネスト・ラザフォード (Ernest Rutherford, 1871-1937) は、1911年にα粒子の散乱実験結果に基づいてラザフォードの原子模型を考え出した。この模型はその後様々な影響を宇宙物理学などをはじめとする物理学の各方面へ影響を及ぼした[12][13]。

以上の経緯においてデンマークのニールス・ヘンリク・ボーア (Niels Henrik David Bohr, 1885-1962) がラザフォードの原子模型に量子仮説を導入してボーアの原子模型を提唱し、不完全ながら「前期量子論」を作り上げた。このボーアの原子模型は水素原子の線スペクトル（バルマー系列など）を物理的に説明するために考え出された理論であった。ここでは、水素原子核の周りを円軌道で回る電子の軌道を量子化して一つの定常状態から別の定常状態へ電子が遷移する際に、その定常状態間のエネルギー差に相当する光を放出するというアイデアを示した。

さらにこのボーアの原子模型をドイツのアルノルト・ゾンマーフェ

ルト (Arnold Johannes Sommerfeld, 1868-1951) が楕円軌道をもつモデルへと、その3年後に一般化した。ここで彼らは、この光のスペクトルを説明するために三つの量子数 (n, k, m) を導入した。さらにこの模型は原子内電子の配置を考慮した殻模型へと対応原理に従いながら拡張された。この対応原理は、古典物理学の巨視的なスケールで得られる観測結果と、原子の微視的なレベルで成立している量子規則から導かれる結論の間には、矛盾がないことを要請するものである。ただしこの時点でのボーア・ゾンマーフェルトの原子模型は、実験結果を説明するために導入された模型であり、古典物理学に大きな変更を加えうるような新しい物理学の基礎的な考えから導出されたものではなく、不完全なものであった。

さらに、未解決の問題として光の波動論と粒子論が互いに決着のつかないまま当時存在していた。しかしながら、1925年に米国のアーサー・コンプトン (Arthur Compton, 1892-1962) が、光の電子による弾性散乱であるコンプトン効果を発見して以来、光の粒子説も現実性を大きく帯びてきていた[14]。

■量子力学の形成から原子核物理学へ

これらの光の粒子論と波動論の矛盾を説明するために、フランスのルイ・ド・ブロイ (Louis de Broglie, 1892-1987) が電子のような従来物質と考えられていた粒子も波動としての性質を持っているとの考えを示した[15]。さらに、彼はこのアイデアに導かれ、ボーア・ゾンマーフェルトの原子模型での電子軌道が波長の整数倍になる時に定常状態をとると考えた。一方、ドイツのヴェルナー・ハイゼンベルク (Werner Heisenberg, 1901-1976) は、新しいマトリックス力学を定式化し、ドイツ生まれの英国の物理学者マックス・ボルン (Max Born, 1882-1970) などとともに、原子が発する光のスペクトルなどをうまく説明した。ハイゼンベルクはさらに1927年に不確定性原理を提唱した。一方、オーストリアのエルヴィン・シュレーディンガー (Erwin Schrödinger, 1887-1961) は、ド・ブロイの提唱した電子のよ

うな粒子も波のような振る舞いをするとの考えに着想を得て、1925年にシュレーディンガーの波動方程式を定式化した[16][17]。これによって原子内での電子の振る舞いなどをうまく説明することで自らの考えを推し進めた。さらにはこれらの二つの理論形式が数学的には全く同等であることを証明した。また、英国のポール・ディラック (Paul Dirac, 1902-1984) は、量子力学の基礎となる理論を構築し、ここに電子や原子などの関与している微小なスケールでの物理現象が従来の古典的な物理法則とは異なっていることを示す量子力学が、一応の完成をみた[18]。特にシュレーディンガーの波動方程式は古典的な考え方に慣れ親しんでいた物理学者にとって受け入れやすく、また広範囲の問題に適応されて満足のいく結果を与え、ハイゼンベルクの行列力学より広く受け入れられた。

　上記と平行して、1895年ごろから始まっていた原子物理学上の問題は、1920年代の終わり頃までには次から次へと解決されていき、次の関心は原子核の問題へと移っていった。1930年の初めには、ケンブリッジ大学のジェームス・チャドウィック (James Chadwick、1891-1974) が中性子を発見し、イタリア出身のエンリコ・フェルミ (Enrico Fermi, 1901-1954) が中性子を原子核に衝突させて核分裂の連鎖反応を起こす実験をシカゴ大学で行った。さらに英国のキャベンディッシュ研究所でジョン・コッククロフト (John Cockcroft, 1897-1967) とその共同研究者であるアイルランド出身のアーネスト・ウォルトン (Ernest Walton, 1903-1995) が、最初の加速器を製作した[17]。これによって陽子を加速することでリチウム原子核をヘリウム原子核に変換して、最初の人工核反応を起こした。これら一連の研究によって原子核物理学の実験が次々と推し進められた。この量子力学では、粒子に区別を与えており、光子でありスピンの値として整数値（1など）をとる「ボゾン」や電子、陽子、中性子などの多くの粒子でありそのスピンの値として半整数値（1/2, 3/2など）をとる「フェルミオン」などの概念も生み出された。日本の朝永振一郎 (1906-1979) なども貢献した量子電磁力学をへて素粒子物理学を開く場の量子論へと

第16章 量子力学と脳科学

発展してきた[19][11]。

■量子力学の解釈をめぐる論争

さらに、この新しい理論である量子力学の物理的解釈を巡って、アインシュタインとコペンハーゲンのボーアを代表とするグループの間で大きな違いが明らかになっていった。これは1927年及びそれに続く1930年の計2回のソルベイ会議などでも大きな論点となった。特に相対性理論や光量子説を定式化したアインシュタインは、上記

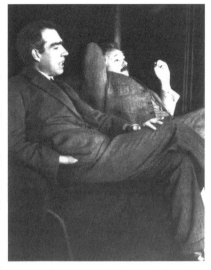

図16.2 アインシュタインとボーア

2回のソルベイ会議において量子力学の「理論的矛盾」をその論破の根拠として思考実験を示したが、これがボーアらによって反論されたため、別の角度から量子力学批判を試みた。そこで、次にこの量子論の「解釈」を巡っての議論に、EPR論文（Einstein – Podolski – Rosen論文）を発表するなど、彼が力を注いだもう一つの大きな問題である「重力と電磁力の統一場の理論の研究」と共に、亡命後のプリンストン高等研究所での晩年における研究に人生の大部分をささげた。ここで、EPR論文の正確なタイトルは、「Can Quantum Mechanical Description of Physical Reality Be Considered Complete ?」[20]である。彼のボーアらの量子論の解釈（コペンハーゲン解釈とよぶ）に対する論点の中心にある考えは「光」よりもはやく伝わるものは存在しないと言う考え方（局所性）であった。さらに不確定性原理、波動関数の確率論的解釈、相補性の原理、波動関数の収縮などでもボーアらは統一見解を持っていた。アインシュタインはボーアらの解釈に最後まで納得しなかった（図16.2）。このボーアとアインシュタインの論争は煎じつめると「量子の世界というものは存在せず、あるのはただ抽象

的な量子力学の記述だけである」という考え方（実証主義）と「観測者とは独立に因果律に従う世界が存在し、物理学はその存在するものの性質を明らかにすることである」（実在主義）という物理学に対する二つの対立する考え方をそれぞれ代表している。例えば、前述のペンローズやシュレーディンガーなどは、実在主義をとっている。

　しかし、アインシュタインらの死後、アイルランド出身の物理学者ジョン・スチュアート・ベル (John Stuart Bell, 1928-1990) がこれら対立する考え方に対して決着を与えうる理論（ベルの不等式）を考え出した。彼以前に、ハンガリー生まれの数学者で29歳にしてプリンストン大学の教授になったフォン・ノイマン (Johannes Ludwig von Neumann, 1903-1957) は、その著作『量子力学の数学的基礎』において、「隠れた変数を導入することによって量子力学を完全なものにすることは不可能である」すなわち、「量子力学を拡張することは不可能」であることを証明したと述べていた。さらにマックス・ボルンは、このノイマンの証明を「量子力学の非決定論的性質を、決定論的なものに変換するような、隠された変数を導入することは不可能である」ことを示したものと述べ、コペンハーゲン解釈をさらに強固なものにした。ところが、ベルは、隠れた変数のアプローチが取れることを示した米国のデビット・ボーム (David Joseph Bohm, 1917-1992) による論文を読んで、フォン・ノイマンは間違っていると考えるようになった[21]。

　さらに、ベルは最初に、ボームのモデルが持つ非局所性は、彼のモデルに特有の奇妙な性質なのか、あるいは量子力学の結果を再現するために作られた隠された変換理論なら、どんなモデルにもそなわっている性質なのかを明らかにしようと考えた。そこで、局所的な性質をもつ隠れた変数理論を構築することを試みた。しかし、結局これを達成することはできなかった。EPR論文の結論である「物理学の基礎理論は局所的であるはずだと考えられているから、量子力学の記述を完全なものにしようとすると、どうしても非局所性が出てくる」などを考慮しながら最終的に上記のベルの定理に到達した。すなわち、もし

第16章 量子力学と脳科学

隠れた変数が存在するならば成り立ちうる不等式(ベルの不等式)を導いた。[18]

この理論のために、フランスのアラン・アスペ (Alain Aspect, 1947-) らが2個の光子を使った実験を行い、ベルの不等式が成立しないこと、すなわち隠れた変数が存在しないことを示した。これによって、アインシュタインとコペンハーゲングループの論争を一応決着させ、コペンハーゲン一派に軍配が上がった[22]。

■シュレーディンガーによる問題提起とその後

一方、シュレーディンガーは、独自の立場からボーアらの考え方に賛成できず、1935年に有名な「シュレーディンガーのネコ」と呼ばれるパラドックスを示して、ボーアらの解釈の矛盾を指摘し、量子力学の根幹に切り込む問題提起を行った[23]。このパラドックスに対しては、今日でもきちんとした決着をみておらず、大まかに分類して以下の3つの解釈が存在する。

(1) コペンハーゲン解釈、(2) ウィグナーによる解釈、(3) 多世界解釈である。

(1) のコペンハーゲン解釈は、上記のハイゼンベルクやボーアらによって提出された解釈である。これによるとネコの生死の状態は箱を開けるまではわからず、箱を開いて観測すると、ネコの波(死んでいるネコと生きているネコの重ね合わせ)が一つの波に「収縮」するので、ネコが死んでいる(または生きている)ことが分かる。観測によってネコの生死の状態が一つに決定される。

(2) の解釈はユージン・ウィグナー (Eugene Paul Wigner, 1902-1995) によって1967年に考え出された。これによると、意識を持つ人間だけが観測を行って波動関数を収縮させることが可能である。しかし、その観測する人間をさらに観測する観測者(ウィグナーの友人とよんでいる)の存在が必要となり、最終的に「不滅の意識」のような存在が必要になってくる。従って、シュレーディンガーが提出したパラドックスを矛盾なく定式化するためには、意識を考慮しなければならないと

ウィグナーは結論づけた。この考えによると意識は宇宙の根本をなす存在であり、物質世界は移り変わっても、意識は変化せず、意識が現実を生み出しているという解釈になる。これはペンローズとは別の角度からの量子力学と意識とのかかわりを示しているといえよう。

(3) の多世界解釈は、1957年にプリンストン大学の大学院生であったヒュー・エヴェレット (Hugh Everett III, 1930-1982) によって提出された。すなわちボックスの中にいるネコは、蓋が開けられた瞬間に宇宙は二つに分裂し、一つの宇宙ではネコは生きており、もう一つの宇宙ではネコは死んでいる、ということになる。これによると量子的な世界でおこることはすべて、無数の平行な宇宙の中で現実に起こっているので、波動関数を収縮させる観測や測定は必要ない。これは最近では量子宇宙論の研究者にも真剣に検討されている[24]。

以上の3つの解釈があるが、その他の解釈は基本的にこれら3つの解釈のどれかに当てはまる。ここではこれ以上これらの解釈の詳細には触れないが、量子力学の根幹にかかわる大きな問題として未解決である。さらに上記のアスペの実験などは、最近盛んに研究されている量子コンピュータへの原理を与えている。

この節の最初に上げた量子力学の奇妙な性質にもどると、①は電子など古典的には物質と考えられていたものも同時に光のような波動としての性質を示し、この二重性が古典力学では理解できない。②のトンネル効果は、電子などの粒子が古典物理学では透過が不可能なエネルギーの障壁を超えて反対側にもある確率で存在するということを示唆している。③では、物理的な状態は波動関数で示される可能なとりうる状態のどれか一つに決まっているのではなく、それらの複数の状態の重ね合わせとして存在しているということを主張している。④のエンタングルメントは、例えば、2つの系や2個の粒子がどれほど遠くに離れていようとも、それらがお互いに分かちがたく深く結びついている場合があるという量子的現象で、このときこの2つの物の間で影響が瞬間的に伝わる性質を持っている。この性質を非局所性とよぶ。このとき影響が伝わ

る速さは光の速さより速く伝わるので相対性理論の要請を満たすことが出来ない[13][18]。

16.2 古典的物理学による意識の理解

以上ペンローズの考え方に従って、意識などの心の問題を自然科学の対象とする場合における量子力学の必要性を提起したが、さらにこの考えを吟味する前に神経における脳内過程を支えている実体についてもう一度考えてみる。これによって古典物理学で記載される従来の脳内メカニズムの限界が理解でき、おのずと量子力学の必要性が要請される理由が浮き彫りになる。

我々の脳内で起こっている生理学的プロセスは、個々のニューロンが、その膜内外の電位差としてイオンの流れによって発生させるパルス状（高さ ~100 mV, 時間幅 ~1 ms）の電位変化である「活動電位」が基本になっている。またこれら各ニューロンを「神経伝達物質」を介して互いに接続しているシナプスという特殊な構造（特にシナプス後部）がある。ここで発生するアナログ信号に相当する「シナプス電位」も電気信号として存在する。脳はこれら３つの要素からなる神経回路網の働きによっている。すなわち、脳の機能単位である神経回路網は、神経伝達物質などによる「化学物質」と、活動電位とシナプス電位の「電気信号」の２種類の信号を伝達することで基本的な情報交換が行われている。特にこの電気信号の発生のメカニズムは古典的な物理法則で表現することができ、量子力学を必要としていないと一般に考えられている。ここでは量子力学を持ちだして議論することはほとんどない。実際に多くの神経学者は上記のように考えている。古典的物理法則すなわち、特にニューロン上で発生する活動電位というパルス状の電位変化の時間的・空間的変化によるダイナミックな変化によって神経回路網の働きが理解されると考え、さらにはこれらを基盤とする脳機能を理解できると推測している。このように活動電位の時系列やその空間的変化パターンによって神経回路網の機能、言い換えると意識などの脳機能が古典的物理法則で表現されると仮定できる。ここで使われている古典的物理法則

（特に電磁気学）は因果関係のはっきりした計算可能なアルゴリズム的性質を備えている。従って脳機能は、必然的に因果関係のはっきりした計算可能なアルゴリズムで究極的にはあらわされることになる。一般にこれを「心の計算理論」computational theory of mind と呼んでいる[25]。

　しかし、脳はゲーデルの不完全性定理によって示唆されるように、計算可能なアルゴリズムでは証明できない命題でも真偽を判定できる。従って、ここにその原理に量子力学に則った広い意味での「量子コンピュータ」としての脳の特殊な性質が現れてくると考えることができる。そこで、ペンローズとハメロフが提唱したにもかかわらず、非常に分が悪い「微小管」以外に神経系の中のどこにこのような量子コンピュータとしての性質をもった構造ないしは器官などを求めればよいかが次の問題となる。これに関しては、特定の脳やニューロンの内部に存在する器官でこのような量子過程が起こっている場所は、現在のところまだ特定されていない。

16.3　複雑系とカオス理論による脳機能

　前項でのべた古典物理学に従う決定論に関して、その決定がそれほど単純でないということを言い出したのは19世紀末期のフランスの数学者アンリ・ポアンカレ (Jules-Henri Poincaré, 1854-1912) であった。その後、京都賞（1991年、基礎科学部門）を受賞して日本でもおなじみの米国マサチューセッツ工科大学 (Massachusetts Institute of Technology, MIT) の気象学者エドワード・ローレンツ (Edward Norton Lorenz, 1917-2008) によってカオス理論が見いだされた。ここで大気の動きを表すために3つの単純な方程式が利用され、この方程式をコンピュータで解く際に見いだされた解が、初期値がわずかに異なるだけで、その後の種々の振る舞いに劇的変化が現れることが分かった。これをローレンツは「バタフライ効果」という言葉で表現した。日本でも昔から、「春風が吹けば、桶屋が儲かる」などという言葉で似たようなことが表現されている。しかしこの一見ランダムにふるまうカオス系は、それを解く方程式の初期値が与えられると決定論的に決まってしまう。

第 16 章　量子力学と脳科学

従って、初期値が同一であれば、複雑な運動も完全に再現することが出来ると言う意味で量子力学における非決定性とは基本的に異なっている。すなわちカオス系は無限の能力をもつ仮想のコンピュータを使えば原理的には未来の状態を予測することが出来る[25]。

　これを約 1000 億個のニューロンとさらにその 10 倍もの個数からなるグリア細胞からなる人の脳に当てはめて考える。この各ニューロン内にはリボソームや細胞核などのさまざまな細胞内小器官やシナプス膜に存在するタンパク質などの構造物が存在している[26][27]。これらの小器官や構造物は分子からつくられているが、その周りに存在する膨大な数の他の分子から絶えまない熱運動にさらされている。従ってこの多数の分子の初期状態が決まってさえすれば、その後の分子の状態は決定論的古典物理学に従うので、将来のニューロンの状態は基本的に予測可能ということになる。さらに踏み込んで考えると人の行動やこれらを生みだしている脳内のニューロンにおける電気信号によってつくられるダイナミックな時空間的活動パターンは、我々が生活している地球上でおこり、それはさらにこの宇宙でおこることの一部である。従ってカオス理論に従えば、これらの出来事はすべて決まっているという結論になる。

　このようにカオス理論によって意識のメカニズムを明らかにしようとする定式化はこの意味で量子力学を導入しようとする定式化とは区別されるべきである。

16.4　量子力学が脳の研究に有用である他の理由

　量子力学の基本的な原理の一つとして「不確定性原理」があげられるが、この不確定性原理の観点からシステムを考える。この原理によれば、電子の位置はその確率的な分布を計算することは出来るが、ある特定の瞬間に、この電子がどこにあるかその位置を正確に決定することは出来ない[13][25]。この確率をあたえるのがシュレディンガー方程式の波動関数である。個々の電子の波動関数は、同じ波動関数を持っている多くの電子の振る舞いを示す。ある一個の電子が見つかる場所は一か所であるが、多数の電子が存在すると、それらの存在している場所が波のような

分布となって表現される。すなわち、波動関数は、電子が最終的にある場所に存在する確率を与えている。このように波を描き出すには多数の電子が必要であるが、量子力学の特殊性は、個々の電子がやはり波によって記述されるという点である。すなわち、電子については何事も「確実」には予測できない。電子の位置を測定すれば、確かに電子はある明確な位置に存在する。しかし、その測定をするまでは、電子が結果的にどれだけの確率でそこにいるかを予測出来るだけである。それが最終的にどこにいるかを明確に決めることは出来ない。不確定性原理は、この「運動量」と「位置」との関係以外にも「エネルギー」と「時間」の関係においても成立している[14]。

この量子レベルでのランダム性が神経回路の振る舞いに反映されて生物の予測不能な不規則な行動が起こっているという可能性はある。しかし、このことが自由意志の問題と関連している可能性は小さい[8]。

16.5　ニューロンのマイクロマシン
16.5.1　量子力学の対象となりうる脳内過程

脳内に量子力学的考えでしか説明できないような現象をさがすことが重要であるが、最近の研究では生物の他の分野においても量子力学でしか説明のできない現象が複数報告されてきている。

例えば、光合成でクロロフィルが受容した光のエネルギーを効率よく「反応中心」とよばれる部位へ運ぶ過程であるエネルギー・トランスファーがその部位と考えられている[29]。このエネルギー・トランスファーにおいて複数の経路を同時にとる「量子的コヒーレンス状態」が起こっているなどの報告がなされている。また、生体内で代謝や遺伝子発現など重要な生化学反応を制御している多数の酵素はその機能発揮において「量子的トンネル効果」が重要な役割を果たしているとの研究結果も報告されている[30]。

振り返って今問題にしている中枢神経系内で、量子力学が関係しそうな部位として真っ先に想定される代表的なものが、神経の興奮現象に関与している活動電位やシナプス電位（図 16.3）のような電気現象の素過

第 16 章 量子力学と脳科学

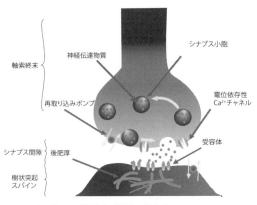

図 16.3 シナプスの機能と構造（図は Chloé OKUNO による）

程となっているイオンチャネルである（図 16.4）。

このイオンチャネルは、ニューロンの膜に埋め込まれたタンパク質で構成される構造物である[28][30][31]。一般に複数個のタンパク質（サブユニットとよぶ）が集合しており、その内部に細胞の内側と外側を貫く通路が存在し、その通路を通ってイオンが細胞内・外に互いに移動する。このイオンの移動に伴って細胞内・外に電位差が生じる。これらの電位差として、神経の興奮現象に関与し、ニューロンでの情報伝達を担っているパルス状の電位変化である「活動電位」やニューロン間の情報伝達部位であるシナプス後部（図 16.3）で発生する「シナプス電位」などがある。これらの発生にそれぞれ関与しているのが、Na^+ チャネルや K^+ チャネル（電位依存性イオンチャネル）などや受容体イオンチャネル（リガンド依存性イオンチャネル、図 16.4）である。

図 16.3 と 16.4 に示すように、ニューロンやシナプスにおける種々の電気信号の発生過程は、イオンチャネルというタンパク質で構成された一種のマイクロマシンの構造変化（この場合タンパク質のコンフォメーション変化とよぶ）を基本としている[31][32]。このイオンチャネルはその大きさは長さ約 1.2 nm（ナノメートル）、系は約 0.5nm 以下であってニューロン膜に埋め込まれている。このタンパク質の一次構造や膜内で形成している 3 次元的構造は、現在も構造生物学の一分野と

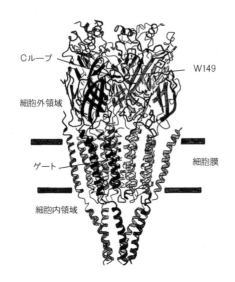

図16.4 ACh受容体チャンネルの3次構造

して、分子生物学の発展とともに明らかになってきている。このイオンチャネルは、その内部に開閉可能な通路（チャネル）を有している。問題としているイオンチャネルが閉状態にある時は、一般にニューロンの膜は、K^+を主に透過させるため、ニューロン膜の内外に存在するこのイオンの濃度差によって発生する電気化学的な電位差（ネルンストの式によって導かれる）が存在する。この値は、標本によって異なるが、ニューロン外を基準として測定すると、およそマイナス60~70 mV程度である。この電位差を静止膜電位とよび、ニューロンの電気信号を論じる際には、この電位差が出発点となる。この通路が開状態にあるとニューロン膜の内部と外部（ニューロンの内側と外側）が空間的につながることで、各種のイオン（Na^+、K^+、Ca^{2+}など）がその濃度勾配と電位勾配に従って流れ、ニューロン膜の両側に電気信号が発生する[26][33][34]。この通路が閉状態になるとイオンの流れが遮断されてニューロンを構成している細胞膜を横切って移動する「イオンの流れ」が消失し、電気信号が変化を受ける。このイオンチャネルの開閉をゲーティングのカイネティクスとよび、この開閉を制御している生理学的要因の違いによって活動電位やシナプス電位の発生が起こる。しかしこの違いは制御方式の違いのみであって電気信号の発生過程がチャネルの開閉によっている点は同じである[35][36]。

またこのイオンチャネルの特徴として、特定のイオンチャネルは、各イオンに対してその選択透過性が高いことがあげられる。例えば、多くの生理作用を担っているカルシウムチャネルは、Ca^{2+}を選択的に通し、

第 16 章 量子力学と脳科学

それよりも小さい Na$^+$ は、半径が小さいにもかかわらず、ほんのわずかしか通過させない。

　このイオンチャネルは、ニューロンが発生させる電気信号を生み出す原因となっているので、このイオンチャネルの状態はニューロンの発生させる電気信号の状態に反映されていると考えられる。また脳の機能単位である神経回路網は、ニューロンがシナプスを介して互いに接続して電気回路網のように構成されているので、この神経回路網の機能はその電気信号によって生み出されていると考えられる。ここでのシナプスの構造とそのシナプス後部膜に埋め込まれている受容体チャネル（アセチルコリン受容体）の形状は図 16.4 を参照[6][27]。

　2012 年にこのイオンチャネルに関して以下の研究発表がされた。すなわち、電位依存性イオンチャネルの内部を通過するイオンを量子力学的にシミュレーションした結果、イオンがこのイオンチャネル内を通過する時は、このイオンはコヒーレントな波動のようにチャンネル内部に非局所化して拡がっていることが示唆された[37]。さらにこのときチャネル内部のイオンは高い周波数で振動しており、チャンネルの周囲を構成しているタンパク質と一種の共鳴状態にある。その結果、このチャネル内部のイオンのエネルギーの一部が周りのタンパク質に移動し、イオン自身の持つ運動エネルギーが半分程度に下がる。すなわちイオンチャネル自体がイオンを冷やすことでコヒーレント状態が保たれ、イオンの非局所的量子状態が維持されたままチャネルを通過することができる。これは、ニューロンの基本的な電気信号発生過程に量子的効果が関与していることを示す結果である。そのイオンチャネルによる電気信号によって信号を伝達している神経回路網、さらには脳の機能自体にも、量子効果が関与していることを示唆している。また、この考えに従うと、イオンの透過性も上手く説明できる。すなわち、このチャネル内を通過するイオンが周囲とどのような共鳴状態にあるかでコヒーレント状態を実現するための冷却温度が異なる。このことが特定のチャネルのイオン透過性を決めている可能性がある。以上が最近の量子力学的効果が脳内の何らかのプロセスに影響を与えているのではないかとの考えである。

16.6 その他の可能性

以上の外に、量子力学が関与する可能性がある脳内プロセスとそれに対する考え方をほぼ箇条書きに示し、その内容を簡単に列挙しておく。

16.6.1 アイリングの絶対反応速度論とチャネル

従来からイオンチャネルの透過性を示す理論的モデルとして、アイリングの絶対反応速度論をチャネル内のエネルギー障壁と通過するイオンの相互作用で説明する考えが提出されてきた[33][34]。この考えではイオンが通過するニューロン膜に埋め込まれている電位依存性やリガンド依存性イオンチャネル内側に配位している原子や分子によって、内部に通過するイオンに対するポテンシャル・エネルギー（主に電気的ポテンシャル・エネルギーによる）のプロファイルができる。イオンチャネル内を通過するイオンは、このポテンシャル・エネルギーの障壁を超えながら細胞外から内へ、また細胞内から外へと移動する。このモデルにたいして量子力学的トンネル効果を新たに適応することで、電気生理学実験で得られた実験結果を説明できる可能性がある。そうすれば、これもニューロンの電気信号を発生させるメカニズムに量子力学的効果が関与している証拠になる可能性がある。

16.6.2 麻酔薬とポーリングの水性相理論

ノーベル化学賞を受賞した米国のライナス・ポーリング (Linus Carl Pauling, 1901- 1994) は、マサチューセッツ総合病院科学諮問会の委員を兼ねているとき、麻酔専門医の講演を聴く機会があった。このときキセノンを麻酔薬として使用すると意識がなくなる点に注目した。自分の息子が医者であり、彼との議論を通して麻酔薬として作用する化学物質に希ガス類が多い点に着目した。希ガス類はイオン化するために比較的多くのエネルギーを必要とする。また他の原子と化学的に結合させて化合物をつくるのが難しいなどの特徴がある。これら希ガス類では、原子内の電子の配置は安定で、いわゆる電子軌道の殻が閉じていると考えら

れる。

　彼は、キセノンは水分子のクラスターを安定させて小さな結晶構造をつくるのではないかと考えた[38][39]。すなわちこの希ガスが脳内の水分子と相互作用をして水分子の周りに配位し水分子を特殊な安定状態にさせる可能性がある。この仮説（ポーリングの水性相理論）は、全身麻酔薬の大気圧依存性という性質も説明することができる[40]。脳内の水分子がこのような特殊な安定状態になると意識がなくなるとの仮説を提唱した。しかし、この説はいまだ証明されていない。さらに場の量子論を利用して意識の問題を取り上げた論文も発表されている[41][42][43]。

16.6.3　筋収縮のメカニズムと量子力学

　脳そのものの働きとは少し異なるが、脳の運動野のニューロン（ベッツ細胞）の興奮に始まる筋肉の収縮メカニズムにおいても量子力学で説明可能な現象がある。この脳の運動野から発した活動電位は脊髄内の運動ニューロンへアセチルコリンを神経伝達物質とする化学シナプスを介して伝達される。脊髄内の運動ニューロンで発生した活動電位は体の筋肉に到達する。ここで神経筋接合部であるシナプスを介して筋肉に活動電位を発生させる。これが筋肉内のT-管に伝搬し最終的にこれと連結している筋小胞体膜を脱分極させ、この膜に埋め込まれているリャノジン受容体チャネルを活性化させる。この活性化されたリャノジン受容体チャネルを通って筋小胞体内に貯蔵されていたCa^{2+}がアクチン・フィラメントとミオシン・フィラメントの存在している筋節内に放出されて収縮が引き起こされる。その後、このアクチン・フィラメントとミオシン・フィラメントが互いに滑り込むことによって筋肉の収縮が始まると考えられている。

　このとき、筋小胞体から放出されたCa^{2+}がアクチン・フィラメントにあるトロポニンのカルシウム結合部位に結合することがトリガーになり、アクチン・フィラメントに接触したミオシン・フィラメントの頭部が曲がることで滑り込みが発生すると考えられている。しかし、このときミオシン・フィラメントの頭部が曲がるメカニズムに関しては、正確

にわかっていない[44]。この分子機構に量子力学を使ったメカニズムが関与している可能性が考えられる。

さらにこの筋肉収縮の分子機構メカニズムでよく理解されていない点は、収縮に必要とされるエネルギーについてである。すなわち、ミオシン・フィラメントの頭部がATPアーゼとして働き、この頭部にあるATPと結合する部位は、ポケット構造になっており、このポケット構造内でADPとリン酸に分解したATPのエネルギーが一時的にその内部に保存される。一般にこのようなATPがADPとリン酸に分解する際に生じるエネルギーは一瞬にして散逸してしまい、一定時間保存されることはないと考えられている。しなしながらこの場合、ATPが分解された後もその化学エネルギーはある一定時間このポケット内に保存され、その後必要な時に利用されることが分かっている。しかし、このエネルギーがポケット内に保存されるメカニズムは理解されていない。ここにも量子力学を適用することでうまく説明できるメカニズムが関与している可能性がある。

16.6.4　エクルズ・ポパーの新二元論

抑制性シナプス後電位の発見によってノーベル賞を受賞したオーストラリア出身の生理学者ジョン・カリュー・エクルズ(John Carew Eccles, 1903-1997)は、オーストリア出身で英国の哲学者カール・ポパー(Karl Raimund Popper, 1902-1994)とともにデカルトの思想に戻るような二元論を提出した。彼らの考えは、3つの全く異なる世界が存在し、それは、「物理的な物とその状態からなる世界」と「意識の状態からなる世界」、さらに「あらゆる形式で表現される文化からなる世界」である。特に前者の二つは互いに相互作用をし合っているとしている。ここでこの第2の世界と第1の世界の相互作用として、シナプスにおける情報伝達に「意識」が直接働きかけることが出来ると考えている[45][46]。特に脳内の体の動きを制御している領域のシナプス伝達に意識が作用することによって、自由な意思が成立しているとしている。

すなわちデカルトが主張し、エリザベートが疑問を呈したように、非

第 16 章 量子力学と脳科学

物質的な魂（ここでは意識と同義で使っている）が物質的基盤をおくシナプスに作用しているという説を唱えている。しかし、現代のエネルギー保存法則を知っている我々から見るとこの考え方には、納得できない点が多い。すなわち、もし魂がシナプスに働きかけることが出来るとすれば、これは物理学で言うところの「仕事」に相当し、仕事が行われると必ずエネルギーが消費される。従ってシナプスの伝達に魂が何らかの作用を及ぼしてエネルギーが消費されると、その物理的痕跡が残っている必要があるが、この痕跡は実際の実験で測定されたことがない。

すなわちエネルギー保存の法則という過去に一度も矛盾をきたしたことのない物理学の大前提から考えると、エクルズ・ポパーの主張している仮説は成立することが不可能である[47][48]。

しかし、シナプス前部からの神経伝達物質の放出メカニズムに関する研究に対して、2014年のノーベル生理学・医学賞が米国のトーマス・シュードフ(Thomas C. Südhof, 1955-)らに与えられたように、このメカニズムに関与する高分子が同定され、またCa^{2+}の役割や分子レベルでの知見が得られている[6][26][27]。従って、これらの微視的な生理学的プロセスに量子力学的説明が適用される可能性は十分にある。

第 17 章　まとめ

　古代エジプトの文献パピルスに脳という言葉が出現して以来、古代ギリシャ・ローマ時代のヒポクラテス、アリストテレスやガレノス、さらにはアラビアの哲学者や医学者アヴィケンナなどが脳機能について不完全ながら考察を試みた。続く中世西ヨーロッパではトマス・アクイナスなどがキリスト教の教義とアリストテレスの自然学との融合を試みた。さらにルネサンスを経験した後、解剖学者ヴェサリウスや生理学者ウィリスなどを中心として脳の解剖学や機能に対する関心は継続し理解も深まった。その後もヒトの意識や心に対する関心は、現代まで途切れることなく継続してきた。

　脳・神経科学の歴史を概観すると、ここでの中心問題は、心身をめぐる哲学的課題であると同時に自然学の対象としても視野に入っていたことが明らかである。しかしながら、脳を含む生体の働きは、複雑さが大きな障害となって、その解明が最も難しい領域でもあった。ギリシャ・ローマ以後順調に発展してきた物理学や化学などの他の科学の分野と比較してもその進歩は明らかに遅れていた。

　一方、17 世紀に入り、ガリレオ、デカルトやニュートンらによって科学革命が行われ、近現代に通じる科学の規範が確立された。ここでの科学革命は、当時の自然科学のなかで重要な位置を占めていた物理学を中心として成し遂げられた。この科学革命を経た物理学的自然観は、21 世紀の現代に入っても順調に発展した。量子物理学などを応用したテクノロジー方面での大きな成功がそのことを物語っている。

　物理学を中心とする現代科学の発展は、精緻な実験技術や計算機による解析方法の開発にも大きく依存している。その結果、それまで研究対象とすることさえ困難であった脳の機能と精神（特にヒトの）との関連

第17章　まとめ

などが研究対象として真正面から取り上げられるようになってきた。このような経緯で20世紀末ごろから形成されてきた新しい学問領域の神経科学 (neuroscience) は、従来この問題を取り扱ってきた生命科学者や哲学者だけではなく多様な分野の研究者を巻き込んで、ますます発展しつつある。しかし、ここでは、中枢神経系でおこる生理的過程を物理・化学的なメカニズムで明らかにし、これを定性的かつ定量的に表現することに研究の中心がおかれている。

　筆者の専門である電気生理学の領域においても、イオンチャネルやシナプスの生理学的メカニズムとその制御機構が調べられてきた。ここでは、神経系の微視的現象に伴う電気信号の変化を記録することで、その生理機能を明らかにすることが目的である。この電気信号の変化は、タンパク質などで構成される微小器官（マイクロマシーン）の構造変化などによって引き起こされるイオンの運動によって生じている。従って、その基本原理と方法は、測定対象が異なるだけで、物理学や化学の研究内容や実験方法と何ら変わるところがない。

　意識の問題に初めて興味を抱いた大学院生当時の指導教授の「意識などの問題は遠い先の未来で解決されうる問題であって、今現在は解決可能な問題をテーマとすべきである」との助言以来、自らもこのような生理学的研究に従事してきた。確かに、この教授の指摘のような意味においては多様な成果が神経科学の分野で得られている。一方で、脳の機能と意識やクオリアとの関係などの問題に関しては、ほとんど何もわかっていないのが現状である。これをある神経科学者は、"ハード・プロブレム"という言葉で端的に表現している。

　現代物理学は、素粒子のような物質の根源にかかわる微視的な世界から、宇宙の構造や生成までもその研究対象として含んでいる。従って、この対象中に物質で構成されている脳も含まれる。宇宙の中に物理的実体として存在する脳は、この物理法則に従っていると考えるのが自然であり、この法則に従って解明されると一般に信じられている。

　ここで考えられる問題点は、心や意識の問題を研究対象にしているこの科学が、17世紀ごろから形成されてきた近現代科学である点である。

多くの神経学者は一般的に日々の研究に忙殺され、落ち着いてこれらの近現代の科学が成立した背景とその規範、さらにこれが対象としうる範囲などを考え直す機会を逸しているのが現状であろう。すなわち、17世紀のニュートン以来、成功をおさめ文明を大きく進歩させて人間の生活を著しく変化させてきた自然科学に大きな信頼を置いているが、その成立過程などについては一部の人を除いて振り返る暇がないのが正直な意見であろう。

　本書では、これらの点に注目して、現代神経科学の限界を探り、できればその打開のための方向性を模索することを試みた。この点に注目して、現代の自然科学成立の歴史的経緯を見直すと同時に、これとの関連で脳の科学史と意識や心の哲学の歴史にも注目した。自然科学の成立過程をよく見ると、デカルトの哲学的考察が重要な役割を果たしていることが理解される。実際の研究で偉大な成果を出したという点では、ガリレオやニュートンらが重要であるかもしれないが、従来の宗教的権威に拠ったパラダイムを解体し、新しいパラダイムを創ったのはデカルトである。古い伝統的な宗教的自然観を支えていたのはアリストテレスの自然哲学であった。デカルトはアリストテレスの自然観から脱却して、新しい自然科学の規範を設定した。ここで注目すべき点は、このデカルトらによって引き起こされた近現代科学の成立過程においてアリストテレスの自然哲学が排除された点である。

　アリストテレスの考えの中心にあるともいえる個々の経験や意識の問題は、必然的に近現代の自然科学の対象に含まれていないということになる。すなわち、近現代の自然科学は、現代の脳・神経科学がその目標としている意識や心の解明を対象として想定していないことになる。さらに極論すると近現代の自然科学では、意識や心を自然科学的に明らかにすることは本質的に不可能であるとさえ言える可能性がある。

　このように、脳科学は自然科学の方法論や心身問題の哲学などを深く考察する契機にもなっている。同じくデカルトに端を発する心身二元論のスピノザやライプニッツらによる展開などはいまだに継続している思想史上の問題でもある。現代でもベルクソンやメルロ＝ポンティらの

第17章　まとめ

思想家が議論を行ってきた。またヒュームの因果律への懐疑的考察などは、科学の基盤やその方法論とも密接な関係にあり、脳をめぐる哲学的問題に対しても多くの論点を提供してきた。これら先人たちの成果を学ぶとともに、意識や心の問題を自然科学の対象として解明できるのかという根本的な問いかけを行うことへも注意を払われるべきであろう。意識や心の問題は、現代の自然科学が対象としている次元の問題（素粒子物理学や宇宙論）とは、異なる次元の問題であるのかもしれない。

　本書では、上記のテーマを中心に据えながら、同時に複数の内容を扱ってきた。
　(1)　古代から現代にいたる脳・神経科学の歴史を上記の考えを念頭に置きながら独自の視点から概観した。ガルバーニの動物電気の発見を起点とし、物理学と化学を基礎とする現代の神経生理学の成立過程を特に丁寧に追った。ここでは神経科学の中でも基幹となるニューロンレベルでの電気現象やシナプスにおける情報伝達がその中心となっている。
　(2)　20世紀初期の量子物理学の発展によって、ラプラスの決定論的因果律に再考を迫ることになった非決定論的因果律に注目した。前者の決定論的因果律はクロード・ベルナールも自らの生理学研究のよりどころとしていた。この新しい非決定論的因果律と脳・神経科学との関係を考えた。
　(3)　この非決定論的因果律の問題は自由意志の問題とも関連しており、自覚された意識的運動に関する生理学実験の例として、ベンジャミン・リベットの実験を取り上げた。ここでは、デカルトの提唱した心身二元論とはことなる新しい二元論ともいえる考えが示されている。リベットは、「意識に上る主観的経験と同時に自然科学的方法によって脳を計測する以外、正しい方法はない」と言っているが、これは意識を科学的に調べる場合の重要なヒントなのかもしれない。
　(4)　最新の実験方法によって、注目を浴びることとなった脳内の微視的生理過程を量子力学的に解析する問題なども取り扱った。これ

は、21世紀に入ってもいまだ決定論的因果律の枠内で議論されてきた伝統的な電気生理学からはみ出ている。すなわち従来の伝統的な電気生理学（パッチ・クランプ法も含んでいる）のみでは十分に解析できない現象に、量子力学が参入できる可能性を含んでいる。これは、神経研究の新しい展開になる可能性を示唆しているのではないか。

このように多様な問題を取り扱ったが、どの問題に対してもまだ満足のいく結論は得られていない。これらの問題が筆者の力量を越えているためであることは当然であるが、今後さらに考察していくべき問題だと考えている。

冒頭の序論で指摘したように、脳科学に対する社会的期待や要請がますます拡大している事情を反映して、最近、神経科学において米国やEUにおいて巨大プロジェクトが開始された。米国においては、2013年4月2日に、オバマ大統領が、"Brain Research through Advancing Innovative Neurotechnologies (BRAIN) Initiative: 通称 Brain Initiative" いうプロジェクトを立ち上げることを宣言した。これはヒトの脳におけるニューロン間の完全な配線図を得ようとする試みである。ただし、これはトランプ大統領になって見直しが検討されるかもしれない。一方、EUでは、2005年にローザンヌ連邦工科大学のヘンリー・マークラム (Henry Markram) を中心として「ブルー・ブレイン・プロジェクト：Blue Brain Project」が始まった。これは多種多様なイオンチャネルなどの生理学的・解剖学的実験データを含む一個のニューロンとそれらの多数個からなる神経回路網をブルー・ジーン (Blue Gene) というスーパー・コンピュータを利用してシミュレーションしようという試みである。さらにこのプロジェクトは2013年1月から「ヒューマン・ブレイン・プロジェクト：Human Brain Project」として予算の規模も大幅に拡大して10カ年計画で始まっている。このような大型プロジェクトは、脳のリバースエンジニアリングの例であるが、これらの研究は応用面からみても重要である。

第 17 章　まとめ

　しかし、これら巨大プロジェクトとは異なる基本的であるが地味な研究も脳機能の理解にとって重要な役割を果たしていると考えられる。20 世紀中ごろから活動電位の発生メカニズムやシナプス伝達過程の生理学的解析などが飛躍的に進んだ。これらの研究は、17 世紀にガルバーニによって発見されて以後、生体電気信号の発生過程やその役割を解明するために遂行されてきた多くの研究を集大成するものであった。これらの研究を完成させた生理学者ホジキン、ハクスリ、カッツらは、手作りの顕微鏡や電気生理学の実験装置で、手術によって自ら準備したヤリイカの巨大軸索やカエルの神経筋接合部などの下等な動物を実験対象として精密な実験を行い、目覚ましい発見を行った。さらに、実験結果からこれらの現象を記述する数式を導き出してモデル化やシミュレーションも行った。これらは数学や手動式の計算機を使い非常にすぐれたものであり、巨大プロジェクトとは異なる個人の着想と独創的な実験手技や解析能力によっている点が大きい。本来の科学研究の原点ともいうべきこの研究スタイルも一方では忘れてはならない点であろう。

　このように神経科学は着々と進められているが、その成立過程や前提を問い直すことも、心や意識の解明には重要ではないかと考える。

■■■■■■ ピタゴラス(-570--500)
■■■■■■■ アルクマイオン(-510--440)
■■■■■■ エンペドクレス(-500--430)
■■■■■■ ヒポクラテス(-460--370)
■■■■ プラトン(-427--384)
■■■■■■ アリストテレス(-384--322)
■■■■ ヘロフィロス(-335--280)
■■■■ エラシストラトス(304--240)
マリノス(120-170) ■■■■
ガレノス(129-216) ■■■■■

年　表

800–2050	タイムライン

- イブン・シーナ (980-1037)
- トマス・アクィナス (1225-1274)
- モンディーノ・デ・ルツィ (1275-1326)
- ギー・ド・ショーリアク (1290-1367)
- レオナルド・ダ・ヴィンチ (1452-1519)
- ニコラウス・コペルニクス (1473-1543)
- ヤコブス・シルビウス (1478-1555)
- アンブロワーズ・パレ (1510-1590)
- アンドレアス・ヴェサリウス (1514-1564)
- ガリレオ・ガリレイ (1564-1642)
- ウイリアム・ハーヴィ (1578-1657)
- ルネ・デカルト (1596-1650)
- トマス・ウィリス (1621-1675)
- ブレーズ・パスカル (1623-1662)
- アントニー・ファン・レーウェンフック (1632-1723)
- アイザック・ニュートン (1642-1727)
- ヘルマン・ブールハーフェ (1668-1738)
- ラ・メトリ (1709-1751)
- アルブレヒト・フォン・ハラー (1708-1777)
- フェリス・フォンタナ (1730-1805)
- ルイージ・ガルバーニ (1737-1798)
- アレッサンドロ・ボルタ (1745-1827)
- フランツ・ヨセーフ・ガル (1758-1828)
- フランソワ・マジャンディ (1783-1855)
- ヤン・エヴァンゲリスタ・プルキンエ (1787-1869)
- マイケル・ファラデー (1791-1867)
- マリー・ジャン・ピエール・フルーラン (1794-1867)
- ヨハネス・ミュラー (1801-1858)
- ウイリアム・シャーペイ (1802-1880)
- テオドール・シュワン (1810-1882)
- カルロ・マトッチ (1811-1868)
- クロード・ベルナール (1813-1878)
- デュボア・レイモン (1818-1896)
- ヘルマン・ヘルムホルツ (1821-1894)
- ルイ・パストゥール (1822-1895)
- ピエール・ポール・ブローカ (1824-1880)
- ジャン=マルタン・シャルコー (1825-1893)
- トマス・ヘンリー・ハクスリ (1825-1895)
- オットー・ダイテルス (1834-1863)
- ヒューリングス・ジャクソン (1835-1911)
- マイケル・フォスター (1836-1907)
- エドゥアード・ヒッツィヒ (1838-1902)
- ユリウス・ベルンシュタイン (1839-1917)
- デイビット・フェリヤー (1843-1928)
- カミロ・ゴルジ (1843-1926)
- カール・ウェルニッケ (1848-1904)
- イワン・パブロフ (1849-1936)
- ジョン・ラングレイ (1852-1925)
- ラモン・イ・カハール (1852-1934)
- ジークムント・フロイト (1856-1939)
- チャールズ・シェリントン (1857-1952)
- コルビニアン・ブロードマン (1868-1918)
- キース・ルーカス (1873-1916)
- オット・レーヴィ (1873-1961)
- ハンス・ベルガー (1873-1941)
- ヘンリー・デール (1875-1968)
- アーチーボルド・ヒル (1886-1977)
- エドガー・エイドリアン (1889-1977)
- ワイルダー・ペンフィールド (1891-1976)
- ロレンテ・ド・ノ (1902-1990)
- ジョン・エクルズ (1903-1997)
- ジョン・ヤング (1907-1997)
- バーナード・カッツ (1911-2003)
- ロジャー・スペリー (1913-1994)
- スティーヴン・クフラー (1913-1980)
- アラン・ホジキン (1914-1998)
- アンドリュー・ハクスリ (1917-2013)
- リチャード・ケインズ (1919-2010)
- トルステン・ウィーゼル (1924-)
- デイヴィッド・ヒューベル (1926-2013)
- エリック・カンデル (1929-)
- バート・サックマン (1942-)
- エルウィン・ネーヤー (1944-)
- ロドリック・マッキノン (1956-)

参考文献

第1章
1 McComas, A.J. (2011) *Galvani's Spark – The Story of the Nerve Impulse*. Oxford University Press.
2 Finger, S. (2000) *Minds behind the Brain. A History of the Pioneers and their Discoveries*. Oxford University Press.
3 藤宗寛治 (2014)『電気にかけた生涯：ギルバートからマクスウェルまで』, 筑摩書房.
4 砂川重信 (1999)『理論電磁気学』第3版, 紀伊國屋書店.
5 Poter, R. (1999) *The Greatest Benefit to Mankind : A Medical History of Humanity*. W.W. Norton & Company.
6 Michio, K. (2014) *The future of the mind: The scientific quest to understanding, enhance, and empower the mind*. Anhor books.
7 大栗博司 (2012)『重力とは何か』, 幻冬舍.
8 大栗博司 (2013)『超弦理論入門』, 講談社.
9 Libet, B. (2004) *Mind Time: The Temporal Factor in Consciousness*. Harvard University Press.
10 Norretranders, T. (1999) *The User Illusion : Cutting Consciousness Down to Size*. Penguin Books.
11 金沢一郎他編 (2003)『脳神経科学』, 医学書院.
12 Kandel, E.R. (2016) *Reductionism in Art and Brain Science: Bridging the Two Cultures*. Columbia University Press.
13 Kandel, E.R. (2012) *Principles of Neural Science*. 5th Ed., McGraw-Hill Education / Medical.

第2章
1 木下康彦他編 (2008)『詳説 世界史研究』, 山川出版.
2 McNeill, W. (1979) *A World History*. Oxford University Press.
3 Gombrich, E. (1985) *Eine Weltgeschichte für junge Leser*. DuMont Buchverlag, Köln.
4 笈川博一 (2014)『古代エジプト』, 講談社.
5 梶田昭 (2003)『医学の歴史』, 講談社.
6 http://oi.uchicago.edu/sites/oi.uchicago.edu/fijes/uploads/shared/docs/oi4.pdf
7 鈴木哲哉 (1970)「古代の医薬に関する文献」『臨床薬理』1 第1巻, pp. 46-54.
8 鈴木哲哉 (1970)「古代の医薬に関する文献」(2).『臨床薬理』1 第2巻, pp. 135-140.
9 鈴木哲哉 (1970)「古代の医薬に関する文献」(3).『臨床薬理』1 第3-4巻, pp. 272-275.
10 鈴木哲哉 (1970)「古代の医薬に関する文献」(4).『臨床薬理』2 第1巻,

pp. 94-98.
11 Finger, S. (2000) *Minds behind the Brain. A History of the Pioneers and their Discoveries.* Oxford University Press.
12 Herodotus of Halicarnassus, *The Histories,* An account of great and marvelous deeds through the 1920 translation of A.D. Godley. 松平千秋訳注 （1971-1972, 改版 2006）『ヘロドトス 歴史』, 岩波書店.
13 Parker, S. (2013) *Kill or Cure.* Dorling Kindersley Limited.
14 小川鼎三 (1964)『医学の歴史』, 中央公論社.
15 Singer, C., Underwood, E. A. (1962) *A Short History of Medicine.* 2nd ed. Oxford University Press.
16 https://fr.wikipedia.org/wiki/Paul_Broca.

第3章

1 Russell, B. (1946) *History of Western Philosophy.* George Allen and Unwin Ltd., London.
2 伊藤貞夫 (2004)『古代ギリシアの歴史』, 講談社.
3 木村凌二，中村るい (2012)『古代地中海世界の歴史』, 筑摩書房.
4 梶田昭 (2003)『医学の歴史』, 講談社.
5 Finger, S. (2000) *Minds behind the Brain. A History of the Pioneers and their Discoveries.* Oxford University Press.
6 坂井健雄 (2008)『人体観の歴史』, 岩波書店.
7 ヒポクラテス，小川政恭訳 (1963)『古い医術について 他八篇』, 岩波書店.
8 Bernard, C. (1947) *Principes de médecine expérimentale.* Presses Universitaires de France. クロード・ベルナール；御子柴克彦，山口知子訳 (2008)『実験医学の原理』, 丸善プラネット.
9 杉晴夫 (2012)『人類はなぜ短期間で進化できたのか』, 平凡社.
10 内山勝利責任編集 (2008)『哲学の歴史』1「哲学の誕生」, 中央公論社.
11 山口義久 (2001)『アリストテレス入門』, ちくま書房.
12 プラトン (1975/9)；種山恭子・田之頭安彦訳「プラトン全集」12『ティマイオス．クリティアス』, 岩波書店.
13 アリストテレス (2005)；坂下浩司訳『動物部分論・動物運動論・動物進行論』（西洋古典叢書）, 京都大学学術出版会.
14 Von Staden, H. (1992). The discovery of the body : human dissection and its cultural contexts in ancient Greece. *The Yale Journal of Biology and Medicine,* **65**, p.223-241.
15 Wickens, A.P. (2015). *A History of the Brain: From stone age surgery to modern neuroscience,* p.29. Psychology Press.
16 坂井健雄 (2014)『図説 人体イメージの変遷：西洋と日本 古代ギリシャから現代まで』, 岩波書店.
17 McNeill, W. (1979). *A World History.* Oxford University Press.
18 Gombrich, E. (1985) *Eine Weltgeschichte für junge Leser.* DuMont Buchverlag, Köln.
19 Dunn, R. (2015) *The man who touched his own heart: True Tales of Sicence, Surgery,*

and Mystery. Little, Brown and Company, New-York.

20　Marcus Aurelius Antoninus (161-180) *Meditations.* マルクス・アウレリウス・アントニウス著，神谷美恵子訳 (2007)『自省録』，岩波書店.

21　Singer, C., Rabin, C. (1946) *A Prelude to Modern Science.* Cambridge University Press.

22　内山勝利責任編集 (2007)『哲学の歴史』2「帝国と賢者」，中央公論社.

23　Jaynes, J. (1990) *The Origin of Consciousness in the Breakdown of Bicameral Mind.* Houghton Mifflin.

第4章

1　木下康彦他編 (2008)『詳説 世界史研究』，山川出版.

2　Aquinas, T. (1265-) *Summa Theologiae.* 高田三郎他訳 (1960-2012)『神学大全』（全45巻），創文社.

3　St. Augustine, by Taylor, J.H. (1982) Vol. 1: *The Literal Meaning of Genesis.* Paulist Press.

4　Avicenna. (1025) *The Canon of Medicine.* アヴィケンナ；檜学訳『医学典範』，第三書館.

5　Gregorius, R. (1503) *Margarita philosophica nova Anastatic,* reprint with an introduction (in Italian) by Lucia Andreini. (2002) Salzburg: Institut für Anglistik und Amerikanistik (3 voll.). Universität Salzburg.

6　Albertus Magnus (1260) *Philosophia naturalis.*

7　Mondino de Luzzi (1478) *Anathomia corporis humani.*

8　Guido di Vigevano (1345) *Anatomia designate per figures.*

9　坂井健雄 (2008)『人体観の歴史』，岩波書店.

10　坂井健雄 (1999)『謎の解剖学者ヴェサリウス』，筑摩書房.

11　山本貴光，吉川浩満 (2016)『脳がわかれば心がわかるか』，太田出版.

12　Singer, C., Underwood, E.A. (1962) *A Short History of Medicine,* 2nd ed., Oxford at the Clarendon Press.

13　伊藤俊太郎 (2006)『12世紀ルネサンス』，講談社.

14　伊藤俊太郎 (2007)『近代科学の源流』，中央公論社.

15　Jacquart, D. (2005) *L'épopée de la science arabe.* Gallimard. ダニエル・ジャカール著、吉村作治監訳 (2006)『アラビア科学の歴史』，創元社.

16　*Abu Bakr Morammad bin Zakariya Al Razi,* translated into Latin by Faraj ben Salem, (1279) Katab al-hawi.

17　http://cchimag.com/en/details/break_section/The-Kitab-Al-Hawi-Fi-Tebb-Comprehensive-Book-Medicine/January-2016-Volume-8-Issue-Number-3.

18　Charles, C., Verger, J. (2007) *Histoire des universités.* Universitaires de France, Paris.

19　https://it.wikipedia.org/wiki/Garioponto.

20　Charles, C., Verger, J. (2012). *Histoire des universités.* PUF. 岡山茂，谷口清彦訳 (2009)『大学の歴史』，白水社.

参考文献

第 5 章

1　Ramachandran, V.S. (2011) *The Tell-Tale Brain : Unlocking the Mystery of Human Nature*. Windmill Books.
2　Merleau-Ponty, M. (1945) *Phénoménologie de la Perception*. Edition Gallimard, Paris. モーリス・メルロー＝ポンティ著，竹内芳郎他訳『知覚の現象学』，みすず書房.
3　https://fr.wikipedia.org/wiki/Ambroise_Par%C3%A9
4　Méthode de traicter les playes faictes par les hacquebutes et aultres bastons a feu：「火縄銃とその他の火器による創傷の治療」
5　Parker, S. (2013). *Kill or Cure*. Dorling Kindersley Limited.
6　Ramachandran, V.S. (1999) *Phantoms in the Brain: Probing the Mysteries of the Human Mind*. William Morrow Paperbacks.
7　*Cerveau and Psycho*. (2013). Fr. No.12. Novembre Janvier.
8　Singer, C., Underwood, E. A. (1962) *A Short History of Medicine*, 2nd ed. Oxford at the Clarendon Press.
9　Vasari, G. (1550) *Le vite de' piùeccellenti pittori scultori e architettori*. 田中英道他訳 (1982) ジョルジュ・ヴァザーリ著『ルネサンス画人伝』，白水社.
10　Gombrich, E.H. (1989) *The Story of Art*. 15ed. Phaidon Press Ltd. Oxford.

第 6 章

1　Versalii, A., (1543) *Medicorum patauinae professoris, de Humani corporis fabrica*, Libri septem. 1543.,『解題　坂井健雄、フレデリック・クレメンス、(2015) Explanatory Note for Andreas Vesalius, Fabrica and Epitome』
2　Vasari, G. (1550) *Le vite de' piùeccellenti pittori scultori e architettori*. ジョルジュ・ヴァザーリ著，田中英道他翻訳 (1982)『ルネサンス画人伝』，白水社.
3　Gombrich, E.H. (1989) *The Story of Art*. 15ed. Phaidon Press Ltd. Oxford.
4　伊藤博明責任編集 (2007)『哲学の歴史』4，「ルネサンス」，中央公論社.
5　Fabiani, J-N. (2011) *Ces histoires insolites qui ont fait la médecine*. Plon.
6　Satori, E. (1999) *Histoire des Grands Scientifiques Français: d'Ambroise Paré à Marie Curie*. Perrin.
7　Dachez, R. (2008) *Histoire de la médecine: De l'Antiquité à nos jours*. Édition Tallandier.
8　Cater, M., Shieh, J. (2015) *Guide to Research Techniques in Neuroscience*. 2nd ed. Academic Press. 小島比呂志監訳 (2013)『脳・神経科学の研究ガイド』，朝倉書店.
9　Singer, C., Underwood, E. A. (1962) *A Short History of Medicine*, 2nd ed., Oxford at the Clarendon Press.
10　Colombo, M.R. (1559) *De Re anatomica*.
11　Fallopio, G. (1561) *Observationes anatomica*.

第 7 章

1　城戸義明 (2016)『科学とはなにか、科学はどこへ行くのか』，デザインエッグ.
2　小学館編『西洋美術館』(1999) 小学館.
3　Koch, C. (2012). *Consciousness: Confession of a romantic reductionist*. The MIT Press.

4 Weinberg, S. (2015) *To Explain the World: The Discovery of Modern Science.* Penguin Books.
5 小林道夫 (2009)『科学の世界と心の哲学』, 中公新書.
6 内山勝利責任編集 (2008)『哲学の歴史』1「哲学の誕生」, 中央公論社.
7 Briant, P. (1987) *De la Grèce à l'Orient, Alexandre le Grand.* Gallimard. ピエール・ブリアン；桜井万里子監修『アレクサンダー大王』, 創元社.
8 中村禎里 (1977)『血液循環の発見——ウイリアム・ハーヴィの生涯』, 岩波新書.
9 Aquinas, T. (1265-) *Summa Theologiae.* 高田三郎他訳 (1960-2012)『神学大全』(全45巻), 創文社.
10 Segre, di E. (2007) *From Falling Bodies to Radio Waves: Classical Physicists and Their Discoveries.* Dover Publications.
11 Randall, L. (2011) *Knocking on Heaven's Door: How Physics and Scientific Thinking Illuminate the Universe and the Modern World.* Vintage Books.
12 https://en.wikipedia.org/wiki/French_Academy_of_Sciences
13 小林道夫責任編集 (2007)『哲学の歴史』5「デカルト革命」, 中央公論社.
14 Gombrich, E.H. (1989) *The Story of Art.* 15ed. Phaidon Press Ltd. Oxford.
15 高階秀爾 (1969)『名画を見る眼』, 岩波書店.
16 大野芳材他著 (2016)『西洋美術の歴史』6「バロックからロココへ. 華麗なる展開」, 中央公論社.
17 Farthing, S. (2011) *1001 Paintings you must see before you die.* Universe.
18 https://en.wikipedia.org/wiki/Art_of_Europe
19 野田又夫 (1963)『ルネサンスの思想家たち』, 岩波書店.
20 谷川多佳子 (2014)『デカルト『方法序説』を読む』, 岩波書店.
21 Wise, P. (2011) *Un défi sans fin. La vie romancée de Claude Bernard.* Société des Écrivains.
22 Nguyen-Schoendorff, O. (2009) *Je suis... Claude Bernard.* Jacques André éditeur.
23 Bernard, C. (1984) *Introduction à l'étude de la médecine expérimentale.* Flammarion.
24 Bernard, C. (1947) *Principes de médecine expérimentale.* Presses Universitaires de France.
25 飯島衛 (1969)『生物学と哲学の間』, みすず書房.
26 中村禎里 (1977)『血液循環の発見——ウイリアム・ハーヴィの生涯』, 岩波新書.
27 http://www.y-history.net/appendix/wh1003-010.html
28 ジョン・オーブリー；樋口稔訳 (1979).『名士小伝』, 冨山房.
29 クロード・ベルナール；御子柴克彦, 山口知子訳 (2008)『実験医学の原理』, 丸善プラネット.
30 小山慶太 (2011)『科学史年表』, 中公新書.

第8章

1 小林道夫 (2006)『デカルト入門』筑摩書房.
2 小林道夫他編著 (1999)『フランス哲学・思想事典』, 弘文館.

3　小林道夫責任編集 (2007)『哲学の歴史』5「デカルト革命」, 中央公論社.
4　Baillet, A. (1691) *La Vie de Monsieur Descartes*. Paris, Hortemels.
5　ルネ・デカルト著, 山田弘明訳・解説 (2001)『省察』, 筑摩書房.
6　小島比呂志編著, 大谷悟他著 (2014)『脳とニューロンの生理学』, 丸善出版.
7　Merleau-Ponty, M. (1945) *Phéoménologie de la Perception*. Edition Gallimard, Paris. モーリス・メルロー＝ポンティ著, 竹内芳郎他訳『知覚の現象学』, みすず書房.
8　野田又夫責任編集 (1978)『世界の名著』27「デカルト」, 中央公論社.
9　Descartes, R., *Les Passions de l'âme*, 谷川多佳子訳 (2008)『情念論』, 岩波書店.
10　小林茂夫 (2006)『脳が作る感覚世界――生体にセンサーはない』, コロナ社.
11　Canguilhem, G. (1955) *La formation du concept de réflexe aux XVII et XVIII siècles*. Presses Universitaires de France. 金森修訳 (1988)『反射概念の形成――デカルト的生理学の淵源』, 法政大学出版局.
12　野田又夫編集責任 (1978)『情念論』「世界の名著」27「デカルト」, 中央公論社.
13　Willis T. (1664) *Cerebri Anatome*. ((1978). *The Anatomy of the Brain and nerve*. The Classics of Medicine Library).
14　Hansotia, P. (2003) A Neurologist Look at Mind and Brain: "The Enchanced Loom". *Clinical Medicine & Research*. Vol. **1**, No. 4: pp. 327-332.
15　梅原猛 (1981) 1981年9月9日 毎日新聞（東京本社版）夕刊.
16　Quoy-Bodin, Jean-Luc. (2013) *Un amour de Descartes*. Gallimard.
17　山田弘明 訳・解説 (2001)『デカルト＝エリザベート往復書簡』, 講談社.
18　Aquinas, T. (1265-) *Summa Theologiae*. 高田三郎他訳 (1960-2012)『神学大全』（全45巻）, 創文社.
19　野田又夫責任編集 (1978)『世界の名著』27「デカルト」, 中央公論社.
20　Damásio, A. (1995) *L'Erreur de Descartes: la raison des émotions*. Paris, Odile Jacob.
21　小林道夫 (2009)『科学の世界と心の哲学』, 中公新書.

第9章

1　城戸義明 (2016)『科学とはなにか、科学はどこへ行くのか』, デザインエッグ.
2　小林道夫 (2006)『デカルト入門』, 筑摩書房.
3　Finger, S. (2000) *Minds behind the Brain. A History of the Pioneers and their Discoveries*. Oxford University Press.
4　Clarac, F., Ternaux, J-P. (2008) *Encyclopédie Historique des Neurosciences*. De Boeck.
5　Wickens, P. (2015) *A History of the brain: From Stone Age surgery to modern neuroscience*, p102-103, Psychology Press.
6　Singer, C., Underwood, E.A. (1962) *A Short History of Medicine*, 2nd ed. Oxford at the Clarendon Press. シンガー・アンダーウッド (1962)『医学の歴史』, 朝倉書店, p.247.
7　Singer, C., Underwood, E.A. (1962) *A Short History of Medicine*, 2nd ed., Oxford at the Clarendon Press. シンガー・アンダーウッド (1962)『医学の歴史』, 朝倉書店, p. 153.
8　Singer, C., Underwood, E.A. (1962) *A Short History of Medicine*, 2nd ed. Oxford

at the Clarendon Press. シンガー・アンダーウッド (1962)『医学の歴史』, 朝倉書店, p.158.

9　Jacques Casanova de Seingalt (1960). *Histoire de Ma Vie jusqu'à l'an 1797*. ジャック・カサノヴァ・サンガール, 窪田般彌訳 (1995)『カサノヴァ回想録』6, 河出文庫, p.289-294.

第10章

1　ゲーテ, 相良守峰訳 (1960)『イタリア紀行』, 岩波文庫.　von Goethe, J.W. (1816-1817). *Italienische Reise*.

2　Galvani, G. (1791). *De Viribus Electricitatis in Motu Musculari, Commentarius*. Bologna: Ex typographia Instituti Scientiarum.

3　http://www.columbia.edu/cu/lweb/eresources/exhibitions/treasures/html/152.html

4　Hodgikin, A.L., Huxley, A.F., Katz, B. (1952). Measurement of current-voltage relations in the membrane of the giant axon of Loligo. *J. Physiol*. **116** (4): 424-48.

5　Hodgikin, A.L., Huxley, A.F. (1952). Currents carried by sodium and potassium ions through the membrane of the giant axon of Loligo. *J. Physiol*. **116** (4): 449-72.

6　Hodgikin, A.L., Huxley, A.F. (1952). The components of membrane conductance in the giant axon of Loligo. *J. Physiol*. **116**(4):473-96.

7　Hodgikin, A.L., Huxley, A.F. (1952). The dual effect of membrane potential on sodium conductance in the giant axon of Loligo. *J. Physiol*. **116** (4): 497-506.

8　Hodgkin, A.L., Huxley, A.F. (1952). A quantitative description of membrane current and its application to conduction and excitation in nerve. *J. Physiol*. **117** (4): 500-44.

9　Moruzzi, G. (1996). History of Neuroscience : The Electrophysiological Work of Carlo Matteucci. *Brain Research Bulletin*, vol. **40**, No. 2. pp. 69-91.

10　McComas, A.J. (2011). *Galvani's Spark – The Story of the Nerve Impulse*. Oxford University Press.

11　Bernstein, J. (1912). *Electrobiologie*. Braunschweig.

12　Golgi, C. (1885). *Sulla fina anatomia degli organi centrali del sistema nervoso*, Tipografia di Stefano Calderini e Figlio, Reggio Emilia.

第11章

1　Singer, C., Underwood, E.A. (1962). *A Short History of Medicine*. 2nd ed. Oxford at the Clarendon Press.

2　Bernard, C. (1947). *Principes de médecine expérimentale*. Presses Universitaires de France. クロード・ベルナール, 御子柴克彦, 山口知子訳 (2008)『実験医学の原理』, 丸善プラネット.

3　Wise, P. (2011). *Un défi sans fin. La vie romancée de Claude Bernard*. Société des Écrivains.

4　Nguyen-Schoendorff, O. (2009). *Je suis... Claude Bernard*. Jacques André éditeur.

5　Bernard, C. (1856). *Vingt-cinquiéme Leçon, Cours de Médecine.*
6　Benrard, C. (2013). *Introduction à l'étude de la médecine expérimentale.* Flammarion.
7　Descartes, R. (2013). *Discours de la méthode : Pour bien conduire sa raison, et chercher la vérité dans les sciences.* J'ai lu. 第6部より引用, 第2節.
8　谷川多佳子 (2014)『デカルト方法序説を読む』, 岩波書店.
9　長谷川眞理子 (1999)『科学の目 科学のこころ』, 岩波新書.
10　Pierre-Simon Laplace (1902). *Essai philosophique sur les probabilités. A Philosophical Essay on Probabilities.* John Wiley & Sons.
11　三宅岳史 (2012)『ベルグソン——哲学と科学の対話』, 京都大学学術出版会.

第12章

1　http://www.nobelprize.org/nobel_prizes/medicine/laureates/1904/
2　Pavlov, I.P. (1927). *Conditioned Reflexes: An Investigation of the Physiological Activity of the Cerebral Cortex.* Translated and Edited by G.V. Anrep. London: Oxford University Press.
3　Maehle, A.H. (2004). "Receptive substances": John Newport Langley (1852-1925) and his path to a receptor theory of drug action. *Med Hist.* 2004 Apr; **48**(2):153-74.
4　Freud, S. (1916-17). *Vorlesungen zur Einführung in die Psychoanalyse,* in Gesammelte Werke, XI, 1940.
5　Sherrington, C.S. (1906). *The Integrative Action of the Nervous System.* Oxford University Press.
6　https://archive.org/stream/integrativeactio00sheruoft#page/n0/mode/2up
7　Poter, R. (1999). *The greatest benefit to mankind : A medical history of humanity.* Norton.
8　Finger, S. (2000). *Minds behind the brain : A history of the pioneers and their discoveries.* Oxford University Press.
9　Flourens, M.J.P. (1822). *Recherches expérimentales sur les propriétés et les fonctions du système nerveux dans les animaux vertébrés* (Experimental Researches on the Properties and the Functions of the Nervous System in Vertebrate Animals). Académie des Sciences (French Academy of Sciences).
10　Flourens, M.J.P. (1824). *Experimental researches on the properties and functions of the nervous system in vertebrate animals.* Trans Dennis, W. (1948) Readings in the History of Experimental Psychology.
11　Flourens, M.J.P. (1846). *Phrenology Examined.* (Trans Meigs, C de L) Hogan and Thompson: Philadelphia, PA.
12　Goltz, F. (1869). *Beiträge zur Lehre von den Funktionen des Nervensystems des Frosches,* Berlin: August Hirschwald (Contributions to knowledge on functions of the nervous system in frogs).
13　Ferrier, D. (1886). *The Functions of the Brain.* 2nd edn. Smith & Elder: London.
14　Wickens, A.P. (2015). *A History of the Brain: From Stone Age surgery to modern neuroscience.* Psychology Press.
15　Wernicke, C. (1874). *Der aphasische Symptomencomplex: Eine Psychologische*

Studie auf anatomisher Basis. Cohn & Weigert : Braslau.
16　https://en.wikipedia.org/wiki/Eduard_Hitzig
17　Hitzig, E. (1870). *Ueber die elektrische Erregbarkeit des Grosshirns* (On the Electrical Excitability of the Cerebrum).
18　小泉英明 (2011)『脳の科学史 フロイトから脳地図 MRI へ』，角川マーケッティング．
19　Penfield, W., Rasmussen, T. (1950). *The cerebral cortex of man: a clinical study of localization of function*. McMillan.
20　http://sinkei.la.coocan.jp/index.htm
21　Tony Robert-Fleury - http://medarus.org/Medecins/MedecinsTextes/pinelp.html

第 13 章

1　小林道夫他編著 (1999)『フランス哲学・思想事典』，弘文館．
2　de La Mettri (1748). *L'homme machine*. ド・ラ・メトリー；杉捷夫訳 (1957)『人間機械論』，岩波文庫．
3　岡田岳人 (2012)『心身問題物語——デカルトから認知科学まで』，北大路書房．
4　Penrose, R. (1989). *The Emperor's New Mind: Concerning Computers, Minds and the Law of Physics*. Oxford University Press.
5　三宅岳史 (2012)『ベルグソン——哲学と科学の対話』，京都大学学術出版会．
6　檜垣立哉 (2000)『ベルクソンの哲学』，勁草書房．
7　廣松渉，港道隆 (1983)『メルロ＝ポンティ』，岩波書店．
8　八幡和郎 (1984)『フランス式エリート育成法　ENA 留学記』，中央公論社．
9　大谷悟 (2011)『東洋の知で心脳問題は解けるか——量は駄目である』，海鳴社．
10　大谷悟 (2008)『心はどこまで脳にあるか』，海鳴社．
11　大谷 悟 (2000)『みちくさ生物哲学』，海鳴社．
12　舟木亨 (2016)『現代思想史入門』，筑摩書房．
13　Merleau-Ponty, M. (1945). Phénoménologie de la Perception. Edition Gallimard, Paris. モーリス・メルロ＝ポンティ著 (1967, 1974)，竹内芳郎他訳『知覚の現象学』，みすず書房．
14　Merleau-Ponty, M. (1942). *La Structure du Comportement*. Presses Universitaires de France, Paris. モーリス・メルロ＝ポンティ著 (1964)，滝浦静雄他訳『行動の構造』，みすず書房．
15　鷲田清一 責任編集 (2007)『哲学の歴史』12「実存・構造・他者」，中央公論社．

第 14 章

1　Hooke, R. (2007). *Micrographia: Some Physiological Descriptions of Minute Bodies*. M. Biblio Bazaar. ロバート・フック；板倉聖宣著 (1984/8).『ミクログラフィア——微小世界図説』，仮説社．
2　Wickens, A.P. (2015). *A History of the Brain: From Stone Age surgery to modern neuroscience*. Psychology Press.
3　小島比呂志編著 (2014)『脳とニューロンの生理学』，丸善出版．
4　McComas, A.J. (2011). *Galvani's Spark: The Story of the Nerve Impulse*. Oxford

University Press.

5 Fenn, W.O. (1927) The oxygen comsumption of the frog nerve during stimulation, *J. Gen. Physiology,* **10**(5) 767-779.

6 Gerard, R.W. (1927) Studies on nerve metabolism: I. The influence of oxygen lack on heat production and action current. *J. Physiol.* **63**(3) 280-298.

7 Hill, A.V. (1912) The absence of temperature changes during the transmission of a nervous impulse. *J. Physiol.* **43** (6) 433-440.

8 Dowing, A.C., Hill, A.V. (1926) The heat production of nerve *Proc. Roy. Soc B* **100**, 233-251.

9 Cull-Candy, S.G., Jenkinson, D. (2003) *Nature Neuroscience.* volume **6**, Number 7, pp.659-670.

10 Hodgkin, A.L. (1994) *Chance and Design: Reminiscences of Science in Peace and War.* Cambridge University Press.

11 Eccles, JC., Katz, B., Kuffker, S.W. (1941) Initiation of impulses at neuromuscular junction. *J. Physiol.* **4**, 402-417.

12 Katz, B. (1947) The effect of electrolyte deficiency on the rate of conduction in a single nerve fiber. *J. Physiol.* **106**, 411-417.

13 Hodgkin, A.L., Katz, B. (1949) The effect of sodium ions on the electrical activity of the giant axon of the squid. *J. Physiol.* **108**, 37-77.

14 Hodgkin, A.L., Huxley, A.F. (1952) A quantitative description of membrane current and its application to conduction and excitation in nerve. *J. Physiol.* **117** (4); 500–544.

15 Fatt, P., Katz, B. (1951) An analysis of the end-plate potential recorded with an intra-cellular electrode. *J. Physiol.* **115**, 320-370.

16 Fatt, P., Katz, B. (1952a) Spontaneous subthreshold activity at motor nerve endings. *J. Physiol.* **117**, 109-128.

17 Fatt, P., Katz, B. (1952) Spontaenous subthreshold activity at motor nerve endings. *J. Phyiol.* **117**, 109-128.

18 del Castillo, J., Katz, B. (1954) Quantal components of the end-plate potential. *J. Physiol.* (Lond.): **124**(3); 560-73.

19 Katz, B., Miledi, R. (1963) A study of spontaneous miniature potentials in spinal motoneurones. *J. Physiol.* **168**. 389-422.

20 Katz, B. (1939) *The Electric Excitation of Nerve.* Oxford University Press.

第15章

1 Libet, B., Wright, Jr.E.W., Feinstein, B., Pearl, D.K. (1979) Subjective referral of the timing for a conscious sensory experience. *Brain.* **102**. pp193-224

2 Libet, B., Wright, Jr.E.W., Gleason, C.A. (1982) Readiness-potentials preceding unrestricted 'spontaneous' vs. pre-planned voluntary acts. *Electroencephalogr Clin. Neurophysiol.* **54** (3): 322-335.

3 Soon, C.S. et al. (2008) Unconscious determinants of free decision in the human

brain. May;11(15):543-5. *Nature Neuroscience.*
 4 Libet, B. (2004). *Mind Time: The Temporal Factor in Consciousness*. Harvard University Press.
 5 日本イギリス哲学会編 (2007)『イギリス哲学・思想事典』, 研究社.
 6 廣松渉他編 (1998)『岩波 哲学・思想事典』, 岩波書店.
 7 Russell, B. (1946) *History of Western Philosophy*. George Allen and Unwin Ltd., London.
 8 Searle, J.A. (2004). *Mind: A Brief Introduction*. Oxford University Press.
 9 津田敏秀 (2011)『医学と仮説:原因と結果の科学を考える』, 岩波書店.
 10 小林道夫 (2009)『科学の世界と心の哲学』, 中公新書.
 11 三宅岳史 (2012)『ベルグソン 哲学と科学との対話』, 京都大学学術出版会.

第16章
 1 Penrose, R. (1989) *The Emperor's New Mind: Concerning Computers, Minds and the Law of Physics*. Oxford University Press.
 2 Penrose, R. (1994) *Shadows of the Mind: An Approach to the Missing Science of Consciousness*. Oxford University Press.
 3 Trefil, J. (1997) *Are we unique?* John Wiley & Sons.
 4 竹内薫. 茂木健一郎 (2006)『ペンローズの＜量子脳理論＞:心と意識の科学的基礎をもとめて』, 筑摩書房.
 5 Lucas, J.R. (1961) Minds, Machines and Gödel. *Philosophy.* vol. 36 pp112-127. Reprinted in Anderson, A.R. (1964). *Minds and Machines*. Prentice Hall.
 6 小島比呂志編著 (2014)『脳とニューロンの生理学』, 丸善出版.
 7 Dirac, P.A.M. (1947) *The Principles of Quantum Mechanics*. 3rd ed. Oxford University Press.
 8 MacFadden, J. (2000) *Quantum Evolution*. London : HarperCollins.
 9 Segre, di E. (1980) *From X-Rays to Quarks: Modern Physicists and Their Discoveries*. W H Freeman & Co (Sd).
 10 Planck, M. (1900) Zur Theorie des Gesetzes der Energieverteilung im Normalspektrum. *Deutsche Physikalische Gesellschaft.* **2**: 237-245
 11 朝永振一郎 (1969)『量子力学 (第2版)』I, II, みすず書房.
 12 Rutherford, E. (1911) The Scattering of α and β Particles by Matter and the Structure of the Atom. *Philos. Mag.* **21**: 669-688.
 13 Randall, R., (2006) *Warped Passages – Unraveling the Mysteries of the Universe's Hidden Dimensions*. Harper Perennial.
 14 Messiah, A. (1959) *Mécanique Quantique*. Dunod, Paris.
 15 de Broglie, L. (1925) Recherches sur la théorie des quanta. *Annales de Physique.* **10** (3): 22–128.
 16 Schrödinger, E. (1982) *Collected Papers on Wave Mechanics*, 3rd ed. American Mathematical Soc.
 17 Gribbin, J. (2012) *Erwin Schrödinger and the Quantum Revolution*. A Black Swan Book. Transworld Publishers.
 18 Kumar, M. (2008) *Quantum: Einstein, Bohr and the Great Debate about the Nature*

of Reality. Icon Books Ltd.

19　Singh, S. (2005) *Big Bang – The Most Important Discovery of All Time and Why You Need to Know About it*. Harper Perennial.

20　Einstein, A., Podolsky, B., Rosen, N. (1935) Can Quantum-Mechanical Description of Physical Reality Be Considered Complete? *Phys. Rev.* **47** (10): 777–780.

21　Bohm, D.J. (1952) An Interpretation in Terms of Hidden Variables. *Phys. Rev.* **85**, 166-193.

22　Ledermann, L.M., Hill, C.T. (2010) *Quantum Physics for Poets*. Prometheus Books.

23　Michio, K. (2014) *The future of mind: The scientific quest to understanding, enhance, and empower the mind*. Anhor.

24　Forest, P. (2013) *Le Chat de Schrödinger*. Gallimard.

25　Koch, C. (2012) *Consciousness: Confession of a romantic reductionist*. The MIT Press.

26　Trisch, D., Chesnoy-Marchais, D., Feltz, A. (1999) *Physiologie du neurone Editeur*: Doin. 加藤総夫．小島比呂志．持田澄子：フランス語翻訳代表 (2009)『ニューロンの生理学』，京都大学学術出版会．

27　Kojima, H. (2014) *Information Processing in Synapses*. In Handbook of Bio-/Neuro-Informatics. Ed by Kasabov, N. Springer.

28　McComas, A.J. (2011) *Galvani's Spark: The Story of the Nerve Impulse*. Oxford University Press.

29　Collini, E., Wong, C.Y., Wilk, K.E., Curmi, P.M., Brumer, P., Shoes, G.D. (2010) Coherently wired light-harvesting in photosynthetic marine algae at ambient temperature. *Nature*. **463**, pp644-647.

30　Al-Khalili, J., McFadden, J. (2014) *Life on the edge: The Coming of Age of Quantum Biology*. Bantam Press.

31　藤吉好則他著 (2011)『現代生物学入門』3「構造生物学」，岩波書店．

32　Kew, J., Ceri, D. (2010) *Ion Channels from Structure to Function*. Oxford University Press.

33　Sakmann, B., Neher, E., Eds. (1997). *Single Channel Recording*. 2nd edition. Plenum Press.

34　Hille, B. (2001). *Ion Channels of Excitable Membranes*. 3rd edition. Sinauer.

35　LeDoux, J. (2002). *Synaptic Self – How Our Brain Become Who We Are*. 2nd Ed. Penguin Books.

36　Kuno, M. (1997). *The Synapse*. Oxford University Press.

37　Bernroider, G., Summhammer, J. (2012). Can quantum entanglement between ion transition states effect action potential initiation? *Cognitive Computation*, vol. **4**, pp29-37.

38　Pauling, L. (1961). A molecular theory of general anesthesia. *Science*, 7 July, vol. 134, pp.15-21.

39　Pauling, L., (1964). The hydrate microcrystal theory of general anesthesia. *Anesthesia*, **43**; pp.1-10.

40　中田力 (2006)『脳の中の水分子——意識がつくられるとき』, 紀伊國屋書店.

41　Stuart, C.I.J.M., Takahashi, Y., Umezawa, H. (1978). On the stability and non-local properties of memory. *J. Theor. Biol.* **71**, pp. 605-618.

42　治部眞里. 保江邦夫 (1998)『脳と心の量子論：場の量子論が解きあかす心の姿』, 講談社.

43　保江邦夫. 高橋康 (2003)「量子場脳理論入門：脳・生命科学のための場の量子論」,「別冊 数理科学」.

44　杉晴夫 (2003)『筋肉はふしぎ』, 講談社.

45　Chalmers, D.J. (1996) *The Conscious Mind.* Oxford University Press.

46　Searle, J.R. (1997) The mystery of consciousness. New York Review of Books. NYREV.

47　Tononi, G. (2004) An information integration theory of consciousness. *BMC Neuroscience.* **5**;42, pp.1-22.

48　Massimini, M., Tononi, G. (2013) *Nulla di pui grande: Dalla veglia al sonna, dal coma al sogno. Il segreto della coscienza e la sua misura.* Baldini & Castoldi.

索引

ア行

アイリングの絶対反応速度論 316
アインシュタイン、アルベルト 135, 305
アヴィケンナ 82
アカデミア・デル・チメント 139
アカデミー・レオポルディーナ 139
アカデメィア 128
アクィナス、トマス 84, 132, 179
アクチン・フィラメント 317
アスクレーピオス 35
アスペ、アラン 307
アセチルコリン 273
アフリカヌス、コンスタンチヌス 81, 99
アリストテレス 53, 124
アリストテレス全集 126
アル・ラーズィ（ラーゼス）96
アルクマイオン 43
アルディーニ、ジョバンニ 246
アレクサンドリア 58
アレクサンダー 128
アンデス文明 39
アンドラル、ガブリエル 244

EPR論文 305
イオンチャネル 313
医学概要 194
医学典範 97
医学と仮説 292
池田菊苗 278
イタリア・ルネサンス 92
イマージュ 258
イムホテップ 30

インカ帝国 40
因果関係の懐疑 291
因果律 237, 282

ヴァザーリ、ジョルジュ 113
ヴァレンティン、ガブリエル 267
ウィーセル、トルステン 248
ウィグナー、ユージン 307
ウィリス、トマス 186
ウィリスの輪 116
ヴェサリウス、アンドレアス 110
ウェルニッケ、カール 245
ヴォルタ、アレッサンドロ 209
ヴュルピアン、アルフレッド 250, 272

エヴェレット、ヒュー 308
エーベルス・パピルス 30
エクスナー、ジークムント 247
エクルズ、ジョン 274, 318
エコール・ドゥ・サンテ 220
エコール・ドゥ・メデゥスィヌ 220
エコール・ノルマル・シュペリュー 257
エコール・ポリテクニック 220
エジプト 26
エドウィン・スミス・パピルス 30
エピトーメ 110
エラシストラトス 63
エラン・ヴィタル 258
エンタングルメント 301
オーベルタン、アーネスト 244
オックスフォード大学 100
オテル・デュー 105, 220

カ行

解剖学的臨床法 250
解剖によって明らかにされた病気の座と原因 248
怪網 72, 74
カオス理論 310

画家・彫刻家・建築家列伝 113
確率についての哲学的エッセイ 236
カッツ、バーナード 275, 276
カナダバルサム 265
カハール、ラモン イ 269
ガリレイ、ガリレオ 133
ガル、フランツ 242
ガルバーニ、ルイジ 208
ガレノス、クラウディウス 68
カロリング・ルネサンス 92
感覚原理 (sentient principle) 198
感受性 (sensibility) 195
肝臓の解剖学 190
肝臓の模型 37
関連の書 96

機械論 131
キューネ、ウイルヘルム 272
拒否権の発動 285
筋運動における動物電気の効果についての解説 209
筋収縮 317

クオリア 282
クフラー、スティーヴン 279
クラーレ 228, 271
グラシオレ、ルイ 244
グリソン、フランシス 190
クルーニアン・レクチャー 246, 273
クレモナのジェラルド 82
クレルヴォーのベルナール 92

計算不可能性 300
ゲーデル、クルト 297
決定論 237
限界電流（損傷電流、demarcation current）211
幻肢 103, 166, 260
顕微鏡的解剖学 267
ケンブリッジ大学 101

高感度検流計とインダクトリウム 213
皇帝の新しい心 296
皇帝マルクス・アウレリウス 69
行動の構造 261
興奮性シナプス後電位 275
鼓索神経 228
コスキナス、ゲオルグ 248
コチニール系色素（カルミン）265
骨相学 242
コペンハーゲン解釈 238, 294
コム・オンボ神殿 35
ゴルジ、カミッロ 269
ゴルツ、フレデリック 243
ゴルツ - フェリアー論争 243
コレージュ・ドゥ・フランス 220

サ行

サールの反論 293
催眠療法 250
サルペトリエール病院 249
サレルノ大学 78, 101
サレルノ医学校 99

シェリントン、チャールズ 270
刺激感応性（被刺激性、irritability）195
自然哲学 85
自然の諸問題 93
自然プネウマ 73
実験医学序説 137, 152, 228
実験医学の原理 137, 152
失語症患者 244
シナプス 270
シナプス間隙 272
シビレエイ 211
シャーペイ、ウイリアム 275
ジャクソン、ジョン・ヒューリングス 245
シャルコー、ジャン・マルタン 249
シャルトルのベルナール 94
自由意志 282

索　引

シュードフ、トーマス 319
12世紀ルネサンス 76, 91
主観的経験の時間的な繰り上げ 288
シュレーディンガー、エルヴィン 303
シュレーディンガーのネコ 307
シュワン、テオドール 266
ジュンディシャープル学院 96
準備電位 283
省察 143
シルヴィウス、ヤコブス（ジャック・デュ
　ボア教授）106, 117
神学大全 179
神経筋接合部 272
神経伝達物質 319
神経流体 79
心身合一 124, 179
心身二元論 124, 179
心身並行論 182
人生論 291
心臓と血液の運動 155
身体部分の有用性 71
人体生理学要論 195
人体生理学ハンドブック 212
人体病理学 267

水性相理論 316
ストラスブール大学 242
ストリキニーネ 220
スピノザ 182
スペリー、ロジャー 248
スワンメルダム、ヤン 191

生気論 131
精神プネウマ 64
生体電気信号 208
生命プネウマ 64
生理学初歩 195
世界論 133, 151

創造的進化 258
相補性原理 239

ソルボンヌ大学 117
尊師ピエール 92

タ行

ダ・ウィジェヴァノ、グイド 87
ダ・ヴィンチ、レオナルド 87
大著作 132
ダイテルス、オットー 268
ダイテルス核 268
大脳皮質機能局在論 242
大脳皮質の全体論 243
多世界解釈 307

知恵の館（バイト＝アルヒクマ）96,
　127
知覚の現象学 260
虫部 (vermis) 83
チューリング・マシーン 297
超弦理論 299

強い人工知能 297

デ・ルッツィ、モンディーノ 86
ティマイオス 53
デール、ヘンリー 274
デカルト、ルネ 146, 162
デジェリン、ジュール 248
テスレフ、スティーヴン 280
哲学の真珠 85
デテルミニスム 236
デュ・ボア＝レイモン、エミール 212
テュルプ博士（テュルプ、ニコラス）
　147, 187
テリアク 224
デル・カスティロ、ホセ 280
電気生物学 216

ドゥ・ラ・トゥール、ジョルジュ 123
動物精気 78
動物電気 208

343

動物の部分 55
動物の歴史 55
朝永振一郎 278
トレード集成 92

ナ行

ナンセン、フリチョフ 269

ニュートン、アイザック 151
ニューロン説 269
人間機械論 252

沼正作 140

ネルソン提督、ホレーショ 103
ネルンストの式 216

脳室論 (ventricle cell doctrine) 79
能動的な原理 (active principle) 198
脳の解剖学 186, 188
脳の中の幽霊 107

ハ行

ハーヴィ、ウイリアム 129, 152, 184
バースのアデラード 93
ハード・プロブレム 321
ハインズ、ジョン・ダイラン 286
パストゥール、ルイ 152
バタフライ効果 310
波動関数の収縮 298
パブロフ、イワン 241
ハメロフ、スチュアート 299
ハラー、アルブレヒト フォン 194
パリ大学 100
ハルス、フランス 123, 145
パレ、アンブロワーズ 103

被刺激性（刺激感応性、irritability） 190, 192, 195

微小管 299
ビセートル病院 249
ヒッツィヒ、エドゥアード 245
火縄銃とその他の火器による創傷の治療 106
ピネル、フィリップ 249
微分式分断器 216
ヒポクラテス 45
ヒポクラテスの誓い 48
ヒューベル、デイビッド 248
ヒューム、デイビット 160, 291
ヒル、アーチボルド 214

ファット、ポール 280
ファブリカ 110
ファン・レーウェンフック、アントーニ 145
ファン・ロイスダール、ヤコブ 146
ブイヤー、ジャン・バティスト 243
ブールハーフェ、ヘルマン 193
フェリアー、デイビッド 243, 246
フェルスター、オフリッド 248
フェルメール 123, 146
フォスター、マイケル 270, 276
フォン・ノイマン、ヨハネス 306
フォン エコノモ、コンスタンチン 248
フォン ケリカー、アルベルト 266, 267
不完全性定理 297
プシケー 44
プラトン 53
プラトニカ・アカデメイア 139
フランス科学アカデミー 140
振り子式のミオグラフ 214
フリッシュ、グスターヴ 245
プリマスの海洋生物学協会 280
ブルーノ、ジョルダーノ 150
フルーラン、マリ・ジャン・ピエール 243
プルキンエ、ヤン 265

フレクシッヒ、ポール 247
フロイト、ジークムント 241
ブローカ、ピエール・ポール 244
ブローカ野 244
ブロードマン、コルビニアン 247

米国の科学アカデミー 142
ベーコン、ロジャー 84, 132
ベックマン、イサーク 165
ヘマトキシリン 265
ベラスケス 123
ベル、ジョン 306
ベル、チャールズ 219
ベル・マジャンディの法則 219
ベルガー、ハンス 241
ベルクソン、アンリ・ルイ 257
ベルナール、クロード 151, 221
ヘルムホルツ、ヘルマン 214
ベルリン王立科学協会 142
ベルンシュタイン、ユリウス 216
ヘロフィロス 60
ペンフィールド、ワイルダー 248
ペンローズ、ロジャー 296
ペンローズの予想 296

ポアンカレ、アンリ 310
ホイット、ロバート 198
ホイヘンス 145
包含の書 97
方法序説 143, 167
ボーム、デビット 306
ポーリング、ライナス 316
ホムンクルス 248
ボルン、マックス 306
ボローニャ大学 100

マ行

マインド・タイム 290
マグヌス、アルベルトゥス 84
マコーマス、アラン 212

マジャンディ、フランソワ 219
マトッチ、カルロ 210
マルピーギ、マルチェロ 156

三浦謹之助 251
ミオシン・フィラメント 317
ミケーネ文明 43
ミッチェル、サイラス 103
ミトリダティウム 224
ミノア文明（クレタ文明）42
ミュラー、ヨハネス 212
ミレディ、リカルド 280

ムセイオン 59

メイネルト、テオドール 245
メソポタミア 26
メルセンヌ、マラン 164
メルロ゠ポンティ、モーリス 104, 256, 259

網状説 269
モナド 183
モルガニ、ジョヴァンニ 248
モンテ・カッシーノ 81, 99
モンペリエ校の宣誓 49
モンペリエ大学 101

ヤ行・ラ行・ワ

山本長三郎 193

唯物論 253
ユニバーシティ・カレッジ・ロンドン（UCL）275

抑制性シナプス後電位 275
予定調和説 183

ラ・フレーシュ学院 164
ラ・メトリ 252

ライシュ、グレゴリウス 85
ライプニッツ、ゴットフリート 183
ラプラス、ピエール＝シモン 236
ラブレー、フランソワ 100, 225
ラマチャンドラン、ヴィラヤヌル 104
ランヴィエ、アントワーヌ 266
ランヴィエ絞輪 266
ラングレイ、ジョン 273, 276
ランドール、リサ 136

リスター、ジョセフ 265
リベット、ベンジャミン 283
リベラルアーツ（自由7科）101
リュケイオン 128
量子的コヒーレンス状態 312
量子的トンネル効果 312
量子力学 238

量子力学の数学的基礎 306

ルーカス‐ペンローズ議論 296
ルーカス、ジョン 297
ルーレ、フランソワ 245

レーヴィ、オットー 273
レーマク、ロベルト 266
レン、クリストファー 188
レンブラント 123, 145

ローゼンタール 266
ローランド、ルイジ 246
ローレンツ、エドワード 310
ロンドン王立協会 139

ワインバーグ、スティーヴン 13

著者：小島 比呂志（こじま ひろし）

　　　福岡県生まれ．京都大学大学院医学研究科生理系専攻博士課程修了．京都大学医学博士．フランス国立科学研究センター，ユニバーシティ・カッレジ・ロンドン，プリンストン大学など海外の研究機関で計12年間神経生理学の研究に従事．
　　　現在，玉川大学大学院脳科学研究科教授．専門分野：イオンチャネルとシナプスの生理学．著書：『バイオイメージングの最先端』（共著，先端医療技術研究所，2000）／*Slow Synaptic Responses and Modulation*（共著，Springer, 2000）／『ニューロンの生理学』（仏語翻訳代表，京都大学学術出版会，2009）／『脳・神経科学の研究ガイド』（監訳，朝倉書店，2013）／*Springer Handbook of Bio-/Neuro-Informatics*（共著，Springer, 2013）／『脳とニューロンの生理学』（編著，丸善出版，2014）

奥野 クロエ（おくの くろえ）

　　　静岡県生まれ．7歳から28歳までパリで過ごす．パリ第3大学（ソルボンヌ校）応用言語 (Langues Étrangères Appliquées, 仏・英・日) 学部，政治・経済学科修士課程修了．
　　　読売新聞社パリ支局勤務を経て日本に帰国．現在，フランス語講師，翻訳，ナレーションなどの分野でバイリンガルとして活動している．イラストレーターを独学で学び，サイエンス分野におけるイラストの製作などを行っている．

心はいつ脳に宿ったのか
　2017年7月20日　第1刷発行

発行所：㈱海鳴社　http://www.kaimeisha.com/
　　　　〒101-0065　東京都千代田区西神田2－4－6
　　　　Eメール：kaimei@d8.dion.ne.jp
　　　　Tel.：03-3262-1967　Fax：03-3234-3643

発 行 人：辻 信行
組　　版：海鳴社
印刷・製本：シナノ

JPCA 本書は日本出版著作権協会 (JPCA) が委託管理する著作物です．本書の無断複写などは著作権法上での例外を除き禁じられています．複写（コピー）・複製，その他著作物の利用については事前に日本出版著作権協会（電話 03-3812-9424, e-mail:info@e-jpca.com）の許諾を得てください．

出版社コード：1097　　　　　　　© 2017 in Japan by Kaimeisha
ISBN 978-4-87525-334-1　　落丁・乱丁本はお買い上げの書店でお取替えください

みちくさ生物哲学 ──フランスからよせる「こころ」のイデア論──
大谷悟／思考するのはヒトだけではない。プラナリアにも「こころ」はある。大脳生理学と哲学・心理学等を結び付けた、理系・文系の垣根を取り払うこころみ。 46判216頁、1800円

心はどこまで脳にあるか ──脳科学の最前線──
大谷悟／眉唾ものの超常現象の中にも、説明できない不思議な現象が確かに存在し、研究・観察されている。脳と心の問題を根底から追った第一線からの報告。 46判264頁、1800円

東洋の知で心脳問題は解けるか ──量では駄目である──
大谷悟／道元の「量では駄目である」をキーワードに、サルトルやベルクソンらの助けをかりながら、東洋の知を駆使して「心脳問題」の深奥にせまる会心作。46判176頁、1800円

琵琶湖は呼吸する
熊谷道夫・浜端悦治・奥田昇／地球の鏡としての琵琶湖。誕生のドラマ、活断層と地震、湖底でベントという水煙の活発化、生物相や魚類の変化など、その科学探検物語。46判214頁、1800円

地球の海と生命 ──海洋生物学序説──
西村三郎／熱帯の海、白夜の氷海、魔の藻海、はたまた深海底に生物が入り込み、独特の生物的自然を形成。その30億年の海洋生物群集の歴史を俯瞰。46判296頁、折込地図2葉、2500円

越境する巨人 ベルタランフィ ──一般システム論入門──
M.デーヴィドソン著、鞠子英雄・酒井孝正訳／現代思想の記念碑的存在＝ベルタランフィの思想と生涯。理系・文系を問わず未来を開拓するための羅針盤。 46判350頁、3400円

量子力学と最適制御理論 ──確率量子化と確率変分学への誘い──
保江邦夫／最小作用の原理は原子以下の微視的スケールでも基本法則として成り立つ（著者）！ それを基盤に量子力学を根底から記述し直す。B5判240頁、5000円

突発出現ウイルス
S.モース編著、佐藤雅彦訳／インフルエンザ、エイズ、エボラ出血熱…突発的に人類に襲いかかる新型ウイルス。その謎と防疫対策を考える際の基本図書。A5判530頁、6000円

ユング心理学から見た　子どもの深層
秋山さと子／子どもに特有な世界の表現を身につけて、実際に子どもたちと一つの世界を共有し、理解しあった人たちの体験的な話を集めた本である。　46判224頁、1400円

内なる異性　――アニムスとアニマ――
E.ユング著、笠原嘉・吉本千鶴子訳／男女とは外面的人格を指す。反対の性の人格要素が、内面的人格としてわれわれの内に潜む。アニマとは男性の内なる女性、アニムスとは女性の内なる男性である。　46判156頁、1,200円

有機畑の生態系　――家庭菜園をはじめよう――
三井和子／有機の野菜はなぜおいしいのか。有機畑は雑草が多いが、その役割は？　数々の疑問を胸に大学に入りなおして解き明かしていく「畑の科学」。46判214頁、1400円

ＥＵ野菜事情　――ホウレンソウを中心に――
三井和子／EUではレタスとホウレンソウについて硝酸イオン濃度の上限を設定。実は野菜の硝酸イオン濃度は、おいしさと環境への優しさのバロメーターだった。46判208頁、1800円

産学連携と科学の堕落
シェルドン・クリムスキー著、宮田由紀夫訳／大学が企業の論理に組み込まれ、「儲かる」ものにしか目が向かず、「人々のため」の科学は切り捨てられる…現状報告！　A5判268頁、2800円

破　局　――人類は生き残れるか――
粟屋かよ子／我々は今、立ち止まらなければならない。人類の暴走によって、地球が廃墟と化す具体的なプログラムが明らかになってきた。著者の生涯をかけた訴え。　46判248頁、1800円

やわらかい環境論　――街と建物と人びと――
乾正雄／建築学の立場から都市環境、生活環境の改変を提案。さまざまな国のさまざまな考え方を具体的に紹介し、日本人の環境に関する見解と生活の質を問う。46判226頁、1800円

森に学ぶ　――エコロジーから自然保護へ――
四手井綱英／70年にわたる大きな軌跡。地に足のついた学問ならではの柔軟で大局を見る発想は、環境問題に確かな視点を与え、深く考えさせる。46判242頁、2000円